神经外科疾病治疗与显微手术

陈洋等 主编

江西科学技术出版社

江西·南昌

图书在版编目（CIP）数据

神经外科疾病治疗与显微手术 / 陈洋等主编 . –– 南
昌：江西科学技术出版社，2019.12（2024.1 重印）

ISBN 978-7-5390-7087-2

Ⅰ . ①神… Ⅱ . ①陈… Ⅲ . ①神经外科学 – 治疗 ②神
经外科手术 – 显微外科学 Ⅳ . ① R651

中国版本图书馆 CIP 数据核字 (2019) 第 285021 号

选题序号：ZK2019237

责任编辑：宋　涛

神经外科疾病治疗与显微手术

SHENJINGWAIKE JIBING ZHILIAO YU XIANWEISHOUSHU

陈洋等　　主编

封面设计	卓弘文化
出　　版	江西科学技术出版社
社　　址	南昌市蓼洲街 2 号附 1 号
	邮编：330009　　电话：（0791）86623491　　86639342（传真）
发　　行	全国新华书店
印　　刷	三河市华东印刷有限公司
开　　本	880mm×1230mm　　1/16
字　　数	308 千字
印　　张	9.75
版　　次	2019 年 12 月第 1 版　　2024年1月第1版第2次印刷
书　　号	ISBN 978-7-5390-7087-2
定　　价	88.00 元

赣版权登字：–03-2019-423

编 委 会

获取临床医生的在线小助手

开拓医生视野
提升医学素养

微信扫码

临床科研 > 介绍医学科研经验,提供专业理论。

医学前沿 > 生物医学前沿知识,指明发展方向。

临床资讯 > 整合临床医学资讯,展示医学动态。

临床笔记 > 记录读者学习感悟,助力职业成长。

医学交流圈 > 在线交流读书心得,精进提升自我。

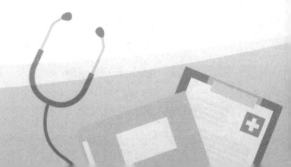

　　随着神经外科学的迅速发展，许多神经系统疾病在诊疗上的一些难点和盲点已被逐步攻克和改善，各种神经系统疾病的检查、诊断和治疗也更加科学、规范、准确。同时神经外科显微技术也取得了很大的进步，提高了手术治疗效果。临床医师必须不断学习，与时俱进，才能更好地为患者提供高质量的医疗服务。为适应神经外科的发展及临床医师的需求，我们组织一批具有丰富临床经验的医师、专家们编写了此书。

　　本书首先介绍了神经外科疾病常见临床表现、神经外科疾病的检查等基础知识；然后详细讲述了颅骨病变、血管性疾病、颅脑损伤、脑与脊髓先天性疾病、感染性疾病、椎管内及颅内肿瘤、神经系统肿瘤的放射治疗等相关内容；最后对神经外科新技术和新进展做了阐述。本书贴合临床，简明实用，内容丰富，可供神经外科临床医师及医学生参考使用。

　　鉴于医学的飞速发展，本书可能存在知识滞后、需要更新的地方，望广大读者取其精华、避之不足；由于参编人数较多，文笔风格不尽一致，书中难免存在疏漏与不足之处，望广大读者提出宝贵意见和建议，以便再版时修订。

编　者

2019 年 12 月

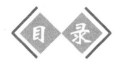

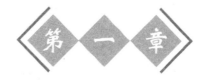

神经外科疾病常见临床表现

第一节 不自主运动

一、概述

不自主运动是指患者在意识清醒的状态下出现的不能自行控制的骨骼肌不正常运动。其表现形式有多种，可以是肌肉的某一部分、一块肌肉或某些肌群出现不受意识支配的运动。一般睡眠时停止，情绪激动时增强。为锥体外系病变所致。

（一）不自主运动的分类

不自主运动表现为运动过多和运动过少两大类，常见的有震颤、舞蹈、手足徐动、偏身投掷等。

（二）相关解剖生理

锥体外系的功能主要是调节肌张力以协调肌肉运动，维持姿势和习惯动作，如走路时双手摆动。锥体系所进行精细的随意运动，是在锥体外系保持肌张力的适宜和稳定的条件下实现的。锥体外系的主要结构是基底核，其中新纹状体病变时出现肌张力降低，运动过多，以舞蹈为主；旧纹状体（苍白球）病变时出现肌张力增高，运动减少，以震颤为主。

纹状体与大脑皮质及其他脑区之间的纤维联系相当复杂，其中与运动皮质之间联系环路是基底核实现其运动调节功能的主要结构，包括：①皮质—新纹状体—苍白球（内）—丘脑—皮质回路。②皮质—新纹状体—苍白球（外）—丘脑底核—苍白球（内）—丘脑—皮质回路。③皮质—新纹状体—黑质—丘脑—皮质回路。并通过不同的神经递质实现其间的联系与功能平衡（图1-1）。

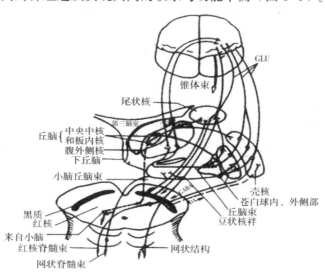

图1-1 锥体外系的联系

二、临床表现

（一）震颤

震颤是身体的一部分或全部的不随意的节律性或无节律的颤动。临床将震颤分为静止性、运动性和姿势性震颤三种。

1. 静止性震颤

静止性震颤是主动肌与拮抗肌交替收缩引起的一种节律性颤动，以帕金森病（PD）的震颤为典型，可出现在四肢、下颌、唇、颈部和手指，手指的震颤状如搓丸，频率 4 ~ 6/s，静止时出现，紧张时加重，随意运动时减轻，睡眠时消失。

2. 运动性震颤

运动性震颤是指运动时出现、静止时不出现的震颤。与静止性震颤相比，呈无节律性，振幅大，因受情绪影响而增强。易出现意向性震颤，其原因是拮抗协调功能障碍。这是小脑病变的重要体征。

3. 姿势性震颤

姿势性震颤在静止状态下不出现，只有当患者处于某姿势时才出现的震颤，故属于运动性震颤的一种。此种震颤多见于，上肢及头部，以上肢明显，尤其当手指接近目的地时出现震颤，而且振幅大无节律。

（二）舞蹈症

舞蹈症是锥体外系疾病中最常见的一种，表现突然发作无任何目的、无先兆、无节律、不对称、暴发性的肌肉收缩。可见肢体及头面部迅速、不规则、无节律、粗大的不能随意控制的动作，表现皱额、瞬目、挤眉弄眼、咧嘴、弄舌等扮鬼脸动作或转颈、耸肩、手指间断性屈伸、摆手和伸臂等舞蹈样动作，上肢较重，肢体张力低；步态不稳且不规则，重时可出现从一侧向另一侧快速粗大的跳跃动作（舞蹈样步态）；随意运动或情绪激动时加重，安静时减轻，睡眠时消失。

（三）手足徐动症

手足徐动症指肢体远端游走性的肌张力增高或减低的动作，表现缓慢的如蚯蚓爬行样的扭转样蠕动，并伴有肢体远端过度伸张如腕过屈、掌指关节过伸等，且手指缓慢逐个相继屈曲，呈"佛手"样特殊姿势；由于过多的自发动作使受累部位不能维持在某一姿势或位置，随意运动严重扭曲，出现奇怪的姿势和动作，可伴有异常舌运动的怪相，面肌受累时的"鬼脸"，咽喉肌受累时发音不清、吞咽困难等。病程可长达数年，症状多在精神紧张时加重，入睡后消失。可见于多种神经系统变性疾病等。

（四）偏身投掷运动

偏身投掷运动系因肢体近端受累，表现其不自主运动更为强烈，而以粗大的无规律的跨越和投掷样运动为特点。多数为中年以上发病，表现单侧粗大的、无目的、急速投掷动作或跳跃样运动。是由于对侧丘脑底核及与其联系的苍白球外侧部急性病损如梗死或小量出血所致。

（五）扭转痉挛

扭转痉挛又称扭转性肌张力障碍，是因身体某一部位主动肌和拮抗肌同时收缩造成的姿势固定，以躯干和肢体近端扭曲为特点，表现手过伸或过屈、足内翻、头前屈或后伸、躯干屈曲扭转、眼睛紧闭及固定的怪异表情，患者没有支撑则不能站立和行走。见于原发性遗传性疾病等。

（六）抽动秽语综合征

抽动秽语综合征又称 Gilles de la Tourette 综合征，是指突发的多发性不自主的肌肉抽动，并有污秽性语言为特征。多见于儿童，80%患者出现抽动，20%出现发声性抽动。当首发症状是抽动时，最常影响的是面部，以鼻吸气、眨眼、闭眼等形式出现。从面颈部开始，由上而下蔓延，抽动的部位和形态多种多样，千姿百态。安静或入睡后症状消失或减轻，疲劳、紧张、失眠可加重。抽动频繁者一日可达十余次至数百次。症状在数周或数月内可有波动。

三、治疗

这里着重提一下帕金森病（Parkinson disease，PD）和帕金森综合征的治疗，其他症状的治疗见有关章节。PD 的治疗目标是减轻症状、延缓进程、提高生存质量。应依据患者的个体情况，如年龄、病情的严重程度及对药物的反应等因素选择下列的治疗方法。

（一）神经保护治疗

这类治疗试图通过保护黑质中尚存活的神经元，达到减慢疾病进展的目的。

1. 单胺氧化酶（MAO）抑制剂

单胺氧化酶（MAO）抑制剂以选择性 B 型单胺氧化酶（MAD-B）抑制剂应用较广，经阻断 MAD-B 的多巴胺（DA）代谢途径，提高纹状体内的 DA 浓度。改善运动徐缓症状并能振奋精神。常用丙炔苯丙胺（Depreny）又称司来吉兰（Selegiline），每次 5 mg，1 ~ 2 次 /d，晨间口服。兴奋、失眠、幻觉、妄想和胃肠不适为常见不良反应。

2. 其他

某些抗组织胺能药物、神经营养因子、免疫调节剂、抗氧化剂和自由基清除剂等都有神经保护作用，目前正在研究之中。

（二）非多巴胺能药物治疗

1. 抗胆碱能药物

抗胆碱能药物通过阻滞中枢毒蕈碱类乙酰胆碱（ach）受体和突触对 DA 的再摄取发挥作用，对静止性震颤和肌肉强直的治疗有效。但这类药物有口干、便秘、尿潴留、视物模糊及精神症状等不良反应，因此较适用于 <60 岁的轻症病例。常用的药物有：苯海索（Trihexyphenidyl）每次 1 ~ 4 mg，每日 3 次。丙环定（Procyelidine）每次 2.5 ~ 5.0 mg，每日 3 次。

2. 金刚烷胺（Amantadine）

金刚烷胺能增加突触前 DA 的合成和释放，减少 DA 的再吸收，同时具有抗胆碱能作用。常用量为每次 0.1 g，每日 3 次。

3. 其他

其他包括抗抑郁药物（治疗抑郁症状）、β - 受体阻滞剂（治疗姿势性震颤）、氯硝基安定（治疗痛性强直和构音困难）、氯氮平（治疗幻觉和其他精神症状）的应用。

（三）多巴胺能药物治疗

治疗的目的是提高黑质 - 纹状体内已降低的 DA 水平，减轻或逆转已出现的功能障碍。

1. 左旋多巴及其复方制剂

可补充黑质 - 纹状体内 DA 的不足，故又称 DA 替代疗法。由于 DA 不能透过血脑屏障，而 DA 的前体左旋多巴（L-Dopa）能直接进入脑内，在黑质脱羧后成为多巴胺。为避免 LDopa 的外周脱羧作用，减轻不良反应，提高疗效，L-Dopa 常与外周的脱羧酶抑制剂（甲基多巴肼或苄丝肼）联合应用。常用的复方制剂有：美多巴（Madopar125 或 Madapar250）按 L-Dopa：苄丝肼 =4：1 组成；信尼麦（Sinemet），按 L-Dopa：甲基多巴胺 =10：1 或 4：1 组成。服用时从小剂量开始，逐渐增加达到有效的最适剂量。临床上有片剂、胶囊剂、控释型或弥散型等多种制剂供选择使用。

有前列腺肥大、窄角型青光眼和严重肝、肾功能不全者，不宜使用这类药物。较长时间或较大剂量应用多巴胺制剂，常出现症状波动（motor fluctuation）和运动障碍（dyskinesias），又称异动症等不良反应。

（1）症状波动：随着服药后每个剂量药物作用时间逐渐缩短，血浆药物浓度不稳定，常出现剂末运动不能和双向运动障碍。突发性僵直和运动不能，持续数分钟后又突然可以运动称为开关（on-off）现象；低张力性冻结现象与 L-Dopa 的慢性中毒和病情加重有关。改变用药途径或给予液体型、控释型和弥散型复方多巴胺制剂及阿扑吗啡，可缓解症状波动。

（2）异动症：常表现为口、舌、面、颈部的异常运动，呈舞蹈样或手脚徐动样运动障碍，或肌阵挛性运动异常，可累及全身。异动症与纹状体受体的超敏感有关，减少用药剂量或给予 DA 受体阻滞剂泰必利治疗有效。

2. 多巴胺能受体激动剂

激动多巴胺 D_1 或（和）D_2 受体，可减少 L-Dopa 的用量，对 DA 神经元有保护作用，常与 L-Dopa 合用，可选用下列几种。

（1）溴隐亭（Bromocriptine）：每次 1.25 mg，每日 1 次，逐渐增加剂量，最适剂量为每日 10 ~ 20 mg。

（2）培高利特（Pergolide）：从每日 25 μg 开始，逐渐增加剂量，可至每日 200 ~ 300 μg。

（3）吡贝地尔（Trastal）：从每日 20 mg 开始，可增至每日 200 mg。

（4）卡麦角林（Cabergoline）：每日 2 ~ 4 mg。

3. 儿茶酚胺甲基转移酶抑制剂（COMT）

能阻止 DA 的降解，延长 L-Dopa 的半衰期和生物利用度，减少运动波动的发生。可选用托卡朋（Tol-capone，tasmar）及恩他卡朋（Entacapone）治疗。

对所有的 PD 患者教育、锻炼和营养支持是有益的。许多药物的应用都需要从小剂量开始，逐渐增加达到最适的治疗剂量。如果独立的生活能力没有受到明显损害，对各种年龄的患者都可首选丙炔苯丙胺治疗。对病情缓慢进展，年龄 <50 岁者，应首先给予苯海索、金刚烷胺治疗或 DA 受体激动剂治疗。如果效果不佳或不能耐受不良反应者，应给予 L-Dopa 或复方制剂治疗。当出现药物疗效减退或运动波动时，宜改用 L-Dopa 复方制剂的控释剂或弥散剂治疗。对高龄或症状急剧出现的患者，宜首先给予 L-Dopa 复方制剂治疗，疗效不佳者可与 DA 受体激动剂或 COMT 抑制剂联合应用。

在 PD 的治疗中没有一个固定的模式适合每一个病情各异的 PD 患者，因此重视个体化治疗原则是十分必要的。

在 PD 的治疗应避免应用甲基多巴、DA 受体拮抗剂（氯丙嗪、氟哌啶醇等）、某些钙拮抗剂（氟桂嗪或氟桂利嗪等）等，这些药物可诱发或加重 PD 症状。维生素 B6 不应与 L-Dopa 合用，但与 L-Dopa 复方制剂合用是有益的。

（四）外科治疗

基于基底核区的解剖生理研究，动物实验和患者的研究结果，倍受重视的外科治疗方法有两类。

1. 重建性手术

通过胎儿多巴胺能神经元的纹状体内移植，试图重建脑内产生 DA 的细胞源，临床上已有成功的病例报道，但症状改善缓慢，长期疗效未明。

2. 破坏性手术

常用的方法有以下几种。

（1）苍白球毁损术：可立即或很快改善少动、震颤、强直和异动症状，但长期疗效和安全性问题有待进一步评价。

（2）丘脑毁损术：对震颤、强直和异动症状改善明显。双侧丘脑毁损术易出现言语障碍。

（3）深部脑刺激（deep brain stimulation）：丘脑的慢性高频刺激对震颤、强直和异动症状改善明显，但长期疗效问题有待进一步评价。

通常，外科治疗，适合那些经药物治疗效果不佳者，应严格选择病例，细心操作，减少手术中的并发症，如基底核区的血肿、缺血性脑卒中、脑组织的物理性损伤和其他的意外事件等。

（五）辨证论治

1. 风痰阻络

方药：二陈汤加天麻钩藤饮加减。陈皮、半夏、茯苓、天麻、钩藤、川芎、菊花、赤芍、丹参、生栀子、石决明、白蒺藜等。

2. 气血亏虚，虚风上扰

方药：八珍汤合羚羊钩藤汤加减。党参、黄芪、天麻、钩藤、羚羊粉、珍珠母、白芍、当归、川芎、丹参、鸡血藤等。

3. 肾精不足，血瘀风动

方药：滋补肝肾方。山萸肉、何首乌、生地、熟地、白芍、赤芍、钩藤、白蒺藜、丹参、元参、川芎、鹿角胶等。

（六）针灸

取穴：百会、四神聪、本神、曲池、少海、合谷、足三里、三阴交。

配穴：①风痰阻络：风池、中脘、丰隆。②气血亏虚，虚风上扰：中脘、气海。③肾精不足，血瘀风动：肾腧、肝腧、膈腧、血海、太溪、太冲。

第二节　眩晕

眩晕是临床常见症状，多为自身或周围物体沿一定方向与平面旋转，或为摇晃浮沉感，属运动性或位置性幻觉，是一种人体空间定位平衡障碍。患者自觉自身或外界物体呈旋转感或升降、直线运动、倾斜、头重脚轻感，有时主诉头晕常缺乏自身或外界物体的旋转感，仅为行走不稳、头重脚轻感。正常情况下，机体在空间的平衡由视觉、本体感觉及前庭迷路感觉的相互协调与配合来实现，视觉认识并判断周围物体的方位及其与自身的关系，深感觉了解自身的姿势、位置、运动的范围及幅度，前庭系统辨别肢体运动的方向及所处的位置，并经相关大脑皮质及皮质下结构的整合不断调整偏差平衡人体的空间定位。

一、发生机制

人体平衡与定向功能依赖于视觉、本体觉及前庭系统，以前庭系统对躯体平衡的维持最为重要。前庭系统包括内耳迷路末梢感受器（半规管中的壶腹嵴、椭圆囊和球囊中的位觉斑）、前庭神经、脑干中的前庭诸核、小脑蚓部、内侧纵束及前庭皮质代表区（颞叶）。前庭神经起源于内耳的前庭神经节的双极细胞，其周围突分布于3个半规管的壶腹嵴、椭圆囊斑和球囊斑，中枢突组成前庭神经，与耳蜗神经一起经内听道至脑桥尾部终止于4个前庭核。一小部分纤维直接进入小脑，止于顶核及绒球小结，前庭核通过前庭小脑束与小脑联系；前庭核又发出纤维形成前庭脊髓束参与内侧纵束，与眼球运动神经核、副神经核、网状结构及脊髓前角等联系。

前庭受到刺激时可产生眩晕、眼球震颤和平衡失调等症状。前庭系统中神经递质，如乙酰胆碱、谷氨酸、去甲肾上腺素和组胺等参与了眩晕的发生与缓解。正常时，前庭感觉器在连续高强频率兴奋时释放神经动作电位，并传递至脑干前庭核。单侧的前庭病变迅速干扰了一侧紧张性电位发放率，引起左右两侧前庭向脑干的动作电位传递不平衡，导致眩晕。

眩晕的临床表现、症状的轻重及持续时间的长短与起病的快慢、单侧或双侧前庭损害、是否具备良好的前庭代偿功能等因素有关。起病急骤，自身的前庭代偿功能来不及建立，患者眩晕重，视物旋转感明显，稍后因自身调节性的前庭功能代偿，眩晕逐渐消失，故大多前庭周围性眩晕呈短暂性发作；双侧前庭功能同时损害，如耳毒性药物所致前庭病变，两侧前庭动作电位的释放在低于正常水平下基本维持平衡，通常不产生眩晕，仅表现为躯干平衡不稳和摆动幻觉，但因前庭不能自身调节代偿，症状持续较久，恢复慢。前庭核与眼球运动神经核之间有密切联系，前庭感受器受到病理性刺激时常出现眼震。前庭各核通过内侧纵束、前庭脊髓束及前庭—小脑—红核—脊髓等通路，与脊髓前角细胞相连接，因此，前庭损害时可出现躯体向一侧倾倒及肢体错误定位等体征；前庭核还与脑干网状结构中的血管运动中枢、迷走神经核等连接，损害时伴有恶心、呕吐、苍白、出汗，甚至血压、呼吸、脉搏等改变。前庭核对血供和氧供非常敏感，内听动脉供应前庭及耳蜗的血液，该动脉有两个分支，大的耳蜗支供应耳蜗和前庭迷路的下半部分，小的前庭动脉支供应前庭迷路上半部包括水平半规管和椭圆囊，两支血管在下前庭迷路水平有吻合，但在前庭迷路的上半部则无吻合。由于前庭前动脉的血管径较小，又缺乏侧支循环，前庭迷路上半部分选择性地对缺血更敏感，故颅内血管即使是微小的改变（如狭窄或闭塞）后血压下降，均影响前庭系统的功能而出现眩晕。

二、病因

根据病变部位及眩晕的性质，眩晕可分为前庭系统性眩晕及非前庭系统性眩晕。

（一）前庭系统性眩晕

由前庭系统病变引起。

1. 周围性眩晕

见于梅尼埃病、前庭神经元炎、中耳炎、迷路炎、位置性眩晕等。可有：①眩晕。突然出现，左右上下摇晃感，持续时间短（数分钟、数小时、数天），头位或体位改变症状加重，闭目症状不能缓解。②眼球震颤。是指眼球不自主有节律的反复运动，可分急跳和摇摆两型。急跳型是眼球先缓慢向一个方向运动至眼窝极限，即慢相；随后出现纠正这种偏移的快动作，即快相。因快相较慢相易识别，临床上以快相方向为眼震方向。周围性眩晕时眼震与眩晕同时并存，为水平性或水平加旋转性眼震，绝无垂直性，眼震幅度细小，眼震快相向健侧或慢相向病灶侧。向健侧注视眼震加重。③平衡障碍。站立不稳，上下左右摇晃、旋转感。④自主神经症状。伴严重恶心、呕吐、出汗和脸色苍白等。⑤伴明显耳鸣、听力下降、耳聋等症状。

2. 中枢性眩晕因前庭神经颅内段、前庭神经核、核上纤维、内侧纵束及皮质和小脑的前庭代表区病变所致，多见于椎基底动脉供血不足、小脑、脑干及第四脑室肿瘤、颅高压、听神经瘤和癫痫等。表现为：①持续时间长（数周、数月甚或数年），程度较周围性眩晕轻，常为旋转或向一侧运动感，闭目后症状减轻，与头位或体位变化无关。②眼球震颤。粗大，持续存在，与眩晕程度不一致，眼震快相向健侧（小脑病变例外）。③平衡障碍。站立不稳，摇晃、运动感。④自主神经症状。不明显，可伴有恶心、呕吐。⑤无耳鸣，听力减退、耳聋等症状，但有神经系统体征。

（二）非前庭系统性眩晕

由前庭系统以外的全身系统疾病引起，可产生头晕眼花或站立不稳，无眩晕、眼震，不伴恶心、呕吐。常由眼部疾病、贫血、血液病、心功能不全、感染、中毒及神经功能失调导致。视觉病变（屈光不正、眼肌麻痹等）出现假性眼震，即眼球水平来回摆动、节律不整、持续时间长。很少伴恶心、呕吐。深感觉障碍引起的是姿势感觉性眩晕，有深感觉障碍及闭目难立征阳性。

三、诊断

（一）询问病史

仔细询问病史，了解眩晕发作的特点、眩晕的程度及持续的时间、发作时伴随的症状、有无诱发因素、有无耳毒性药物及中耳感染等相关病史，可鉴别真性或假性眩晕及周围性或中枢性眩晕（表 1-1）等。

表 1-1 周围性眩晕与中枢性眩晕的鉴别要点

	周围性眩晕	
1. 起病	多较快，可突然发作	较缓慢，逐渐加重
2. 性质	真性眩晕，有明显的运动错觉（中毒及双侧神经则以平衡失调为主）	可呈头晕，平衡失调，阵发性步态不稳
3. 持续时间	多较短（中毒及炎症除外）数秒（位置性眩晕）至数小时（梅尼埃病一般 20 min 至数小时）	多持续较长（轻度椎－基底动脉供血不足也可呈短暂眩晕）
4. 消退	逐渐减轻，消退	多持续不退，逐渐加重
5. 间歇（缓解期）	梅尼埃病有间歇期，间歇期无眩晕或头晕，中毒及炎症无间歇期	无间歇期，但可持续轻晕，阵发性加重或突然步态歪斜

（续 表）

	周围性眩晕	中枢性眩晕
6. 听力症状	可伴耳鸣、耳堵及听力下降，梅尼埃病早期呈波动性听力下降	桥小脑角占位病变可有耳鸣及听力逐渐下降，以高频为重，也可呈听力突降，其他中枢性眩晕也可无听力症状
7. 自主神经性症状	眩晕严重时伴冷汗，苍白、唾液增多、恶心、呕吐、大便次数增多（迷走神经症状及体征）	可无自主神经性症状
8. 自发性眼震	在眩晕高潮时出现，水平型或旋转型，有快慢相之分，方向固定，持续时间不长	如伴眼震，可持续较长时间，可出现各种类型眼震，如垂直型、翘板型等，可无快慢相之分，方向不固定，可出现凝视性眼震
9. 眼震电图	无过冲或欠冲现象，固视抑制正常，OKN正常，诱发眼震方向及类型有规律可循，可出现前庭重振现象	可出现过冲或欠冲现象，固视抑制失败，OKN可不正常，可出现错型或错向眼震，可出现凝视性眼震
10. 其他中枢神经系统	无其他中枢神经系统症状和体征，无意识丧失	可同时伴有展神经、三叉神经、面神经症状与体征，可伴意识丧失
11. 周围其他情况	梅尼埃病患者血压可偏低，脉压小	可有高血压、心血管疾病、贫血等

（二）体格检查

对神经系统作详细检查尤其应注意有无眼震、眼震的方向、性质和持续时间，是自发性或诱发性。伴有眼震多考虑前庭、迷路和小脑部位的病变：检查眼底有无视神经盘水肿、有无听力减退和共济失调等。注意血压、心脏等情况。

（三）辅助检查

疑有听神经瘤应作内听道摄片，颈性眩晕摄颈椎片，颅内占位性病变、脑血管病变选择性行头颅CT或MRI，任何不能用周围前庭病变解释的位置性眩晕和眼震均应考虑中枢性病变，应行颅后窝MRI检查，还应作前庭功能、脑干听觉诱发电位检查及贫血、低血糖、内分泌：血清肌酸磷酸分泌紊乱等相关检验。

四、治疗

眩晕是一大综合征，包括许多疾病，但患者一般发病较急，需要立即果断处理，以减轻症状。

（一）临时一般处理

（1）应立刻卧床，给予止晕、止吐。常用药物东莨菪碱0.3 mg或山莨菪碱10 mg肌内注射。地西泮可减轻患者眩晕、紧张、焦虑。口服地芬尼多（眩晕停）或茶苯海明等抗组胺药，控制眩晕。

（2）输液、纠正水电解质失衡。

（3）脱水：适用用于颅内压增高、梅尼埃病、内分泌障碍而致水潴留等引起的眩晕，如20%甘露醇静滴，呋塞米20 mg静注或口服。

（4）血管扩张药：用于脑血管供血不足引起的眩晕，如盐酸培他定500 mL静滴，5%碳酸氢钠250 mL静滴。对锁骨下盗血综合征，禁用血管扩张药和降压药，以免"盗血"加重。

（5）肾上腺皮质激素：适用于梅尼埃病、颅内压增高、脱髓鞘疾病等。

（二）病因治疗

积极寻找原发病，如为中耳炎引起，可抗感染或耳科手术治疗；由颅内占位引起，应尽快手术，解除压迫；颈椎病引起者，经对症处理效果不好，可考虑颈椎牵引或手术。

（三）辨证论治

1. 肝阳上亢

治法：平肝潜阳，滋养肝肾。

方剂：天麻钩藤汤。

加减：肝火过旺加龙胆草、丹皮；手足麻木，甚则震颤，有肝动化风之势，加龙骨、牡蛎镇肝熄风；发生突然昏倒、不省人事、半身不遂、语言不利等，改用羚角钩藤汤加全蝎、地龙、蜈蚣、僵蚕等虫类搜风药。

2. 气血亏虚

治法：补养气血，健运脾胃。

方剂：归脾汤。

加减：食少便溏，加砂仁、炒麦芽；伴心悸不宁，失眠者，加酸枣仁、生龙牡；气血亏虚日久则使中气不足，清阳不升，表现为眩晕兼见气短乏力，纳差神疲，便溏下坠，脉象无力，治宜补中益气，方用补中益气汤。

3. 肾精不足

治法：补肾填精，偏阴虚者兼滋阴，偏阳虚者兼温阳。

方剂：偏阴虚者用左归丸加减，偏阳虚者用右归丸加减。

加减：五心烦热，舌红，脉细数，加知母、黄柏、地骨皮；眩晕心悸，心烦不寐，腰酸足软，耳鸣健忘，遗精口干，五心烦热，舌红少苔，脉细而数，治宜滋阴降火，清心安神，方用六味地黄丸合黄连阿胶汤；眩晕身肿，腰以下肿甚，按之凹陷不起，心悸气短，腰部酸重，尿量减少，四肢厥冷，怯寒神疲，舌质淡胖，苔白，脉沉细，治宜温肾助阳，化气行水，方用济生肾气丸合真武汤。

4. 痰浊中阻

治法：燥湿祛痰，健脾和胃。

方剂：半夏白术天麻汤。

加减：呕吐频作，加旋覆花、代赭石、竹茹；眩晕心悸，时发时止，失眠多梦，口干口苦，大便秘结，小便短赤，舌红苔黄腻，脉弦滑，治宜清心安神，方用黄连温胆汤。

第三节　头痛

头痛（headache）一般是指眉以上至枕下部的头颅上半部之疼痛。大多数头痛是由头颅的疼痛感受器受到某种致痛因素（物理性或化学性）刺激，形成异常神经冲动，经痛觉传导通路传递到人脑皮质而产生痛觉。头部的致痛结构：颅外的有头皮、肌肉、帽状腱膜、骨膜、血管及末梢神经，其中以动脉、肌肉、末梢神经最敏感；颅内的有血管（脑底动脉环及其分支、脑膜动脉、静脉窦及其引流静脉）、硬脑膜（特别是颅底部）、颅神经（主要是三叉、舌咽、迷走神经）和颈1～3脊神经分支。

一、常见原因

（一）原发性头痛

偏头痛、丛集性头痛、紧张型头痛。

（二）继发性头痛

1. 颅腔内疾病

（1）炎症性疾病：脑膜炎、脑炎、脑脓肿、蛛网膜炎。

（2）占位性病变：颅内肿瘤、寄生虫性囊肿及肉芽肿。

（3）脑血管疾病：脑血管意外、高血压脑病、动脉瘤、静脉窦血栓形成。

（4）头颅外伤：脑震荡、脑挫裂伤、硬脑膜外及硬脑膜内出血、脑震荡后综合征。

（5）颅内低压性头痛。

（6）头痛型癫痫、癫痫后头痛。

2. 颅腔邻近结构的病变

（1）骨膜炎、骨髓炎。

（2）三叉神经、舌咽神经、枕大神经、枕小神经。

（3）青光眼、屈光及调节障碍，副鼻窦炎、鼻咽癌、中耳炎及内耳炎，齿髓炎。

（4）颈椎病。

（5）颞动脉炎。

3. 全身及躯体某些系统疾病

（1）传染病：流行性感冒、伤寒、肺炎、疟疾等。

（2）中毒：一氧化碳、酒精、颠茄、鸦片、铅、汞等。

（3）内脏疾病：尿毒症、糖尿病、痛风、心脏病、肺气肿、高血压、贫血、更年期综合征、甲状腺功能亢进。

4. 精神性因素

抑郁症、神经症。

二、诊断

头痛是临床上最常见的一种症状，涉及头痛的疾病很多，其病因及发病机制非常复杂，应详细收集病史资料，并进行必要的检查，加以客观分析，大多数可获明确的诊断。

（一）病史

详细了解头痛发生的诱因和形式、部位、性质及伴随症状，可提供进一步检查的线索，有助于诊断。询问病史时必须注意下列几方面。

1. 头痛的部位

由于病变刺激不同的神经而形成疼痛部位的差异。颅外组织的疼痛一般是局限性的，多在受刺激处或其神经支配的区域。颅内幕上敏感结构所致的疼痛由三叉神经传导，常出现在额、颞、顶区；幕下结构所致的疼痛由舌咽、迷走神经及颈 1 ～ 3 脊神经传导，出现于枕部、上颈部、耳和咽喉部。

2. 头痛的时间

各种原因头痛的发作时间各不相同。突然发生，持续时间极短，多为功能性疾病，神经痛可短至数秒或数十秒，频繁发作；偏头痛常持续数小时或 1 ～ 2 d；慢性持续性头痛以器质性病变多见，如头部邻近器官（眼、鼻、耳）的疾病，可持续多日；而持续性进行性头痛，则可见于颅内高压、占位性病变；但神经症的头痛可长年不断，波动性较大，随着情绪或体内外因素而变化；早晨头痛加剧者，主要是颅内压增高所致，但也可见于炎性分泌物蓄积的额窦炎或筛窦炎；丛集性头痛多在每日睡眠中发生。

3. 头痛的性质

一般不同原因的头痛各有特性。如电击样或刀割样的放射性疼痛多为神经痛；搏动性跳痛，常见于血管性头痛，尤以偏头痛为典型；眼、耳、鼻疾病所伴发者，大多数是胀痛或钝痛；抑郁症、神经症则是隐隐作痛，时轻时重。

4. 头痛的程度

头痛严重程度不能直接反映病变的严重程度，但可受病变部位、对痛觉敏感结构的侵害情况、个体反应等因素的影响。通常剧烈头痛见于神经痛、偏头痛、脑膜炎、蛛网膜下隙出血等；中等度头痛，主要出现于占位性病变；轻度头痛，可见于神经症及某些邻近器官（耳、眼、鼻）病变。

5. 头痛发生的速度及影响因素

急性突发性头痛，多为脑出血、蛛网膜下隙出血等；亚急性发生的头痛可见于颅内感染；缓慢发生的头痛见于紧张型头痛；而呈进行性加重者，多为颅内占位性病变；反复发作的头痛多为血管性头痛。咳嗽、用力或头部转动，常使颅内压增高而头痛加剧；直立位可使紧张型头痛、低颅压性头痛等加重，而使丛集性头痛减轻；压迫颞、额部动脉或颈总动脉可使血管性头痛减轻。

6. 伴随症状

头痛时伴恶心、呕吐、面色苍白、出汗、心悸等自主神经症状，主要见于偏头痛；头痛伴进行性加剧的恶心、呕吐，常为颅内高压的征兆；体位变化时出现头痛加重或意识障碍，见于脑室内肿瘤、后颅窝或高颈段病变；头痛发作时伴有视力障碍、复视，多为偏头痛；头痛伴眼底视盘水肿或出血，常为颅内高压症或高血压性脑病；头痛伴明显眩晕，多见于后颅窝病变；在头痛早期出现精神症状，如淡漠或欣快，可能为额叶病变。

7. 其他病史

必须注意全身其他系统器官的病史，尚应该了解清楚家族史、用药史、外伤史、手术史、月经及烟酒嗜好等情况。

（二）体征

可以引起头痛的疾病甚多，临床检查比较复杂，通常必须包括下列几方面。

1. 内科检查

许多内脏器官或系统的疾患可发生头痛，除了测量体温、血压、呼吸等一般项目外，应按系统详细检查。如高血压、感染性疾病的发热、中暑、缺氧（如一氧化碳中毒）、慢性肺部疾患的高碳酸血症、严重贫血或红细胞增多症等，均可因脑血流增加而致头痛；而内源性和外源性毒素作用、大量饮酒，则可因脑血管扩张而出现头痛。

2. 五官检查

头部邻近器官的疾病也是头痛常见的原因，因此，对头痛患者应仔细检查五官的情况，以便及时查出有关的疾患。如在眼部的视神经炎、儿童的屈光不正、青光眼、眼部表浅炎症（结膜炎、角膜炎、睑板腺炎、泪囊炎等）及眶部组织的炎症；在耳鼻喉方面有鼻炎、鼻窦炎、咽炎、中耳炎或鼻咽部肿瘤，另外颞颌关节病及严重的牙病也可反射性引起头痛。

3. 神经系统检查

颅内许多疾病均可引起头痛，故全面的神经系统检查是非常重要的，必须逐项进行，其中头颈部及颅神经尤应仔细检查。通过对阳性体征的综合分析，大多可推断病变的部位，如颅内占位性病变、急性脑血管病、脑或脑膜的炎症等。

4. 精神检查

有不少精神科疾病可伴有头痛。神经症是最常见的，头痛部位多变，疼痛的程度与心境的好坏密切相关；隐匿性抑郁症的情绪症状可被躯体症状所掩盖，常呈一些包括头痛在内的全身不典型的疼痛，有些患者拒绝探讨心理和情绪的问题，仅以头痛为唯一主诉。因此，在排除了器质性病变后还应考虑到某些精神因素，需经过仔细的精神检查才能发现其原因。

（三）辅助检查

为了彻底查明引起头痛的病变原因，必须进行有关的辅助检查，但应根据患者的具体情况和客观条件来选择性地应用。

1. 颅脑方面

为排除或明确颅内病变，通常根据病情和医疗单位的条件来选择相应的检查，如颅X线摄片（包括颅底、内听道）、脑电图、经颅多普勒超声检查、脑血管造影、放射性核素脑扫描、CT或磁共振成像等。必须指出脑脊液检查，对确定颅内炎症和出血（特别是蛛网膜下隙出血）有重要价值，但若怀疑肿瘤等占位性病变，特别是后颅窝的占位性病变，务必谨慎从事，防止导致脑疝的危险。

2. 内科方面

依据临床表现及体格检查所提供的线索，根据需要选择必要的检查，如血常规、尿常规、血糖、血沉、尿素氮、肝功能、血气分析、心电图及内分泌功能等检查。

3. 五官方面

主要是眼、耳、鼻、喉及口腔等专科检查，以检查出可能引起头痛的有关疾病。

三、鉴别诊断

头痛病因众多，多以病因结合发病机制来分类，诊断时首要根据临床特点来决定的。

（一）原发性头痛

1. 偏头痛

青年女性多见，多有家族史，特征为突然发作性头部剧烈疼痛，可自行或药物缓解，间歇期无症状，易复发。

（1）有先兆的偏头痛：临床较少见，多有家族史，常在青春期发病，呈周期性发作，发作过程分4期：①先兆期。在头痛发作前 10～20 min 出现视觉先兆，如闪光、暗点、黑矇，少数可出现烦躁、眩晕、言语含糊、口唇或手指麻木等。②头痛前期。颅外动脉扩张引起的搏动性头痛，多位于一侧的前头部，也可为双侧或两侧交替。③头痛极期。头痛剧烈，范围可扩散，伴面色苍白、恶心、呕吐、畏光，症状持续数小时或 1～2 d，数日不缓解者，称为偏头痛持续状态。④头痛后期。头痛渐减轻，多转为疲劳感、思睡，有时见兴奋、欣快，1～2 d 后消失。

（2）无先兆的偏头痛：临床最多见，先兆症状不明显，头痛程度较有先兆的偏头痛轻，持续时间较长，可持续数日。

（3）特殊类型偏头痛：临床上很少见。①基底动脉型偏头痛。常见于青年女性，与经期有密切关系，先兆症状累及脑干、小脑和枕叶，类似基底动脉缺血的表现，如视力障碍、眩晕、耳鸣、共济失调、构音障碍等，数分钟至半小时后出现枕部搏动性头痛，伴恶心、呕吐，甚至出现短暂意识障碍。②眼肌瘫痪型偏头痛。头痛以眼眶和球后部为主，头痛减轻后出现同侧眼肌瘫痪，常表现为动眼神经麻痹，数小时至数周内恢复；③偏瘫型偏头痛。头痛发作的同时或过后出现同侧或对侧肢体不同程度的瘫痪，并可持续一段时间，脑电图可见瘫痪对侧半球出现慢波。

2. 丛集性头痛

青壮年男性多见，多无家族史。特征为无先兆的突然一侧头痛，起于眶周或球后，向同侧颅顶、颜面部扩散，伴同侧结膜充血、流泪、鼻塞、面红。多在夜间睡眠中突然发生，每次持续数十分钟至数小时；每天一至数次，并规律地在相同的部位和每天相同的时间出现，饮酒、精神紧张或服用血管扩张剂可诱发，丛集期持续 3～6 周。间隔数月或数年后再发。

3. 紧张型头痛

是慢性头痛中最常见的一种。主要是由于精神紧张或因特殊头位引起的头颈部肌肉的持久性收缩所致。可发生于枕部、双颞部、额顶部或全头部，有时还可扩散至颈、肩及背部，呈压迫、沉重、紧束样钝痛，颈前后屈伸可诱发，局部肌肉可有压痛和僵硬感。头痛虽然可影响日常生活，但很少因头痛而卧床不起。通常持续数日至数月，常伴紧张、焦虑、烦躁及失眠，很少有恶心、呕吐。

（二）继发性头痛

1. 颅内压变动性头痛

由于颅内压改变，牵引颅内疼痛敏感结构（主要是血管）引起头痛。颅内高压性头痛大多为全头痛，在晨间和疲劳后加剧，咳嗽、喷嚏、低头、屏气用力时，促使头痛加重，幕上占位性病变常以额颞部头痛为多，幕下占位性病变以后枕部头痛为著。颅内低压性头痛常见于腰穿后，偶见于脱水、禁食、腹泻后，部分患者原因不明，为额部或枕部持续性胀痛、钝痛，直立时加剧，平卧后减轻或消失，卧床和补盐可使症状消失。

2. 颅脑损伤性头痛

多为受伤部位的头皮、脑膜神经受损或压迫，如颅骨骨折、继发性蛛网膜下隙出血、硬膜下血肿等。

3. 感染引起的头痛

中枢神经系统或全身性感染性疾病均可出现头痛，多为枕部痛，后转为全头痛，性质为钝痛或搏动性，活动后加剧，下午和夜间较重，体温、血象和病原学检查常可提供感染的证据。脑膜炎的头痛可因直立或屈颈而加剧，卧位时减轻，随炎症消退而缓解。

4. 头部邻近器官组织病变的头痛

头部附近的器官病变也可引起头痛，常有扩散性疼痛，如眼部病变多在眶及额部疼痛，鼻、鼻窦及咽部所致多为额部或额颞部疼痛，严重牙痛也扩散至同侧额颞部。

5. 全身性疾病的头痛

发热、中毒、缺氧、高血压、高碳酸血症均可通过增加脑血流，甚至扩张脑血管而引起头痛，同时具有全身各系统功能障碍的征象。常为持续性全头部搏动性疼痛，早晨较重，低头或屏气用力时加剧。

6. 脑血管病变导致的头痛

见于脑出血、颅内动脉瘤、脑动脉炎、脑动脉硬化、脑血管畸形，可伴有相应的定位体征。颞动脉炎常呈持续性和搏动性颞部疼痛，平卧位时加剧，常有视力损害，颞动脉明显扩张、隆起、压痛。

7. 精神性头痛

神经症、抑郁症等，经常出现头痛，部位不定，性质多样，呈钝痛、胀痛，易受环境和情绪的影响，持续数周甚至数年，常伴记忆力、注意力及睡眠等精神方面的症状。

四、辨证论治

（一）风寒头痛

主证：头痛时作，痛连项背，恶风畏寒，遇风尤剧、常喜裹头，口不渴、苔薄白、脉浮。

治则：疏风散寒。

方药：川芎茶调散——川芎、荆芥、薄荷、羌活、细辛、白芷、防风、甘草。兼有寒邪侵犯厥阴，用吴茱萸汤去人参、大枣，加姜半夏、藁本、川芎等。

（二）风热头痛

主证：头痛面胀，甚则头痛如裂，发热恶风，面红目赤，口渴欲饮，便秘溲黄，舌质红苔黄，脉数。

治则：疏风清热。

方药：芎芷石膏汤——川芎、白芷、石膏、菊花、藁本、羌活。兼有热盛者加黄芩、薄荷、山栀；热盛伤津加知母、石斛、天花粉；大便秘结，口鼻生疮合用黄连上清丸加大黄、芒硝。

（三）风湿头痛

主证：头痛如裹，肢体困重，纳呆胸闷，小溲不利，大便或溏，苔白腻，脉濡。

治则：祛风胜湿。

方药：羌活胜湿汤——羌活、独活、川芎、蔓荆子、防风、甘草。若湿重纳呆，胸闷便溏者加苍术、厚朴、枳壳、陈皮。若恶心呕吐加半夏、生姜。头痛发于夏季，暑湿内侵，身热汗出，口渴胸闷者可用黄连香薷饮去扁豆加藿香、佩兰、蔓荆子、荷叶、竹茹、知母等。

（四）肝阳头痛

主证：头痛而眩，心烦易怒，夜眠不宁或兼胁痛，面红目赤，口苦舌红，苔薄黄，脉弦有力。

治则：平肝潜阳。

方药：天麻钩藤饮——天麻、钩藤、石决明、川牛膝、桑寄生、杜仲、山栀、黄芩、益母草、朱茯神、夜交藤。若肝肾阴虚加生地、何首乌、女贞子、枸杞子、旱莲草、石斛。肝火偏旺加龙胆草、山栀、夏枯草。

（五）肾虚头痛

主证：头痛且空，眩晕，腰痛酸软，神疲乏力，遗精带下，耳鸣，舌红少苔，脉细无力。

治则：养阴补肾。

方药：大补元煎——人参、炒山药、熟地、龟板、猪脊髓；兼有外感寒邪可用麻黄附子细辛汤。

（六）血虚头痛

主证：头痛头晕，心悸不宁，神疲乏力，面色苍白，舌淡苔薄白，脉细弱。

治则：滋阴养血。

方药：加味四物汤——当归、白芍、川芎、蔓荆子、菊花、黄芩、甘草。气虚明显者加黄芪、白术。肝血不足、肝阳上亢加钩藤、石决明、牡蛎、女贞子。

（七）痰浊头痛

主证：头痛昏蒙，胸脘满闷，呕吐痰涎，舌苔白腻，脉滑或弦滑。

治则：化痰降逆。

方药：半夏白术天麻汤——半夏、白术、天麻、陈皮、茯苓、甘草、生姜、大枣。痰湿久郁化热去白术加黄芩、竹茹、枳实。

（八）瘀血头痛

主证：头痛经久不愈，痛处固定不移，痛如椎刺，或有头部外伤史，舌质紫，脉细或细涩。

治则：活血化瘀。

方药：通窍活血汤——赤芍药、川芎、桃仁、麝香、老葱、鲜姜、大枣、酒。兼有寒邪加细辛、桂枝，以温经通络散寒。

五、其他疗法

（1）夏枯草30 g，水煎服，或用菊花6～10 g，决明子10 g，开水冲泡，每日代茶常饮，适用于肝阳上亢之头痛。

（2）川芎、蔓荆子各10 g，水煎服，适用风邪上犯的头痛。

（3）制川草乌各10 g，白芷、僵蚕各6 g，生甘草9 g，研细末，分成6包，每日1包，分3次用绿茶茶送服，适用于顽固性风寒头痛。

（4）全蝎、地龙、甘草各等分，研末，每服3 g，一日3次，适用于顽固性头痛。

（5）白凤仙一株捣烂，火酒浸，露七夕，去渣、饮酒，治寒湿性头痛。

（6）山羊角15～30 g（锉成细末，先煎），白菊花12 g，川芎6 g，水煎服，治偏头痛。

（7）白附子3 g，葱白15 g，白附子研细末，与葱白捣成泥状，取如黄豆大一粒，堆成小圆形纸上，贴在痛侧太阳穴处，约1 h左右取下，治偏正头痛。

（8）蓖麻同乳香、食盐捣，贴在太阳穴上治气郁头痛。

（9）鹅不食草30 g，白芷15 g，冰片1.5 g，共研细末备用，发作时用棉球蘸药粉少许塞鼻孔，适应于偏头痛。

（10）针灸：近取印堂、攒竹；远取合谷、内庭用治前额痛；近取太阳、悬颅，远取外关、足临泣，治侧头痛；近取天柱，远取后溪、申脉，治后头痛；近取百会，远取太冲、内关、涌泉，治头顶痛；取风池、百会、太冲治肝阳头痛；取百会、气海、肝俞、脾俞、肾俞、合谷、足三里，治气血不足之头痛。

（11）穴位注射法。①取穴：风池或压痛点。②方法：采用普鲁卡因和咖啡因混合液（25%普鲁卡因3.5 mL，咖啡因0.5 mL。）注入风池，每穴0.5～1 mL，或在压痛点内注入0.1 mL。③疗程：隔3～5 d 1次，5次为1个疗程。本法适用顽固性头痛。

（12）耳针法。①取穴：枕、额、颞、皮质下、脑、神门。②方法：每次取2～3穴，留针20～30 min，间隔5 min行针一次，或埋针3～7 d。顽固性头痛可在耳背静脉放血。③疗程：毫针隔1～2 d 1次，埋针3～7 d 1次。5～7次为1个疗程。

六、预防调护

（1）平时生活应有规律，起居有常，参加体育锻炼，增强体质，避免精神刺激，保护情志舒畅。

（2）饮食有节，宜食清淡，以免过食肥甘，损伤脾胃，聚湿生痰。痰浊中阻，清阳不展，肝阳上亢者，禁食公鸡、猪头肉、螃蟹、虾等，以免动风，使病情加重。

（3）头痛剧烈者，宜卧床休息，环境要清静，光线不要过强。

第四节 昏迷

一、诊断思路

昏迷是脑功能衰竭的突出表现，是各种病因引起的觉醒状态与意识内容以及身体运动均完全丧失的一种极严重的意识障碍，对剧烈的疼痛刺激也不能觉醒。

意识是自己处于觉醒状态，并能认识自己与周围环境。人的意识活动包括"觉醒状态"与"意识内容"两个不同但又相互有关的组成部分。前者是指人脑的一种生理过程，即与睡眠呈周期性交替的清醒状态，属皮质下激活系统的功能；后者是指人的知觉、思维、情绪、记忆、意志活动等心理过程（精神活动），还有通过言语、听觉、视觉、技巧性运动及复杂反应与外界环境保持联系的机敏力，属大脑皮质的功能。意识正常状态即意识清醒，表现为对自身与周围环境有正确理解，对内外环境的刺激有正确反应，对问话的注意力、理解程度以及定向力和计算力都是正常的。意识障碍就是意识由清醒状态向着昏迷转化，是指觉醒水平、知觉、注意、定向、思维、判断、理解、记忆等许多心理活动一时性或持续性的障碍。尽管痴呆、冷漠、遗忘、失语等，都是意识内容减退的表现，但只要在其他行为功能还能做出充分和适当的反应，就应该认为意识还是存在的。

按照生理与心理学基础可将意识障碍分为觉醒障碍和意识内容障碍两大类。根据检查时刺激的强度和患者的反应，可将觉醒障碍区分为以下5级：①嗜睡。主要表现为病理性睡眠过深，患者意识存在，对刺激有反应，瞳孔、角膜、吞咽反射存在，唤醒后可作正确回答，但随即入睡，合作欠佳。②昏睡或朦胧。这是一种比嗜睡深而又较昏迷稍浅的意识障碍。昏睡时觉醒水平、意识内容及随意运动均减至最低程度。患者不能自动醒转，在持续强烈刺激下能睁眼、呻吟、躲避，意识未完全丧失，对刺激反应时间持续很短，浅反射存在，可回答简单问题，但常不正确。③浅昏迷。仅对剧痛刺激（如压迫眶上神经）稍有防御性反应，呼之偶应，但不能回答问题，深浅反射存在（如吞咽、咳嗽、角膜和瞳孔光反射）。呼吸、血压、脉搏一般无明显改变。④中度昏迷。对强烈刺激可有反应，浅反射消失，深反射减退或亢进，瞳孔光反射迟钝，眼球无转动，呼吸、血压、脉搏已有明显改变，常有尿失禁。⑤深昏迷。对一切刺激均无反应，瞳孔光反射迟钝或消失，四肢张力消失或极度增高，并有尿潴留，呼吸不规则，血压下降。

意识内容障碍常见于以下三种：①意识混浊。包括觉醒与认识两方面的障碍，为早期觉醒功能低下，并有认识障碍、心烦意乱、思考力下降、记忆力减退等。表现为注意力涣散，感觉迟钝，对刺激的反应不及时，不确切，定向不全。②精神错乱。患者对周围环境的接触程度障碍，认识自己的能力减退，思维、记忆、理解与判断力均减退，言语不连贯并错乱，定向力亦减退。常有胡言乱语、兴奋躁动。③谵妄状态。表现为意识内容清晰度降低，伴有睡眠—觉醒周期紊乱和精神运动性行为。除了上述精神错乱以外，尚有明显的幻觉、错觉和妄想。幻觉以视幻觉最为常见，其次为听幻觉。幻觉的内容极为鲜明、生动和逼真，常具有恐怖性质。因而，患者表情恐惧，发生躲避、逃跑或攻击行为，以及运动兴奋等。患者言语可以增多，不连贯，或不易理解，有时则大喊大叫。谵妄或精神错乱状态多在晚间加重，也可具有波动性，发作时意识障碍明显，间歇期可完全清楚，但通常随病情变化而变化，持续时间可数小时、数日甚至数周不等。

（一）病史和检查

任何原因所致的弥漫性大脑皮质和（或）脑干网状结构的损害或功能抑制均可造成意识障碍和昏迷。因此，对昏迷的诊断需要详询病史、细致而全面的体检以及必要的辅助检查。

病史应着重了解：①发生昏迷的时间、诱因、起病缓急、方式及其演变过程。如突然发生、进行性加剧、持续性昏迷者，常见于急性出血性脑血管病、急性感染中毒、严重颅脑损伤等；缓慢起病、逐渐加重多为颅内占位性病变、代谢性脑病等。②昏迷的伴随症状以及相互间的关系。如首先症状为剧烈头痛者要考虑蛛网膜下隙出血、脑出血、脑膜炎；高热、抽搐起病者结合季节考虑乙型脑炎、流行性脑脊髓膜炎；以精神症状开始应考虑脑炎、额叶肿瘤等；老年患者以眩晕起病要考虑小脑出血或椎－基底动脉系的缺血。③昏迷发生前有无服用药物、毒物或外伤史，既往有无类似发作，如有则应了解此次与既往发作的异同。④既往有无癫痫、精神疾患、长期头痛、视力障碍、肢体运动受限、高血压和严重的肝、肾、肺、心脏疾患以及内分泌代谢疾病等。

体格检查时，应特别注意发现特异性的体征，如呼吸气味（肝臭、尿臭、烂苹果、酒精、大蒜等）、头面部伤痕、皮肤淤斑、出血点、蜘蛛痣、黄疸、五官流血、颈部抵抗、心脏杂音、心律失常、肺部哮鸣音、水泡音、肝脾肿大、腹水征等，以及生命体征的变化。全面的神经系统检查应偏重于神经定位体征和脑干功能的观察：①神经定位体征。肢体瘫痪如为单肢瘫或偏瘫则为大脑半球病变；如为一侧颅神经麻痹（如面瘫）伴对侧偏瘫即交叉性瘫则为脑干病变。双眼球向上或向下凝视，为中脑病变；眼球一上一下，多为小脑病变；双眼球向偏瘫侧凝视，为脑干病变，向偏瘫对侧凝视，为大脑病变；双眼球浮动提示脑干功能尚存，而呈钟摆样活动，提示脑干已有病变（如脑桥出血），双眼球固定则示脑干功能广泛受累；水平性或旋转性眼球震颤见于小脑或脑干病变，而垂直性眼球震颤见于脑干病变。②脑干功能观察。主要观察某些重要的脑干反射以及呼吸障碍类型，以判断昏迷的程度，也有助于病因诊断。双侧瞳孔散大，光反射消失，提示已累及中脑，也见于严重缺氧及颠茄、阿托品、氰化物中毒；一侧瞳孔散大，光反射消失，提示同侧中脑病变或颞叶钩回疝；双侧瞳孔缩小见于安眠药、有机磷、吗啡等中毒以及尿毒症，也见于脑桥、脑室出血。垂直性头眼反射（头后仰时两眼球向下移动，头前屈时两眼球向上移动）消失提示已累及中脑；睫毛反射、角膜反射、水平性头眼反射（眼球偏向头转动方向的对侧）消失，提示已累及脑桥。吞咽反射、咳嗽反射消失，提示已累及延髓。呼吸障碍如潮式呼吸提示累及大脑深部及脑干上部，也见于严重心力衰竭；过度呼吸提示已累及脑桥，也见于代谢性酸中毒、低氧血症和呼吸性碱中毒；叹息样抑制性呼吸提示已累及延髓，也见于大剂量安眠药中毒。③其他重要体征包括眼底检查、脑膜刺激征等。实验室检查与特殊检查应根据需要选择进行，但除三大常规外，对于昏迷患者，血液电解质、尿素氮、$CO_2 CP$、血糖等应列为常规检查；对病情不允许者必须先就地抢救，视病情许可后再进行检查。脑电图、头 CT 和 MRI，以及脑脊液检查对昏迷的病因鉴别有重要意义。

（二）判断是否为昏迷

临床上可见到特殊类型的意识障碍，呈现意识内容活动丧失而觉醒能力尚存。患者表现为双目睁开，眼睑开闭自如，眼球无目的地活动，似乎给人一种意识清醒的感觉；但其知觉、思维、情感、记忆、意识及语言等活动均完全丧失，对自身及外界环境不能理解，对外界刺激毫无反应，不能说话，不能执行各种动作命令，肢体无自主运动，称为睁眼昏迷或醒状昏迷。常见于以下三种情况。

1. 去大脑皮质状态

去大脑皮质状态是由于大脑双侧皮质发生弥漫性的严重损害所致。特点是皮质与脑干的功能出现分离现象：大脑皮质功能丧失，对外界刺激无任何意识反应，不言不语；而脑干各部分的功能正常，患者眼睑开闭自如，常睁眼凝视（即醒状昏迷）。痛觉灵敏（对疼痛刺激有痛苦表情及逃避反应），角膜与瞳孔对光反射均正常。四肢肌张力增高，双上肢常屈曲，双下肢伸直（去皮质强直），大小便失禁，还可出现吸吮反射及强握反射，甚至伴有手足徐动、震颤、舞蹈样运动等不随意运动，双侧病理征阳性。

2. 无动性缄默

无动性缄默或称运动不能性缄默，以不语、肢体无自发运动，但却有眼球运动为特征的一种特殊类型意识障碍。可由于丘脑下部－前额叶的多巴胺通路受损，使双侧前额叶得不到多巴胺神经元的兴奋冲动而引起。但临床上以间脑中央部或中脑的不完全损害，使正常的大脑皮质得不到足够的脑干上行网状激活系统兴奋冲动所致者更为常见。有人把前种原因所致者称无动性缄默 I 型，后者称无动性缄默 II 型。主要表现为缄默不语或偶有单语小声稚答语，安静卧床，四肢运动不能，无表情活动，但有时对疼痛性刺激有躲避反应，也有睁眼若视、吞咽等反射活动，有觉醒－睡眠周期存在或过度睡眠现象。

3. 持续性植物状态

严重颅脑损伤后患者长期缺乏高级精神活动的状态，能维持基本生命功能，但无任何意识心理活动。

神经精神疾病所致有几种貌似昏迷状态：①精神抑制状态。常见于强烈精神刺激后或癔病性昏睡发作，患者表现出僵卧不语，对刺激常无反应，双眼紧闭，扒开眼睑时有明显抵抗感，并见眼球向上翻动，放开后双眼迅速紧闭，瞳孔大小正常，光反射灵敏，眼脑反射和眼前庭反射正常，无病理反射，脑电图呈现觉醒反应，经适当治疗可迅速复常。癔病性昏睡，多数尚有呼吸急促，也有屏气变慢，检查四肢肌张力增高，对被动活动多有抵抗，有时四肢伸直、屈曲或挣扎、乱动。常呈阵发性，多属一过性病程，在暗示治疗后可迅速恢复。②闭锁综合征。是由于脑桥腹侧的双侧皮质脊髓束和支配第 V 颅神经以下的皮质延髓束受损所致。患者除尚有部分眼球运动外，呈现四肢瘫，不能说话和吞咽，表情缺乏，就像全身被闭锁，但可理解语言和动作，能以睁眼、闭眼或眼垂直运动示意，说明意识清醒，脑电图多正常。多见于脑桥腹侧的局限性小梗死或出血，亦可见于颅脑损伤、脱髓鞘疾病、肿瘤及炎症，少数为急性感染后多发性神经变性、多发性硬化等。③木僵。常见于精神分裂症，也可见于癔病和反应性精神病。患者不动、不语、不食，对强烈刺激也无反应，貌似昏迷或无动性缄默，实际上能感知周围事物，并无意识障碍，多伴有蜡样弯曲和违拗症等，部分患者有紫绀、流涎、体温过低和尿潴留等植物神经功能失调，脑干反射正常。④发作性睡病。是一种睡眠障碍性疾病。其特点是患者在正常人不易入睡场合下，如行走、骑自行车、工作、进食、驾车等时均能出现难以控制的睡眠，其性质与生理性睡眠无异，持续数分钟至数小时，但可随时唤醒。⑤昏厥。仅为短暂性意识丧失，一般数秒至 1 min 即可完全恢复；而昏迷的持续时间更长，一般为数分钟至若干小时以上，且通常无先兆，恢复也慢。⑥失语。完全性失语的患者，尤其是伴有四肢瘫痪时，对外界的刺激均失去反应能力，如同时伴有嗜睡，更易误诊为昏迷。但失语患者对给予声光及疼痛刺激时，能睁眼，能以表情来示意其仍可理解和领悟，表明其意识内容存在，或可有喃喃发声，欲语不能。

（三）昏迷程度的评定

目前国内外临床多根据格拉斯哥昏迷评分（Glasgow coma scale，GCS）进行昏迷计分。

1. 轻型

GCS 13 ~ 15 分，意识障碍 20 min 以内。

2. 中型

GCS 9 ~ 12 分，意识障碍 20 min 至 6 h。

3. 重型

GCS 3 ~ 8 分，意识障碍至少 6 h 以上或再次昏迷者。有人将 GCS 3 ~ 5 分定为特重型。

GCS 昏迷评分标准：

自动睁眼 4	正确回答 5	按吩咐动作 6
呼唤睁眼 3	错误回答 4	刺痛能定位 5
刺痛睁眼 2	语无伦次 3	刺痛时躲避 4
不睁眼　1	只能发音 2	刺痛时屈曲 3
不能言语 1	刺痛时过伸 2	
肢体不动 1		

昏迷的判定以患者不能按吩咐动作，不能说话，不能睁眼为标准。一旦能说话或睁眼视物就是昏迷的结束。除外因醉酒、服大量镇静剂或癫痫发作后所致昏迷。

（四）脑死亡

脑死亡又称不可逆性昏迷，是颅内结构的最严重损伤，一旦发生，即意味着生命的终止。许多国家制定出脑死亡的诊断标准，归纳起来如下：①自主呼吸停止。②深度昏迷，患者的意识完全丧失，对一切刺激全无知觉，也不引起运动反应。③脑干反射消失（眼脑反射、眼前庭反射、光反射、角膜反射和吞咽反射、瞬目和呕吐动作等均消失）。④脑生物电活动消失，EEG 呈电静止，AEP 和各波消失。如有脑生物活动可否定脑死亡诊断，但中毒性等疾患时，EEG 可呈直线而不一定是脑死亡。上述条件经 6 ~ 12 h 观察和重复检查仍无变化，即可确立诊断。

二、病因分类

昏迷的病因诊断极其重要，通常必须依据病史、体征和神经系统检查，以及有关辅助检查，经过综合分析，做出病因诊断。

（一）确定是颅内疾病或全身性疾病

1. 颅内疾病

位于颅内的原发性病变，在临床上通常先有大脑或脑干受损的定位症状和体征，较早出现意识障碍和精神症状，伴明显的颅内高压症和脑膜刺激征，提示颅内病变的有关辅助检查如头 CT、脑脊液等通常有阳性发现。①主要呈现局限性神经体征，如颅神经损害、肢体瘫痪、局限性抽搐、偏侧锥体束征等，常见于脑出血、梗死、脑炎、外伤、占位性病变等。②主要表现为脑膜刺激征而无局限性神经体征，最多见于脑膜炎、蛛网膜下隙出血等。

2. 全身性疾病

全身性疾病又称继发性代谢性脑病。其临床特点：先有颅外器官原发病的症状和体征，以及相应的实验室检查阳性发现，后才出现脑部受损的征象。由于脑部受损为非特异性或仅是弥散性机能障碍，临床上一般无持久和明显的局限性神经体征和脑膜刺激征，主要是多灶性神经机能缺乏的症状和体征，且大都较对称。

通常先有精神异常，意识内容减少。一般是注意力减退，记忆和定向障碍，计算和判断力降低，尚有错觉、幻觉，随病程进展，意识障碍加深。脑脊液改变不显著，头 CT 等检查无特殊改变，不能发现定位病灶。常见病因有急性中毒、内分泌与代谢性疾病、感染性疾病、物理性与缺氧性损害等。

（二）根据脑膜刺激征和脑局灶体征进行鉴别

1. 脑膜刺激征（+），脑局灶性体征（-）

（1）突发剧烈头痛：蛛网膜下隙出血（脑动脉瘤、脑动静脉畸形破裂等）。

（2）急性发病：以发热在先，如化脓性脑膜炎、乙型脑炎、其他急性脑炎等。

（3）亚急性或慢性发病：真菌性、结核性、癌性脑膜炎。

2. 脑膜刺激征（-），脑局灶性体征（+）

（1）突然起病者：如脑出血、脑梗死等。

（2）以发热为前驱症状：如脑脓肿、血栓性静脉炎、各种脑炎、急性播散性脑脊髓炎、急性出血性白质脑病等。

（3）与外伤有关：如脑挫伤、硬膜外血肿、硬膜下血肿等。

（4）缓慢起病：颅内压增高、脑肿瘤、慢性硬膜下血肿、脑寄生虫等。

3. 脑膜刺激征（-），脑局灶性体征（-）

（1）有明确中毒原因：如酒精、麻醉药、安眠药、CO 中毒等。

（2）尿检异常：尿毒症、糖尿病、急性尿卟啉症等。

（3）休克状态：低血糖、心肌梗死、肺梗死、大出血等。

（4）有黄疸：肝性脑病等。

（5）有紫绀：肺性脑病等。

（6）有高热：重症感染、中暑、甲状腺危象等。

（7）体温过低：休克、酒精中毒、黏液性水肿昏迷等。

（8）头部外伤：脑挫伤等。

（9）癫痫。

根据辅助检查进一步明确鉴别。

三、急诊处理

（一）昏迷的最初处理

1. 保持呼吸道通畅

窒息是昏迷患者致死的常见原因之一。通常引起缺氧窒息的原因有头部位置不当、咽气管分泌物填塞、舌后坠及各种原因引起的呼吸麻痹等。有效方法：①仰头抬颏法。食指和中指托起下颏，使下颏前移，舌根离开咽喉后壁，气道即可通畅。简单易行，效果好。②仰头抬颈法。一手置于额部使头后仰，另一手抬举后颈，打开气道。③对疑有颈部损伤者，仅托下颏，以免损伤颈髓。④如有异物，需迅速清除，或在其背后猛击一下。如仍无效，则采用 HeimLich 动作。⑤放置口—咽通气道。⑥气管插管或气管切开。⑦清除口腔内异物。⑧鼻导管吸氧或呼吸机辅助呼吸。

2. 维持循环功能

脑血灌注不足影响脑对糖和氧等能源物质的摄取与利用，加重脑损害。因此，尽早开放静脉，建立输液通路，以利抢救用药和提供维持生命的能量。

3. 使用纳洛酮

纳洛酮是吗啡受体拮抗剂，能有效地拮抗 β - 内啡肽对机体产生的不利影响。应用纳洛酮可使昏迷和呼吸抑制减轻。常用剂量每次 0.4 ～ 0.8 mg，静注或肌注，无反应可隔 5 min 重复用药，直达效果。亦可用大剂量纳洛酮加入 5% 葡萄糖液缓慢静点。静脉给药 2 ～ 3 min（肌注 15 min）起效，持续 45 ～ 90 min。

（二）昏迷的基本治疗

1. 将患者安置在有抢救设备的重症监护室

原则上应将患者安置在有抢救设备的重症监护室内，以便于严密观察，抢救治疗，加强护理。

2. 病因治疗

针对病因采取及时果断措施是抢救成功的关键。

3. 对症处理

①控制脑水肿、降低颅内压。②维持水电解质和酸碱平衡。③镇静止痉（抽搐、躁动者）。

4. 抗生素治疗

预防感染，及时做痰、尿、血培养及药敏试验。

5. 脑保护剂应用

能减少或抑制自由基的过氧化作用，降低脑代谢从而阻止细胞发生不可逆性改变，形成对脑组织起保护作用。

6. 脑代谢活化剂应用

临床上主要用促进脑细胞代谢、改善脑功能的药物，即脑代谢活化剂。

7. 改善微循环，增加脑灌注

对无出血倾向，由于脑缺氧或缺血性脑血管病引起的昏迷，可用降低血液黏稠度和扩张脑血管的药物，以改善微循环和增加脑灌注，帮助脑功能恢复。

8. 高压氧治疗

提高脑组织与脑脊液的氧分压，纠正脑缺氧，减轻脑水肿，降低颅内压，促进意识的恢复。

9. 冬眠低温治疗

使植物神经系统及内分泌系统处于保护性抑制状态，防止机体对致病因子的严重反应，以提高机体的耐受力；同时在低温下，新陈代谢降低，减少耗氧量，提高组织对缺氧的耐受性；且可改善微循环，增加组织血液灌注，从而维护内环境的稳定，以利于机体的恢复。

10. 防治并发症

积极防治各种并发症。

第五节　感觉障碍

感觉是作用于各感受器对各种形式的刺激在人脑中的直接反映。其可分为两类：①普通感觉包括浅感觉、深感觉和复合感觉（皮质感觉）。浅感觉指皮肤、黏膜感受的外部感觉，包括痛觉、温度觉和触觉；深感觉指来自肌肉、肌腱、骨膜和关节的本体感觉，如运动觉、位置觉和振动觉；复合感觉包括实体觉、图形觉、两点辨别觉、皮肤定位觉和重量觉。②特殊感觉如嗅觉、视觉、味觉和听觉。

一、临床分类

感觉障碍根据其病变的性质可分以下两类。

（一）刺激性症状

感觉径路刺激性病变可引起感觉过敏（量变），也可引起感觉障碍如感觉倒错、感觉过度、感觉异常及疼痛（质变）。

1. 感觉过敏

感觉过敏是指轻微的刺激引起强烈的感觉，如较强的疼痛感受。

2. 感觉倒错

感觉倒错指非疼痛刺激却诱发疼痛感觉。

3. 感觉过度

一般发生在感觉障碍的基础上，感觉刺激阈增高，达到阈值时可产生一种强烈的定位不明确的不适感，且持续一段时间才消失。见于丘脑和周围神经损害。

4. 感觉异常

在无外界刺激的情况下出现的麻木感、肿胀感、沉重感、痒感、蚁走感、针刺感、电击感、束带感和冷热感等。

5. 疼痛

依病变部位及疼痛特点可分为局部性疼痛、放射性疼痛、扩散性疼痛、牵涉性疼痛。

（1）局部性疼痛：如神经炎所致的局部神经痛。

（2）放射性疼痛：神经干、神经根及中枢神经刺激性病变时，疼痛可由局部扩展到受累感觉神经的支配区，如脊神经根受肿瘤或突出的椎间盘压迫，脊髓空洞症引起的痛性麻木。

（3）扩散性疼痛：疼痛由一个神经分支扩散到另一分支支配区产生的疼痛，如手指远端挫伤，疼痛可扩散到整个上肢。

（4）牵涉性疼痛：实属一种扩散性疼痛，是由于内脏和皮肤的传入纤维都汇聚到脊髓后角神经元，故内脏病变的疼痛，是由于内脏和皮肤的传入纤维都汇聚到脊髓后角神经元，故内脏病变的疼痛冲动可扩散到相应的体表节段，而出现感觉过敏区，如心绞痛时引起左胸及左上肢内侧痛，胆囊病变引起右肩痛。

（二）抑制性症状

感觉径路受破坏时出现的感觉减退或缺失。同一部位各种感觉均缺失称为完全性感觉缺失；同一个部位仅某种感觉缺失而其他感觉保存，则称为分离性感觉障碍。

二、临床表现

感觉障碍的临床表现多种多样，病变部位不同，其临床表现各异。

（一）末梢型

肢体远端对称性完全性感觉缺失，呈手套袜子形分布，可伴有相应区的运动及自主神经功能障碍。见于多发性神经病。

（二）周围神经型

感觉障碍局限于某一周围神经支配区，如桡神经、尺神经、腓总神经、股外侧皮神经等受损；神经干或神经丛受损时则引起一个肢体多数周围神经的各种感觉障碍，多发性神经病变时因病变多侵犯周围神经的远端部分故感觉障碍多呈袜或手套状分布，且常伴有运动和自主神经功能障碍。

（三）节段型

1. 单侧节段性完全性感觉障碍（后根型）

后根型见于一侧脊神经根病变（如脊髓外肿瘤），出现相应支配区的节段性完全性感觉障碍，可伴有后根放射性疼痛，如累及前根还可出现节段性运动障碍。

2. 单侧节段性分离性感觉障碍（后角型）

后角型见于一侧后角病变（如脊髓空洞症），表现为相应节段内痛、温度觉丧失，而触觉、深感觉保留。

3. 双侧对称性节段性分离性感觉障碍（前连合型）

前连合型见于脊髓中央部病变（如髓内肿瘤早期及脊髓空洞症）使前连合受损，表现双侧对称性分离性感觉障碍。

（四）传导束型

1. 脊髓半切综合征

表现病变平面以下对侧痛、温觉丧失，同侧深感觉丧失及上运动神经元瘫痪；见于髓外肿瘤早期、脊髓外伤。

2. 脊髓横贯性损害

病变平面以下传导束性全部感觉障碍，伴有截瘫或四肢瘫、尿便障碍；见于急性脊髓炎、脊髓压迫症后期。

（五）交叉型

表现为同侧面部、对侧偏身痛温觉减退或丧失，并伴其结构损害的症状和体征。如小脑后下动脉闭塞所致的延髓背外侧（Wallenberg）综合征，病变累及三叉神经脊束、脊束核及对侧已交叉的脊髓丘脑侧束。

（六）偏身型

脑桥、中脑、丘脑及内囊等处病变均可导致对侧偏身（包括面部）的感觉减退或缺失，可伴有肢体瘫痪或面舌瘫等。丘脑病变时深感觉重于浅感觉，远端重于近端，常伴有自发性疼痛和感觉过度，止痛药无效，抗癫痫药可能缓解。

（七）单肢型

因大脑皮质感觉区分布较广，一般病变仅损及部分区域，故常表现为对侧上肢或下肢感觉缺失，有复合感觉障碍为其特点。皮质感觉区刺激性病灶可引起局部性感觉性癫痫发作。

三、处理

总的说来，感觉障碍的处理有以下两类方式。

（一）代偿法

就是采用各种措施，补偿患者已减退或丧失的感觉功能，使之免受不良刺激的伤害。主要应从几方面着手：①刺激要反复给予。②刺激的种类要多样化。③根据感觉障碍的恢复情况，循序渐进地进行刺激，不可操之过急。④配合使用视觉、听觉和言语刺激，以加强效果。⑤对有些患者，在刺激后可能会产生不适，应注意有无眩晕、恶心、呕吐、出汗等；是否有情绪变化或异常行为出现等。如有不适应反应，则应立即停止刺激。⑥实施感觉刺激前，应先向患者解释清楚以获得其合作。⑦尽可能把感觉刺激融会在日常活动中进行，如在洗脸时，配合做触觉刺激。

（二）感觉刺激法

使用各种感觉刺激以图促进感觉通路功能的恢复或改善。如触觉刺激、实体觉训练等。要遵循的要点是：①刺激要反复给予。②刺激的种类要多样化。③根据感觉障碍的恢复情况，循序渐进地进行刺激，不可操之过急。④配合使用视觉、听觉和言语刺激。以加强效果。⑤对有些患者，在刺激后可能会产生不适，应注意其反应，如有无眩晕、恶心、呕吐、出汗；是否有情绪变化或异常行为出现等。如有不适反应，则应立即停止刺激。⑥实施感觉刺激前，应先向患者解释清楚以获得其合作。⑦尽可能把感觉刺激融会在日常活动中进行，如在洗脸时，配合做触觉刺激。

四、一般感觉的训练

（一）皮肤感觉的训练

皮肤感觉包括痛、温、触觉，对这些感觉功能进行训练的目的，主要为了使患者学会保护自己不受有害物的伤害。

1. 有痛、温觉障碍的患者

一定要告诫他们，有些物体会在他们没有痛苦知觉的情况下给他们造成伤害。如洗澡时用热水，可能会因温度过高而造成烫伤。因此一定要学会通过水蒸气的有无或多少来辨别水温的高低，而且在入浴前一定要用健手或让家人试探水温的高低。

2. 进行触觉的刺激与训练

可使用的材料有：①柔软的物品，如法兰织布、羽毛. 气球等。②可塑性强的物质，如水、黏土、沙等。③手感粗糙的物品，如各种沙子等。④感觉压力的器材，如把垫子、棉被或治疗球压在身上等。

训练中，可用上述材料在患者身上磨擦或让其触摸、把玩，以体验对各种物体的不同感觉。需要注意的是，训练中，刺激的强度要从最小开始，逐渐增大，要避免过强的刺激，否则会使患者生厌。同时，刺激的部位应从较不敏感的肢体末端开始，慢慢移向肢体近端和躯体。

（二）躯体感觉意识的训练

有些患者有自身的感觉的障碍，从而导致一系列的动作困难，包括：①对自己身体部位的认识和识别困难，因而不能意识身体的哪部分在动，不能有意识地控制身体动作。②对自己身体特有的空间认识不够完整，因此很难区别宽窄、大小等。③偏侧忽略，即忽略一侧的身体或环境，仿佛那一侧不存在，并由此导致左、右辨认障碍等。④躯体动作缺乏直辖市性和节奏性，导致动作笨拙。⑤手一眼协调不良。⑥不能模仿他人动作。

培养躯体感觉意识的方法：①触觉刺激法。如前所述。②本体感受器刺激法。通过被动运动、挤压和牵伸等手段刺激手腕或肘关节、踝关节、膝关节等处的本体感受器；以加强患者对这些部分的空间位置和运动的意识程度。③身体运动法。如摇晃、旋转、跳跃等活动，可帮助培养平衡感觉，学习空间关系，增强运动觉、前庭觉和本体觉。④使用视、听觉代偿法。配合言语刺激，让患者找中身体各个部分，并反复让其练习辨认和命名躯体的各个部位。

第六节 肌肉萎缩

肌肉萎缩是指肌肉的容积、形态较其正常缩小、变细，组织学上其肌纤维变小或数量减少甚而消失而言。正常成年人中，男性肌纤维直径为 $48 \sim 65 \mu m$，女性为 $33 \sim 53 \mu m$，如男性 $<35 \mu m$，女性 $<28 \mu m$，则可认为肌萎缩。

一、病因及发病机制

（一）肌源性疾病

因肌膜功能障碍、肌肉结构异常、神经－肌肉传递障碍或直接压伤而致。

1. 先天性肌病

肌纤维中央轴空性肌病、肌管性肌病、棒状体肌病，良性先天性肌病等。

2. 肌营养不良症

进行性肌营养不良症、营养不良性肌强直症等。

3. 炎性肌病

多发性肌炎、肌炎、皮肌炎、混合性结缔组织病及病毒、细菌、寄生虫等引起的感染性肌炎。

4. 外伤性肌病

直接损伤或局部断裂、挤压、缺血所致。

5. 代谢性肌病

（1）与遗传有关的代谢性肌病：糖原沉积病、家族性周期性瘫痪、脂蛋白异常症、家族性肌球蛋白尿症、脂质代谢异常性肌病等。

（2）非遗传性代谢性肌病：糖尿病性肌病、周期性瘫痪、线粒体肌病、亚急性酒精中毒及营养代谢障碍性肌病。

6. 内分泌性肌病

甲状腺、甲状旁腺功能紊乱，脑垂体功能不足，皮质醇增多症等引起的肌病。

7. 中毒性肌病

亚急性或慢性酒精中毒性肌病，氯贝丁酯（安妥明）、6- 氨基己酸、长春新碱、依米丁、氯奎等药物中毒性肌病等。

8. 其他

缺血性肌病、癌性肌病、恶液质性肌病、激素性肌病、重症肌无力晚期、反射性肌萎缩、失用性肌萎缩、局部肌内注射引起的针性肌病、顶叶性肌萎缩、交感性营养不良症等。

（二）神经源性疾病

神经源性疾病系周围神经元各部病损导致神经营养障碍及失用性肌萎缩。

1. 脊髓前角细胞病损

脊髓灰质炎后遗症、脊髓性肌萎缩症、脊髓空洞症、脊髓内肿瘤、脊髓炎、脊髓卒中、多发性硬化症。

2. 脑干病变

脑干炎、脑干肿瘤、脑干卒中、延髓空洞症、进行性延髓麻痹症等主要引起头面部、眼球运动肌、咽喉肌、舌肌、咀嚼肌萎缩。

3. 脑、脊髓神经根病损

多发性神经根炎、脊膜神经根炎、神经根型脊椎关节病、椎管内脊髓外病损、脑底蛛网膜炎。

4. 脑、脊神经病

脑、脊神经炎，多发性神经炎，单神经炎，神经外伤，神经性进行性肌萎缩症，末梢神经炎，神经丛损伤，胸出口综合征，肘管、腕管、跗管综合征，神经卡压综合征，肩手综合征，斜角肌间隙综合征，周围神经肿瘤，中毒性周围神经病等。

二、诊断

（一）临床表现

1. 症状

（1）起病年龄：先天性肌病多起于儿童或青年，运动神经元疾病多起于壮年。

（2）起病情况：肌炎、多发性肌炎多急或亚急性起病；先天性肌病、遗传性肌病多为隐匿性起病。

（3）家族史：先天性肌病、遗传性疾病常有家族史、遗传史。

（4）萎缩肌的分布：多发性肌炎以颈肌、近端肌为重；肌营养不良症可为面 - 肩 - 肱型，肢带型为多见；神经根、神经病损其萎缩与其相应支配部位相附和。

（5）主要表现为受累肌肉易疲劳及肌肉无力感。

（6）其他：肌炎常有疼痛及压痛；神经炎常有压痛及感觉障碍或其他感染（麻风、白喉）、中毒

（铅、药毒）等症状及病史；代谢障碍及内分泌疾病亦有相应疾病史及病症。

2. 体征

（1）病损肌肉呈现萎缩、变细、肌腹变平、不丰满，测周径双侧相差 2 cm 以上。

（2）肌肥大：肌强直症可呈真性肥大；肌营养不良症可呈假性肥大。

（3）肌肉压痛：炎症性肌病常有压痛。

（4）肌强直：肌营养不良性强直症可见肌强直或叩击性肌强直。

（5）肌张力减退：萎缩肌肉肌张力减退。

（6）肌纤维颤动和肌束震颤：前者见于核性损害，后者现于根性损害。

（7）肌腱反射：肌源性、神经源性病损均呈现病损肌肉腱反射低下或消失。

（8）肌力检查：各种轻瘫试验阳性，肌力减退。

（二）实验室检查

1. 血液检查

（1）肌酶谱检查：血清肌酸磷酸激酶（CPK）、乳酸脱氢酶及其同工酶（$LDH_{1,2,3,4,5}$）、丙酮酸激酶（PK）、醛缩酶（ALD）、谷草转氨酶（AST）、谷丙转氨酶（ALT）等均有增高，见于肌源性疾病。

（2）血液生化检查：血钾降低见于周期性瘫痪，血肌红蛋白、肌酐亦可见升高。

（3）其他：血糖、内分泌测定可示相应疾病的特征，血抗横纹肌抗体、抗乙酰胆碱受体抗体测定有助于肌炎、重症肌无力症的诊断，风湿、类风湿检查、免疫球蛋白测定有助于判别结缔组织疾病。

2. 尿液

肌肉广泛损害时，尿肌酸多增高。

（三）特殊检查

1. 肌电图检查及脊髓诱发电位测定

有助于鉴别肌肉、神经、脊髓源性疾病。

2. 肌活检

行组织化学或病理检查有助于肌病类型的鉴别。

（四）鉴别诊断

1. 神经源与肌源性肌萎缩的鉴别（见表 1-2）

2. 肌萎缩与消瘦的鉴别

消瘦因全身营养不良或久病缠绵后引起，为全身性普遍表现，肌电图及肌酶谱多属正常。肌萎缩多限于部分区域或以局部为重的特征性分布。

表 1-2 神经源与肌源性肌萎缩的鉴别

	神经源性肌萎缩	肌源性肌萎缩
发病年龄	成年	儿童、青年
家族性	较少	较多
受累部位	肢体远端重	肢带为主（近端重）
肌束纤维震颤	常有	无
感觉障碍	可有或无	无
肌肥大（或假性）	无	可有
锥体束征	可有（运动神经元病 ALS）	无
肌酶谱	无改变或轻度增高	多明显增高
肌电图	呈神经源性受累	呈肌源性受累
肌活检	呈神经源性改变	呈肌源性改变

三、治疗

（一）病因治疗

针对感染、缺血、压迫、卡钳、肿瘤等病因进行针对性治疗。

（二）营养支持疗法

除饮食应加强营养外，尚可予以营养性药物，如大量维生素（B族、E）、蛋白质、氨基酸、脂肪乳、能量合剂等，必要时可选用胰岛素低血糖疗法。国内有肌生注射液（含灵芝孢子粉）注射治疗有效的报道。

（三）改善微循环

可用扩血管药物及循环代谢改善药物。

（四）辨证论证

1. 药物

本症多属中医痿证，中医认为：脾主肉、脾主四肢，故治法中以补脾益肾、补中益气为主，可选用补中益气汤（丸）、右归丸、黄芪桂枝五物汤等加减或辨证论治。

（1）肺热伤津：清燥救肺汤加减。生石膏、桑叶、枇杷叶、杏仁、玉竹、石斛、花粉、当归、桂枝等。

（2）脾胃虚弱：补中益气汤加减。炙黄芪、人参、白术、当归、陈皮、升麻、柴胡、白芍、赤芍、鸡血藤、桂枝、鹿角胶等。

（3）肝肾阴虚：虎潜丸合地黄饮子加减。枸杞子、麦冬、狗骨、杜仲，鸡血藤、当归、黄柏、牛膝、桂枝、木瓜、山萸肉、石斛、菖蒲、远志、钩藤等。

2. 针灸、水针、电针

治痿独取阳明，放以本经穴为主，常选取：肩髃、臂臑、曲池、尺泽、手三里、外关、合谷、鱼际、环跳、髀关、风市、血海、伏兔、足三里、阳陵泉等。

（五）康复治疗

按摩、推拿、医疗体操及其他理疗。

（六）肌细胞移植术及基因治疗

此治疗方法还正在研究之中。

第七节　尿便障碍

一、概述

（一）排尿障碍

1. 尿潴留

尿潴留是指膀胱内充满尿液而不能排出，常常由排尿困难发展到一定程度引起。尿潴留分为急性与慢性两种。前者发病突然，膀胱内胀满尿液不能排出，十分痛苦，临床上常需急诊处理；后者起病缓慢，病程较长，下腹部可扪及充满尿液的膀胱，但患者却无明显痛苦。

2. 尿失禁

尿失禁是由于膀胱括约肌损伤或神经功能障碍而丧失排尿自控能力使尿液不自主地流出。

（二）排便障碍

排便困难是神经系统疾病常见症状。便秘是老年人经常发生的问题，由缺乏排便的动力所致或排便反射经常受到抑制，直肠对粪便刺激敏感性下降，粪便在肠内停留过久，水分被吸收过多，粪便干燥不能排出。粪便失禁则由于肛门内、外括约肌功能失常导致粪便不能正常储存于肠道。

（三）神经源性膀胱

正常膀胱功能的实现依赖于躯体神经和自主神经的运动与感觉成分相互协调。控制排尿功能的中枢神经系统或周围神经受到损害而引起的膀胱功能障碍称为神经源性膀胱。

近年来国际上多根据膀胱功能障碍类型将神经源性膀胱分成两类。

（1）逼尿肌反射亢进：逼尿肌对刺激有反射亢进现象，在测量膀胱内压时出现无抑制性逼尿肌收缩，可伴或不伴尿道括约肌的功能障碍，多为骶髓排尿中枢以上的损害引起，具有如下特征：①膀胱容量的减少。②不自主的逼尿肌收缩。③排尿时膀胱内高压。④膀胱壁显著肥大。

（2）逼尿肌无反射：逼尿肌对刺激无反射或反射减退，在测量膀胱内压时不出现无抑制性逼尿肌收缩，可伴或不伴尿道括约肌的功能障碍，多为骶髓排尿中枢或以下的损害引起，具有如下特征：①膀胱容量增大；②缺乏自主逼尿肌收缩。③膀胱内低压力。④轻度的膀胱壁小梁形成（肥大）。

二、病因和发病机制

（一）排尿障碍

1. 排尿的神经生理机制

与膀胱排尿活动有关的反射通路可分为骶髓反射通路和骶上反射通路两部分。前者指负责排尿活动的基础反射弧，后者则通过发放抑制性冲动控制骶髓反射弧的活动，使排尿过程在高级中枢的支配下成为可由意识控制的生理性活动。与下尿路储尿、排尿功能有关的神经活动是通过 4 个神经解剖环路实现的。

环路 I 是由往返于大脑额叶皮质与脑干网状结构间的神经通路组成（其中包括来自基底神经节、丘脑神经核及小脑的神经纤维），它们对脑干排尿维持中枢发挥抑制性作用。此环路内的损害，可使排尿反射部分或完全失去有意识的控制，逼尿肌出现无抑制性反射。在临床上，脑血管意外、脑肿瘤、颅脑外伤、多发性硬化、帕金森病等可能影响此通路，造成下尿路功能障碍。

环路 II 相当于早先提出的骶髓反射弧，但盆神经的传入、传出神经并不在骶髓平面内发生突触，而是经过一长程环路在脑干发生突触的。它们的基本作用是保证并维持逼尿肌的有效收缩直至完成膀胱的排空。

在环路 I 的控制下，环路 II 可使排尿活动成为有意识的生理活动。脊髓横断后常可切断此环路，导致逼尿肌无反射，失去排尿能力，即所谓"脊髓休克"。此时伤后脊髓内潜在的节段反射中枢可显露出来，或损伤的神经元可出现"侧支生长"使长传导束反射转变为脊髓节段性反射。骶髓内出现新的排尿反射中枢。此节段反射的兴奋阈较低，所以最终将出现逼尿肌的反射亢进。脊髓部分横断时逼尿肌亦将出现一亢进的低阈值节段性反射，此时逼尿肌收缩常失去控制且不持久，导致排尿效率降低，出现残余尿。临床上，此种情况可见于脊髓损伤、多发性硬化、脊髓肿瘤等疾病。

环路 III 是逼尿肌、骶髓中枢（逼尿肌核、阴部神经核）、尿道横纹肌外括约肌间的神经通路，负责排尿时逼尿肌收缩与尿道外括约肌松弛间的协调性活动。此环路损害可影响逼尿肌与外括约肌间的协调活动，导致逼尿肌、外括约肌协同失调。

环路 IV 由大脑皮质运动区与骶髓内的阴部神经核间的神经通路组成，使外括约肌的活动处在高级中枢随意性控制之下。脊髓损伤、肿瘤、感染或脱髓鞘性疾患可能损害此环路，使尿道外括约肌失去随意控制能力。

膀胱、尿道平滑肌的外周神经支配系自主神经（交感神经和副交感神经），而横纹肌性质的尿道外括约肌由躯体神经支配。与下尿路功能有关的外周神经主要有：①盆神经（副交感性，来自骶 2 ~ 4 分布至整个膀胱逼尿肌及尿道平滑肌）。②腹下神经（交感性，来自胸 11 至腰 2，亦分布于膀胱逼尿肌及近侧尿道平滑肌）。③阴部神经（躯体神经，来自骶 2 ~ 4，分布于尿道外括约肌、肛管外括约肌、肛周皮肤、女性阴唇阴蒂和男性阴茎阴囊、球海绵体肌、坐骨海绵体肌）。这些神经的传出、传入纤维与腹膜后、盆腔内及膀胱壁内的许多神经丛或神经节有复杂的突触联系。许多因素如广泛的盆腔手术（根治性子宫切除术，直肠癌的经腹会阴切除术）及自主神经病变（糖尿病）、感染、中毒、带状疱疹、骶髓发育不全、马尾肿瘤与创伤等可损害这一复杂的外周神经系统，导致下尿路储尿、排尿功能障碍。

此外，膀胱体部和底部有大量胆碱能受体和 β 肾上腺素能受体（近侧尿道亦有一定数量的这类受体存在）。副交感神经的冲动可使胆碱能受体兴奋，逼尿肌收缩发生排尿；交感神经冲动则可使 β 受体兴奋，逼尿肌松弛，膀胱充盈储尿。而在膀胱颈部和近侧尿道（包括前列腺尿道）平滑肌内则以 α 肾上腺素能受体占优势，交感神经冲动可以兴奋这些受体，使这些部位的平滑肌收缩，增加排尿阻力控制排尿。

2. 病因

（1）尿潴留病因：①膀胱颈梗阻：最常见的是前列腺病变，包括前列腺增生、纤维化或肿瘤、膀胱内结石、有蒂肿瘤、血块或异物以及邻近器官病变如子宫肌瘤、妊娠子宫嵌顿在盆腔等也可以阻塞或压迫膀胱颈引起梗阻。②尿道梗阻：最常见的是炎症或损伤后的尿道狭窄。尿道结石、异物、结核、肿瘤、憩室等也可引起尿道梗阻。③神经系统病变：包括肿瘤、脑卒中、脑炎、脊髓痨、糖尿病、多发性硬化等。④颅脑或脊髓损伤。⑤先天性畸形：脊柱裂、脊膜膨出、脊髓脊膜膨出等。⑥麻醉后。⑦药物作用：抗胆碱药、抗抑郁药、抗组胺药、阿片制剂等。⑧精神因素。

（2）尿失禁病因：①神经系统疾病：脑炎、脑卒中、癫痫、脑外伤、脊髓炎、脊髓损伤、周围神经损伤等均可引起尿失禁。②膀胱结石、炎症、肿瘤：这些病变可导致逼尿肌过度收缩、尿道括约肌松弛或麻痹，使得膀胱失去储尿功能。③应力性尿失禁：由于尿道括约肌松弛，当患者咳嗽、大笑、打喷嚏等使腹压突然升高时，有少量尿液可不自主排出，见于老年人尿道括约肌退行性变、青壮年妇女功能性尿道括约肌松弛、肿瘤压迫膀胱。④充溢性尿失禁：见于下尿路梗阻的各种疾病。慢性尿潴留可导致膀胱过度膨胀，膀胱内压升高，使尿液被迫溢出，称充溢性尿失禁。⑤先天性尿路畸形。

（二）排便障碍

1. 排便的神经生理机制

直肠和肛门内括约肌接受盆神经（$S_{2\sim4}$，副交感性）和腹下神经（$T_{11}\sim L_3$，交感性）支配，肛门外括约肌接受阴部神经（$S_{2\sim4}$，躯体神经）支配。盆神经兴奋时直肠收缩，肛门内括约肌松弛。腹下神经兴奋时直肠松弛，肛门内括约肌收缩。阴部神经兴奋时则肛门外括约肌收缩，内括约肌不受意识控制，而外括约肌则受意识控制，肛门内括约肌的反射是由直肠壁内神经丛所司。排便反射的高级中枢在旁中央小叶、丘脑下部及脑干，当粪便聚集直肠时，刺激直肠壁内的机械感受器。冲动经盆神经和腹下神经到达 $S_{2\sim4}$ 排便中枢，再经脊髓丘脑束上达丘脑及大脑皮质，产生排便感觉，再由下行纤维兴奋排便中枢，使盆神经兴奋，腹下神经和阴部神经受到抑制，引起直肠收缩，肛门内、外括约肌扩张，出现排便。同时膈肌和腹肌收缩作屏气动作，加强腹腔压力，协助排便。

2. 病因

（1）功能性便秘：便秘是由于排便反射受到抑制，直肠对粪便刺激敏感性下降，粪便在肠内停留过久，水分被吸收过多、粪便干燥所致。下列原因造成的便秘属于功能性便秘：①进食量少或食物缺少纤维素。②排便习惯受干扰。③滥用泻药。④结肠运动功能障碍。⑤腹肌及盆肌张力不足。⑥结肠冗长。⑦应用吗啡类药、抗胆碱药、神经阻滞药等。

（2）器质性排便障碍：①神经系统疾病：脑血管疾病、脑瘤、严重颅脑外伤时常出现便秘症状，且较顽固，尤其颅内压增高时更易发生。脊髓损害严重者可出现便秘，高位脊髓病变因呼吸肌麻痹而使排便困难。骶段以上的慢性横贯性损害呈自动性排便。昏迷、脊髓病变时可引起排便失禁。②结肠、直肠、肛门病变：这些部位的良恶性肿瘤、炎症、肠梗阻等均可引起排便障碍。③腹腔或盆腔内肿瘤压迫。

三、诊断思路

（一）询问病史

（1）询问排尿排便障碍发生的缓急及病程。

（2）是否有脑血管病史，是否伴有肢体活动不灵、感觉障碍等。

（3）是否伴有意识丧失、抽搐及舌咬伤等症状。

（4）有无脊柱外伤史，是否伴有根痛，是否存在横贯性脊髓损伤表现。

（5）是否有前列腺疾病病史。

（6）是否存在尿频、尿急、尿痛。

（二）体格检查

（1）是否存在神经系统定位体征。

（2）有无意识障碍。

（3）脊柱检查对于脊髓疾病的判断有一定意义。

（4）肛诊可确定前列腺的情况，了解尿潴留的程度。

（5）尿潴留时，耻骨上区常可触到半球形膨胀的膀胱，用手按压有明显尿意，叩诊为浊音。

（三）辅助检查

（1）实验室检查：前列腺液对于诊断前列腺疾病有重要意义；前列腺特异抗原（PSA）测定对诊断前列腺癌有一定意义；血糖、尿糖检查可确诊糖尿病；尿常规可了解有无尿路感染；尿细胞学检查对泌尿系肿瘤亦具诊断价值。

（2）膀胱及下尿路 B 超、膀胱镜：有助于了解有无尿潴留、前列腺疾病、膀胱或下尿路结石、肿瘤等。

（3）X 线、CT 及 MRI 检查：X 线对脊柱裂的发现和脊柱外伤有意义，MRI 检查不但可发现脊柱病变，同时可了解脊髓损害的情况，是诊断脊髓疾病的最佳手段。CT 及 MRI 检查对于中枢神经系统疾病具有诊断意义。

四、鉴别诊断

（一）脊髓压迫症

脊髓压迫症是神经系统常见疾患，它是一组具有占位性特征的椎管内病变，包括肿瘤、腰间盘突出、脊柱损伤、脊髓血管畸形等。脊髓受压时功能丧失可导致括约肌功能障碍，髓内压迫排尿排便障碍出现较早，而髓外压迫则出现较晚。早期表现为排尿急迫、排尿困难，一般在感觉、运动障碍之后出现。而后变为尿潴留，顽固性便秘，最终排尿排便失禁。病变在脊髓圆锥部位时，括约肌功能障碍常较早出现。病变在圆锥以上时，膀胱常呈痉挛状态，其容积减少，患者有尿频、尿急，不能自主控制，同时有便秘。而病变在圆锥以下时，则产生尿潴留，膀胱松弛。当膀胱充满尿液后自动外溢，呈充溢性尿失禁。肛门括约肌松弛可导致排便失禁。

诊断要点：①不同程度的脊髓横贯性损害表现。②具有各种原发病自身特点。③脊柱 X 线检查、脊髓 MRI 检查有助于诊断。

（二）急性脊髓炎脊髓休克期

急性脊髓炎的脊髓休克期可出现尿潴留。此时膀胱无充盈感，逼尿肌松弛，导致尿潴留。过度充盈时可出现充盈性尿失禁。此期需留置导尿管，引流尿液。随脊髓功能的恢复，膀胱逼尿肌出现节律性收缩，但此时膀胱收缩不完全，有较多残余尿。绝大部分患者在病后 3 ~ 6 个月，可望恢复排尿功能。

诊断要点：①急性起病，首发症状多为双下肢麻木、无力，背痛，相应部位的束带感等。②大多在数小时至数天内进展至高峰，出现病变水平以下的脊髓完全性横贯性损伤，症状包括截瘫或四肢瘫、感觉障碍和膀胱直肠功能障碍。③MRI 检查可见髓内片状或较弥散的 T_2 异常信号，脊髓可见肿胀。

（三）多发性硬化

多发性硬化是一种中枢神经系统脱髓鞘疾病，青、中年多见，临床特点是病灶播散广泛，病程中常有缓解复发的神经系统损害症状。少数患者起病时即有尿频、尿急，后期常有尿潴留或失禁。有的患者出现肠道功能紊乱，包括便秘与排便失禁。

诊断要点：①青壮年发病。②有中枢神经系统损害的表现，病灶多发。③病程波动，有缓解、复发的特点。

（四）马尾综合征

马尾神经损害在临床较为常见，大多是由于各种先天或后天的原因致腰椎管绝对或相对狭窄，压迫马尾神经而产生一系列神经功能障碍，其中包括排尿排便障碍。

诊断要点：①大部分患者有明确病因，如腰椎疾病。②疼痛多表现为交替出现的坐骨神经痛。③神经损害呈进行性，感觉障碍表现为双下肢及会阴部麻木、感觉减弱或消失；括约肌功能障碍表现为排尿排便乏力、尿潴留、排尿排便失禁，阳痿。④放射科辅助检查可清楚直观地反映椎管和椎管内硬膜囊及马尾情况。

（五）多系统变性

病因不明，病理上表现为程度不等的黑质、尾状核、壳核、下橄榄核、脑桥腹核、小脑皮质等部位神经细胞脱失，胶质细胞增生。

诊断要点：①临床上表现为锥体外系统、小脑系统和自主神经系统损害的症状和体征。②部分患者还可出现锥体束损害的症状和体征。③排尿障碍是最重要的自主神经功能障碍。

（六）脑血管病

脑血管病可影响尿便高级中枢而引起排尿排便障碍，尤其常见于多发性脑梗死及病变范围大的患者。

诊断要点：①脑血管病史。②神经系统功能损害及定位体征。③通过 CT、MRI 检查可确定诊断。

（七）癫痫发作

诊断要点：①癫痫发作的主要临床表现是意识丧失、抽搐、感觉障碍、自主神经紊乱以及精神异常；②这些症状可单独或联合出现，以意识丧失和抽搐为常见。③膀胱与腹壁肌肉强烈收缩可发生尿失禁；④除确切的发作病史外，脑电图诊断意义最大。

（八）正常颅压脑积水

多与蛛网膜下隙出血等因素造成的交通性脑积水有关。以痴呆、共济失调、排尿排便障碍三联症为主要临床表现。智能障碍一般最早出现，智能障碍的程度差异很大，可以表现为轻度淡漠、记忆力减退、痴呆、表情呆板、反应迟钝等。排尿排便障碍以尿急、尿失禁多见，大多出现较晚。共济失调以步态异常开始，表现为行走慢、步距短、走路不稳、迈步费力等特点。

诊断要点：①痴呆、共济失调、排尿排便障碍三联症。②CT 或 MRI 表现是诊断正常颅压脑积水的重要依据。③有明确的蛛网膜下隙出血病史有助于诊断。

（九）前列腺增生

前列腺增生是老年男性很常见的疾病，因性激素平衡失调使前列腺内层的尿道周围腺体呈结节样增生，以致前列腺部尿道受压变窄、弯曲、伸长，使排尿阻力增加，引起排尿困难。最早的症状是增生腺体刺激所引起的尿频，以夜间为明显。继而出现进行性排尿困难，最终发展为尿潴留。

诊断要点：①直肠指检一般能触及肿大的前列腺。②膀胱镜检可以观察到腺体增生情况和膀胱内有无憩室、结石或炎症。③B 超检查，特别是经尿道或经直肠，可以准确测量前列腺体积。

（十）尿道结石

多来自上尿路，在排出过程中嵌顿于尿道内，突然发生排尿困难乃至尿潴留，伴有剧烈疼痛。

诊断要点：①排尿困难伴剧烈疼痛、血尿。②嵌顿于前尿道的结石可通过扪诊发现，后尿道结石可作直肠指检或借尿道探条触及。③X 线、B 超检查可确定诊断。

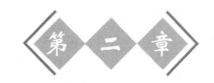

神经外科疾病的检查

第一节　一般检查

一般检查包括以下内容。

一、生命体征

检查体温、心率、呼吸及血压。

二、意识状态检查

意识障碍程度分为：嗜睡、意识模糊、昏睡、昏迷。

三、精神状态检查

是否有认知、情感、意志和行为的异常，如错觉、幻觉、妄想、情感淡漠、情绪不稳等，并根据以下检查判断有无智力障碍。

1. 记忆力

让患者对检查者说出的三样物品进行重复，或回忆各届国家领导人。

2. 语言能力

包括命名能力、语言的流利性、理解力和重复能力的检查，以及阅读和书写能力检查。

3. 注意力

让患者倒着说出 12 个月份，或倒着说出"青松红日""海上生明月"等词语。

4. 定向力

检查患者对时间、地点和人物的定向，包括"今年是哪一年""现在在什么地方""你身边的人是谁"等问题。

5. 计算力

100 减 7 的 5 次连算试验。

四、皮肤检查

有无淤斑、皮疹、条纹、毛细血管扩张、脐周静脉曲张等。

五、头面部检查

头颅检查也通过视、触、叩、听进行检查。视诊应注意头颅外形、大小以及有无畸形、外伤、肿块或血管瘤。触诊注意有无压痛、凹陷、骨质缺损，如前囟未闭时尚应注意其张力高低。叩诊注意有无破罐音及局部叩击痛。听诊用听诊器通过眼球或乳突以检查颅内有无血管杂音。

面部及五官检查：面部有无畸形、面肌痉挛，有无血管色素斑或皮脂腺瘤，睑裂是否正常大小，有无上睑下垂，角膜是否透明，巩膜有无黄染，眼底检查见脑神经检查。耳郭有无皮疹，外耳道是否通畅，鼻有无畸形，鼻窦区有无压痛等。

六、颈部检查

颈动脉有无杂音，甲状腺触诊有无肿大或结节，颈静脉有无怒张，淋巴结有无肿大，有无强迫头位，颈肌张力有无增高。颈部活动是否自如，有无颈项强直或脑膜刺激征。检查方法。

1. 屈颈试验（flexed neck test）

患者仰卧，检查者一手托患者枕部，使患者头向胸前屈曲且下颏接触前胸壁，正常应无抵抗存在。

2. Kernig 征

患者仰卧，检查者先将患者一侧髋关节和膝关节屈成直角，再用手抬高小腿。正常人膝关节可被伸至 135° 以上，Kernig 征阳性表现为伸膝受限伴疼痛和屈肌痉挛（图 2-1）。

3. Brudzinski 征

患者仰卧且下肢自然伸直，检查者一手托患者枕部，一手置患者胸前，使患者头向前屈。Brudzinski 征阳性者表现为双侧髋关节和膝关节屈曲（图 2-2）。

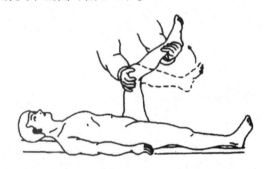

图 2-1　Kernig 征检查方法

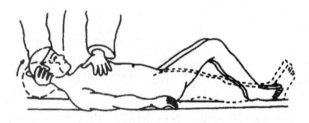

图 2-2　　Brudzinski 征检查方法

七、胸部及背部检查

心肺的叩诊与听诊，乳腺及淋巴结检查，脊柱有无压痛或叩击痛。

八、腹部检查

肝脾和淋巴结触诊、听诊肠鸣音是否正常、有无血管杂音。

九、直肠和泌尿生殖系统检查

有无大便潜血，有无肿块及触痛，阴毛分布，睾丸大小及有无包块或损伤。

十、四肢检查

检查肢体的脉搏、颜色，有无水肿或皲裂，有无杵状指，四肢有无疼痛或放射性疼痛。四肢运动见本章运动功能检查。

检查 Lasegue 征观察有无神经根受刺激的表现：患者仰卧，双下肢伸直，检查者一手置患者膝关节保持下肢伸直，一手将下肢抬起。正常可抬高 70° 以上，如抬不到 30° 出现由上而下的放射性疼痛，为 Lasegue 征阳性。见于坐骨神经痛、腰椎间盘突出或腰骶神经根炎等。

第二节　意识状态检查和特殊的意识障碍

一、意识状态检查

（一）意识障碍的分级和评估

意识障碍可简分为意识清晰度下降和意识内容变化两个方面。前者表现为嗜睡、昏睡和昏迷；后者表现为谵妄、精神错乱等。通常所说意识障碍的程度实际上系指意识清晰度而言，临床上一般分为以下五级。

1. 嗜睡

嗜睡是意识障碍的早期表现。患者表现为持续睡眠状态，但能被叫醒，醒后能勉强配合检查及回答简单问题，停止刺激后又入睡。

2. 昏睡

昏睡为较重的意识障碍。患者处于沉睡状态，但对言语的反应能力尚未完全丧失，经高声呼唤方可唤醒，并能作含糊、简单而不完全的答话，停止刺激后又复沉睡。对疼痛刺激有痛苦表情和躲避反应。

3. 浅昏迷

意识丧失，仍有较少的无意识自发动作。对周围事物及声、光等刺激全无反应，但对强烈刺激如疼痛刺激有反应。吞咽反射、咳嗽反射、角膜反射以及瞳孔对光反射仍然存在。生命体征无明显改变。

4. 中昏迷

对各种刺激均无反应，自发动作很少。对强度刺激的防御反射、角膜反射和瞳孔对光反射均减弱，大小便潴留或失禁，此时生命体征已有改变。

5. 深昏迷

全身肌肉松弛，处于完全不动的姿势。对外界任何刺激全无反应. 各种反射消失，大小便多失禁。生命体征已有明显改变，呼吸不规则，血压或有下降。检查者应对患者的意识状态进行评估，常用的是格拉斯哥昏迷评分量表。根据评分结果将昏迷程度分为轻型（13～15分）、中型（9～12分）、重型（6～8分）和特重型（<5分）。详见表2-1。

表2-1　格拉斯哥昏迷评分量表

分类	项目	评分数
睁眼		
	自发睁眼	4
	对声音刺激（如语言）睁眼	3
	对疼痛刺激睁眼	2
	对上述刺激不睁眼	1
语言反映		
	对人物、时间、地点定向正常	5

（续 表）

分类	项目	评分数
语言反映		
	会话错乱	4
	用词不当	3
	能发音	2
	不语	1
运动反应		
	按吩咐动作	6
	刺痛定位	5
	刺痛躲避	4
	屈曲反应	3
	过身反应	2
	不动	1

（二）昏迷患者检查应注意的方面

昏迷患者病情危重，其病因常涉及多系统的疾病，因此必须在不能取得患者合作的情况下作详细的全身检查，配合必要的辅助检查，并结合所提供的病史信息，尽快解决诊断与治疗问题。检查昏迷患者时应特别注意生命体征、呼吸形式、心律，对语言刺激的反应，眼睑是否自发闭合，瞳孔状态，眼球活动（自主眼动，头眼反射，眼前庭反射），角膜反射，有无脑膜刺激征，轻刺激鼻孔时皱眉耸鼻反应，疼痛刺激时的运动反应，肌张力，各种深、浅反射和病理反射等，均可对导致昏迷的病变范围提供定位信息。其中比较可靠的是生命体征、瞳孔状态、头眼反射、眼前庭反射及躯体运动反应等。

1. 病史采集

应着重了解昏迷发病的过程，包括起病缓急、昏迷的时间及伴随症状；昏迷是否为首发症状，还是在病程中出现，若为后者则昏迷出现前必定有其他征象有助于病因的确定；有无外伤或其他意外事故；有无中毒（如煤气、农药、安眠镇静药等）；既往有无癫痫、高血压病、糖尿病、肾病、肝病、严重心肺疾病等病史以及治疗经过。

2. 生命体征

（1）体温：高热提示严重感染、中暑、脑桥出血；体温过低需注意休克、镇静剂中毒、甲状腺功能低下、低血糖、冻伤等。

（2）脉搏：减慢应注意有无颅内压增高和心肌梗死；心率快可为发热表现，若 160 次 / 分以上可能有异位节律。

（3）呼吸：受大脑半球和脑干的影响。双侧半球或间脑损害导致陈 - 施呼吸；中脑或脑桥上段旁中央网状结构的功能发生障碍时，常造成规则而持久的呼吸增强，临床上称为中枢性神经源性过度通气；脑桥下段或延髓被盖部损害直接累及控制呼吸节律的中枢，可造成长吸式呼吸；病变部位再稍低时可造成呼吸暂停。应注意呼吸的气味。糖尿病酮症酸中毒有烂苹果味，尿毒症有尿臭味，醉酒有酒味，肝性昏迷有腐臭味。

（4）血压：增高见于脑出血、高血压脑病和颅内压增高；低血压可见于休克、镇静剂中毒、心肌梗死。

3. 瞳孔状态

从间脑到脑桥有很多神经中枢和通路对瞳孔大小和光反应有所影响，故可作为昏迷病例病变定位的重要参考。下丘脑前部损害因能阻断从该处发出的交感纤维故可造成瞳孔缩小却不丧失光反应。中脑顶盖部的压迫性或浸润性病变，因能影响导水管周围的光反射纤维交叉，故能造成双侧瞳孔中度散大并丧失光反应，但这种情况要排除阿托品中毒及其他脑病终期情况。昏迷患者伴动眼神经麻痹（根据眼位）

且有光反应丧失和瞳孔散大者，应考虑能压迫动眼神经干的病变如脑疝、颅底动脉瘤破裂等。昏迷患者伴有单侧动眼神经麻痹而不伴有瞳孔散大且光反应也不丧失者，应考虑糖尿病、脑动脉硬化、脑膜血管梅毒等。昏迷患者伴有双侧瞳孔中度散大、双侧光反应丧失而不伴有动眼神经麻痹者，要考虑埃－魏核附近病变。昏迷患者伴有双侧瞳孔缩小如针尖者要考虑脑桥被盖部出血、软化或吗啡、鸦片、安眠药中毒。

4. 头眼反射和眼前庭反射

头眼反射和眼前庭反射对评价昏迷患者有一定意义，因为控制交互眼动机构的神经通路正好位于脑桥和中脑之间的网状结构及其稍背侧，这些结构通过前庭迷路系统及颈部的本体感受器，起着重要的空间定位作用。正常情况下大脑半球对上述反射有抑制作用，当半球功能丧失时，这些反射呈亢进现象。检查头眼反射的方法是：检查者握住患者头部并向左右转动或向前后屈伸，每换一个方向后稍停片刻以观察眼球的转动情况。脑干功能正常时眼动方向与转头方向相反，脑干功能丧失时眼球不转动。检查眼前庭反射的方法是：可用 1 mL 冰水直接注射到鼓膜上进行观察，正常人注后经过短暂的潜伏期显示有快相向对侧的眼球震颤，脑干功能正常而大脑半球功能障碍时，两眼向注水侧呈强直性凝视，大脑和脑干均受抑制时不出现眼动反应。

5. 躯体运动反应

嗜睡、昏睡以及浅昏迷患者，其运动行为在脑不同部位病变呈不同形式的反应。大脑半球运动通路受累时可引起偏瘫，大脑半球更广泛的病变能使被动牵张时呈过度伸展或有时呈强握反射。大脑、脑干功能障碍时对疼痛刺激的反应也有所不同。对病变在大脑的患者强压其眶上缘能引出去皮质强直，即双上肢在肘、腕、指间关节处屈曲而下肢伸直，双脚跖屈。如病变位于脑桥上段或中脑，则强压眶上缘可引出去大脑强直，即双上肢伸直而旋前，双下肢伸直。

二、特殊类型的意识障碍

（一）去皮质综合征

为意识丧失，而睡眠和觉醒周期存在的一种意识障碍。常见于双侧大脑皮质广泛损害，功能丧失而皮质下功能仍保存的缺氧性脑病、脑炎、中毒和严重颅脑外伤等。患者能无意识地睁眼、闭眼或转动眼球，但眼球不能随光线或物品转动，貌似清醒但对外界刺激无反应。光反射、角膜反射，甚至咀嚼动作、吞咽、防御反射均存在，可有吸吮、强握等原始反射，但无自发动作。大小便失禁。四肢肌张力增高，双侧锥体束征阳性。身体姿势为上肢屈曲，下肢伸直，称为去皮质强直。与去大脑强直的区别为后者四肢均为伸性强直。

（二）无动性缄默症

无动性缄默症又称睁眼昏迷，为脑干上部和丘脑的网状激活系统受损，而大脑半球及其传出通路却无病变。患者能注视周围环境及人物，貌似清醒，但不能活动或言语，二便失禁。肌张力减低，无锥体束征。强烈刺激不能改变其意识状态，存在觉醒－睡眠周期。

（三）闭锁综合征

闭锁综合征又称去传出状态，病变位于脑桥腹侧基底部，损及皮质脊髓束及皮质脑干束而引起。患者呈失运动状态，眼球不能向两侧转动，不能张口，四肢瘫痪，不能言语，但意识清醒，能以瞬目和眼球垂直运动示意与周围建立联系。可由脑血管病、感染、肿瘤、脱髓鞘病等引起。

（四）持久性植物状态

大面积脑损害后仅保存间脑和脑干功能的意识障碍并持续在 3 个月以上者称之为植物状态。患者保存完整的睡眠觉醒周期和心肺功能，对刺激有原始清醒，但无内在的思想活动。关于植物状态判断标准，见表 2-2。

表2-2　植物状态的诊断标准

1. 有反应性或自发性睁眼，但对自身和周围环境的存在缺乏认知能力

2. 检查者和患者不能进行任何形式的沟通和交流

3. 患者无视觉反应

4. 不能说出令人理解的语言和做出有意义的词语口型

5. 哭笑和皱眉蹙额变化无常，与相应刺激没有关系

6. 存在睡眠－觉醒周期

7. 脑干和脊髓反射如吸吮、咀嚼、吞咽、瞳孔对光反射、头眼反射和腱反射均存在

8. 没有自主动作、模仿动作以及刺激后的躲避行为

9. 血压和心肺良好，膀胱和直肠功能失控

第三节　言语及运用、识别能力的检查

一、言语功能的检查

（一）言语的检查

语言的基本形式有听、说、读、写。失语症的基本形式包括言语表达障碍、语言理解障碍、阅读障碍、书写障碍以及构音障碍等。具体方法如下。

1. 语言表达

语言表达又包括自发谈话、命名及复述，即通过患者的自发谈话、叙述病情、回答检查者提问和复述等，发现患者有无语调及音韵的变化，找词、用词有无困难，有无用错词句，用错后是否自己知道，有无语法错误，命名与复述有无障碍。

2. 语言理解

在理解语言方面观察患者能否执行检查者的口头指令，对语音的听辨和对字词、句子的理解能力。还可通过复述、口述，对人和物品的命名来判定患者的语言理解能力。

3. 阅读

通过患者对字的辨认、朗读文字指令并执行之、听话辨认字词、词图匹配等，检查患者对文字的朗读和理解能力。

4. 书写

通过书写姓名、地址、系列数字、叙事、听写及抄写等以检查患者的书写能力。

（二）构音障碍的检查

构音障碍是指神经系统病损引起的发音不清而用词尚准确，区别于发音清楚但词不达意的失语。构音障碍检查应注意咽喉肌或构音肌是否瘫痪，软腭、咽部和声带有无麻痹，舌的大小、软硬程度和活动度，言语是否含混，有无声调高低异常，有无语音节率的缓慢或音节紊乱、断缀或重音的异常，发唇音（如拨、泼、摸、佛等音）或齿音（知、吃、师、资、磁、思等音）有无障碍，有无吞咽困难、饮水呛咳及情感障碍等伴发症状，休息后构音状况有无好转等。

二、运用和识别能力的检查

（一）运用能力的检查

检查患者有无失用症，即自发的动作有无错误，执行命令动作如做闭眼、举手、解衣扣、穿脱衣袜、划火柴、用钥匙开锁等动作能否正确，模仿动作有无困难，可用积木或火柴梗拼图形（检查者先示范）检察有无结构性失用。

（二）识别能力的检查

检查患者有无失认症，即能否认识看到的物件、认识熟悉的人，识别不同的颜色，识别物体的空间位置及物与物之间的空间关系，识别听到的各种声音等。

第四节　脑神经检查

脑神经（cranial nerve）检查包括以下几个方面。

一、嗅神经（Ⅰ；olfactory nerves）

嗅觉是通过鼻腔上部嗅黏膜的嗅细胞传向嗅球。检查方法：应对两侧鼻孔分别进行，并嘱患者自行比较两侧嗅觉的灵敏度。试验品应是有挥发性而无刺激性的物品，如香皂、樟脑、牙膏等。

临床意义：嗅黏膜正常且通气良好的患者，如一侧嗅觉丧失，应考虑额叶底部或嗅沟肿瘤。双侧嗅觉失灵的意义较单侧为小。头部外伤伴有嗅觉失灵者，应考虑前颅凹颅底骨折。

二、视神经（Ⅱ；optic nerve）

视神经通过节细胞将视网膜的感受细胞的神经冲动传向视觉中枢。

检查内容包括视力、视野及眼底检查。

1. 视力

让患者站在距视力表 5m 远处，以单眼辨认检查者所指定的符号，从而确定其视力。视力表必须挂在光线充足的地方，视力明显减退者，可在不同距离让其辨识手指数目。视力更差者，可试其有无光感。

2. 视野

（1）大体视野测定：嘱患者双眼注视检查者的双眼，检查者将双手向外伸出约 50 cm，高于眼水平 30 cm 左右，并伸出双示指，此时检查者双手指应出现在患者双上颞侧视野。询问患者说出那一侧手指在动，是左、右还是双侧。然后在眼水平以下 30 cm 重复本动作。如果检查者双手运动而患者只看到一侧，即有视野缺损存在（图 2-3）。

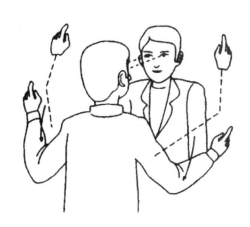

图 2-3 视野双手测定方法

（2）单眼视野测定：检查时嘱患者相距约 60 cm 面对面坐，双方同时闭合或用手指遮住相对应的眼（如患者为左眼，则检查者为右眼），另一眼互相固定直视。检查用棉签或其他试标在两者中间分别自上、下、颞侧、鼻侧、颞上、颞下、鼻上、鼻下 8 个方向，从外周向中心移动，请患者一看到试标时立即说明。检查者以自己的视野作为标准而与患者比较，即可测知患者的视野有无缺损（图 2-4）。

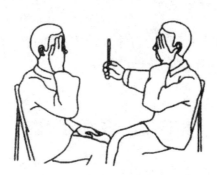

图 2-4 视野单手测定方法

3. 眼底

可在不散瞳的情况下用眼底镜直接检查，主要注意视神经乳头的形状、颜色、生理凹陷及边界是否清楚，动静脉比例，血管走行和反光强度，以及视网膜有无水肿、出血、渗出等。

临床意义：单眼失明急性发病者，除因眼球本身病变者外，其病变必在视交叉之前，视神经乳头有充血或水肿者多为视神经乳头炎，无充血或水肿者多为球后视神经炎。如为慢性发病不论视神经乳头有无变化，均应进行全面检查，包括神经系统检查、内分泌检查及颅骨 X 线检查。双眼原发性视神经萎缩且伴有双颞侧偏盲的患者，病变在视交叉，常由垂体瘤、颅咽管瘤、视交叉蛛网膜炎所致。双眼视神经盘水肿，如为急性发病且有视力障碍者，应考虑视神经乳头炎。如为慢性发病且不伴有明显视力障碍者，提示有颅内压增高。双眼视神经盘水肿合并视力障碍，如为慢性发病，应考虑颅内压增高为时已久，发生继发性萎缩。一眼呈视神经萎缩而另一眼呈视神经盘水肿者常因鞍旁或一侧额叶底面的肿瘤引起。同侧偏盲又分完全性的与不完全性的 2 种，完全性同侧偏盲的病变在对侧的视束、外侧膝状体、膝距束及枕叶之间。上 1/4 同侧偏盲的病变多在对侧颞叶，下 1/4 同侧偏盲的病变多在对侧顶叶。

三、动眼、滑车、展神经（III、IV、VI）

动眼神经支配眼球的内直肌、上直肌、下直肌、下斜肌、上睑提肌、睫状肌及瞳孔括约肌。滑车神经支配上斜肌。展神经支配外直肌。

检查方法：当患者向前直视时，观察其眼裂大小是否相等，有无上睑下垂。让患者头部固定，眼球随检查者的手指向各方向活动以观察各眼肌的功能是否受限。再检查双侧瞳孔大小、形状及边缘，并作两侧对比。以电筒分别照射，观察受直接照射的瞳孔是否收缩，称为"直接对光反射"。再将两眼以不透明纸板隔开，当照射一侧瞳孔而另一侧未被照射的瞳孔也收缩时称为"间接对光反射"。嘱患者双眼注视远方，此时其瞳孔应当散大，而后再嘱患者迅速将视线注视近方，此时其瞳孔当很快缩小，此种现象称为瞳孔调节反射。当患者将视线注视自己的鼻根部时观察其两眼轴如呈内聚，称为辐辏反射。

临床意义：动眼神经麻痹包括上睑下垂、眼球处于外展位，向内、向上、向下活动均受限制，瞳孔散大，直接、间接对光反射及调节辐辏反射均丧失且伴有复视。急性颅内压增高伴有动眼神经麻痹时，常被看作是海马回疝的指征。慢性颅内压增高并发动眼神经麻痹者无定位意义，称为假定位征。滑车神经麻痹时眼球向下外转动受限制，当向下注视时复视现象也更明显，因此患者常感下楼困难。展神经麻痹时眼球处于内收位，不能向外转动眼球并出现复视。单纯的展神经麻痹不具有定位价值。动眼、滑车、展神经全麻痹时眼球固定于中央位，同时上睑下垂、瞳孔散大、对光反射消失，此种现象多指示病变在眶上裂附近。一侧瞳孔缩小且眼裂也变小，眼球轻微内陷并伴有同侧面部少汗或无汗现象时，称为霍纳（Horner）综合征，在脑干被盖区或 $C_8 \sim T_1$ 脊髓侧角及其发出纤维终止的交感神经节等处受损，均可出现此征。瞳孔直接对光反射消失而调节反射存在称为阿-罗（Argyll-Robertson）瞳孔。多发性硬化、神经梅毒等可呈此种瞳孔。松果体区肿瘤压迫四叠体上丘，于早期可呈现双眼不能向上注视，晚期上下均不能注视。如患者一侧动眼神经麻痹合并对侧半身瘫痪，常示同侧中脑的病变。双眼同向注视障碍常表示同侧脑桥或对侧额叶的凝视中枢受累。

四、三叉神经（V；trigeminal nerve）

三叉神经运动支支配咬肌、颞肌及翼内、外肌，三叉神经感觉支主管面部皮肤及口腔、鼻黏膜的痛、温、触觉。

检查内容应从运动、感觉和反射三方面进行。

1. 运动支

应观察颞肌及咬肌有无萎缩，并用触诊测知双侧肌力是否对称，其次观察患者慢慢张口时下颌是否偏斜。

2. 感觉支

可用钝针及棉条分别检查其痛觉及触觉，一般无需检查温度觉。检查时应在两侧对称部位作比较，并确定感觉障碍区域。

3. 角膜反射

应以棉丝轻触角膜的边缘部分. 正常反应表现为眨眼活动。

4. 下颌反射

患者略微张口，检查者将手指横放在患者下颌中部，用叩诊锤叩击手指。正常反应为双侧咬肌和颞肌收缩，使口部闭合，但大多反应轻微。

临床意义：一侧三叉神经运动支损害时，表现为同侧咬肌、颞肌萎缩或力弱，张口时下颌偏向患侧。三叉神经感觉支损害时表现为患支分布区的感觉减退或消失，三叉神经干或核的损害，其临床表现不同，可借以对病变鉴别。三叉神经同侧感觉支及运动支全受累时指示病变在三叉神经节。三叉神经感觉支和面神经运动支病变均可致角膜反射消失。双侧皮质延髓束病变时下颌反射亢进。

五、面神经（Ⅶ；facial nerve）

面神经支配面部表情肌并主司舌前三分之二区域的味觉。检查方法：在患者平静时观察双侧额纹、眼裂、鼻唇沟及口角是否对称。当患者作抬眉、皱眉、鼓腮、示齿等动作时观察两侧面肌是否对称。检查舌前三分之二区域味觉时让患者将舌伸出，嘱其不得缩回，并约定当尝到酸甜苦咸等味时只能示意其有或无，每用一种试液应漱口，而后分两侧试验舌前三分之二区域味觉。

临床意义：周围性面神经麻痹表现为同侧眼裂变大、额纹消失、鼻唇沟变浅，病变侧不能做抬眉、皱眉、闭目、示齿、鼓腮等动作，口角歪向健侧。若面神经在鼓索支分出之前受损害，则除上述症状外还伴有同侧舌前三分之二味觉障碍。如病变位于面神经支配镫骨肌分支发出之前，还会伴有同侧听觉过敏。中枢性面神经麻痹表现为病变对侧下部面肌瘫痪，即鼻唇沟变浅，做示齿动作时更为明显。中枢性面神经麻痹提示病变位于脑实质内，且在脑桥面神经核水平以上。

六、位听神经（Ⅷ；acoustic nerve）

位听神经包括耳蜗神经及前庭神经两部分，前者主司听觉，后者对躯体的平衡作用提供反射性调节。检查方法：听觉和前庭功能需要分别进行检查。

1. 耳蜗神经检查

先了解外耳道有无阻塞，鼓膜有无穿孔，然后分别检查单耳听力。以耳语、手表声或音叉进行。

音叉（C128–256 Hz）检查可鉴别传导性聋（外耳或中耳病变引起）和神经性聋（内耳或蜗神经引起）。常用的有以下 2 种方法。

（1）Rinne 试验，将震动的音叉放在耳后乳突上，患者听不到后再移至耳旁，如能听到，则为 Rinne 试验阳性。正常为气导（air conduction，AC）大于骨导（bone conduction）。神经性耳聋时，气导也大于骨导，但两者时间均缩短。检查时应两侧分别试验。如震动的音叉骨导声音消失，置于耳旁仍听不到，则应先试气导，再试骨导，若骨导大于气导，则为 Rinne 试验阴性，为传导性聋。

（2）Weber 试验，将震动的音叉放在患者的前额或颅顶正中。正常时两侧感受相同，传导性耳聋时感到病侧较响，是为 Weber 试验阳性，神经性耳聋时健侧较响，是为 Weber 试验阴性。

临床意义：单侧或双侧的传导性耳聋均非神经系统疾病引起。单侧神经性耳聋应注意内耳、小脑脑桥角部位的病变。双侧神经性耳聋常因药物如链霉素、庆大霉素、卡那霉素、奎宁等中毒所致。

2. 前庭神经检查

损害时主要产生眩晕、呕吐、眼球震颤和平衡失调。

（1）平衡障碍：主要表现为步态不稳，向患侧倾倒，Romberg 征和指鼻试验均向患侧偏倚等。此由于前庭与小脑有联系纤维之故。

（2）眼球震颤：眼球震颤多见于前庭及小脑病变。前庭性眼震的方向因病变部位、性质和病程而不同。

急性迷路病变（如内耳炎症、出血）引起冲动性眼震慢相向病侧，快相向健侧，向健侧注视时重，向病侧注视时轻。中枢性前庭损害（如脑干病变）时眼震方向不一，可为水平、垂直或旋转性。两眼眼震也可不一致。

（3）前庭功能检查：①旋转试验，让受试者坐转椅中，头前倾 30°，两眼闭合，将椅向左旋转 10 次（20 s 内）后急停。并请患者睁眼注视远处。正常时可见水平冲动性眼震，其快相和旋转方向相反。持续约 30 s，少于 15 s 时表示前庭功能障碍。②变温试验：以冷水（通常为 15 ~ 20℃）灌洗外耳道，可产生眼球震颤，快相向对侧。眼球震颤停止后，可用温水（35℃左右）灌洗外耳道，也产生眼球震颤，但快相向同侧。眼球震颤在冷、温水灌洗后可持续 1.5 ~ 2 min。前庭受损后反应减弱或消失。

临床意义：小脑脑桥角肿瘤或粘连，链霉素等药物中毒等常导致单侧或双侧前庭功能丧失，梅尼埃病的患侧前庭功能常减退。

七、舌咽、迷走神经（IX、X）

舌咽神经、迷走神经是感觉、运动混合神经，由于这两对神经在解剖部位及功能方面关系密切，故常合并检查。

检查方法：嘱患者张口以观察其悬雍垂在静止或运动时的位置，软腭在发音时的运动情况。当一侧软腭瘫痪时，发"啊"音时健侧软腭上提，悬雍垂也被拉向健侧。用压舌板轻触两侧咽后壁，正常时立即有恶心反应，此称为咽反射，舌咽神经麻痹则无此反应。另外，可让患者试做饮水及吞咽动作，吞咽障碍时将出现呛咳及咽下困难。要注意患者发音时是否嘶哑，必要时请咽喉科用喉镜检查声带运动。

临床意义：凡有吞咽困难、咽反射消失、声音嘶哑及悬雍垂偏斜者应考虑为球（延髓）麻痹。常见的原因有小脑下后动脉病变、延髓肿瘤、延髓空洞症、寰枕畸形等。感染性多发性神经根神经炎常累及这两对神经，重症肌无力常累及这两对神经所支配的肌群而呈球麻痹的现象。

八、副神经（XI；accessory nerve）

副神经为单纯的运动神经，支配胸锁乳突肌和斜方肌。

检查方法：观察患者在扭转颈项或耸肩时胸锁乳突肌和斜方肌有无萎缩，并测试和比较两侧的肌力是否对称。

临床意义：单独的一侧副神经麻痹很少见，舌咽、迷走、副神经三条神经麻痹指示病变在同侧颈静脉孔附近或延髓的疑核附近。双侧胸锁乳突肌无力或萎缩可见于感染性多发性神经根神经炎、进行性脊肌萎缩等。重症肌无力患者可有双侧斜方肌无力，表现为不能伸直颈部，头易前倾。

九、舌下神经（XII；hypoglossal nerve）

舌下神经是运动神经，支配舌部肌肉活动。

检查方法：注意舌肌有无萎缩及肌纤维震颤，舌在口内或伸出口外时有无偏斜。

临床意义：周围性舌下神经麻痹舌在口内偏向健侧，伸出口外时偏向患侧。周围性舌下神经麻痹患者历时两周左右可出现舌肌萎缩及肌纤维震颤。中枢性舌下神经麻痹的患者伸舌时偏向脑部病灶对侧。不伴有舌肌萎缩。

第五节　运动系统功能检查

运动系统功能检查包括肌容积、肌力、肌张力、不自主运动、共济运动和步态等。

一、肌容积

观察比较双侧对称部位的肌肉的外形和体积。肌容积异常有 2 种形式，一种是肌萎缩，另一种是假肥大，通过视诊及触诊即可检出。

1. 肌萎缩

部分患者肌萎缩是下运动神经元疾病所致，如前角细胞或周围神经的病变。由于中枢原因引起的肌萎缩较多见于顶叶疾患，其他上运动神经元疾病所引起的肌萎缩多属于废用性萎缩，还有部分患者肌萎缩是由于肌肉本身的病变引起。

2. 假肥大

主要发生于肌病，多见于三角肌、臀大肌和腓肠肌等处。常与其他部位的肌萎缩并存。肥大处的肌肉触诊时硬如橡皮，但收缩时却很无力。

二、肌力

肌力是指肌肉主动收缩时力量的大小而言，它不是客观的检查指标，临床上常用肌力变化以观察某些病情的演变。对局限性周围神经或肌肉疾病只需检查受累肌组的肌力并与健侧作对比即可。如患者为中枢性或广泛性的周围神经疾病或肌病，则须从四肢远端依次向近端逐个关节地进行检查。主要肌肉的肌力检查方法如表 2-3 所示。

表 2-3　主要肌肉肌力的检查方法

肌肉	节段	神经	功能	检查方法
三角肌	$C_{5\sim6}$	腋神经	上臂外展	上臂水平外展位，检查者将肘部向下压
肱二头肌	$C_{5\sim6}$	肌皮神经	前臂屈曲和外旋	屈肘并使旋后，检查者加阻力
肱桡肌	$C_{5\sim6}$	桡神经	前臂屈曲、内旋	前臂旋前，之后屈肘，检查者加阻力
肱三头肌	$C_{6\sim7}$	桡神经	前臂伸直	肘部作伸直动作，检查者加阻力
腕伸肌	$C_{6\sim8}$	桡神经	腕背屈、外展、内收	检查者对腕背曲、外展、内收施加阻力
腕屈肌	$C_{6\sim8}$	正中神经、尺神经	屈腕、外展、内收	检查者对腕屈肌、外展、内收施加阻力
指总伸肌	$C_{6\sim8}$	桡神经	2～5 指掌关节伸直	屈曲末指节和中指节后，检查者在近端指节处加压
拇伸肌	$C_{7\sim8}$	桡神经	拇指关节伸直	伸拇指，检查者加阻力
拇屈肌	$C_7\sim T_1$	正中神经、尺神经	拇指关节屈曲	屈拇指，检查者加阻力
指屈肌	$C_7\sim T_1$	正中神经、尺神经	指关节屈曲	屈指，检查者于指节处上抬
髂腰肌	$L_{2\sim4}$	腰丛神经、股神经	髋关节屈曲	屈髋屈膝，检查者加阻力
股四头肌	$L_{2\sim4}$	股神经	膝关节伸直	伸膝，检查者屈曲之
股内收肌群	$L_{2\sim5}$	闭孔神经、坐骨神经	大腿内收	仰卧，下肢伸直，两膝并拢，检查者分开之
股外展肌群	$L_4\sim S_1$	臀上神经	大腿外展，并内旋	仰卧，下肢伸直，两膝外展，检查者并拢之
股二头肌	$L_4\sim S_2$	坐骨神经	膝部屈曲	俯卧，维持膝部屈曲，检查者加阻力
臀大肌	$L_5\sim S_2$	臀下神经	大腿伸直并外旋	仰卧，膝部屈曲 90°，将膝部抬起，检查者加阻力
胫前肌	$L_4\sim S_1$	腓深神经	足部背屈	足部背屈，检查者加阻力

（续　表）

肌肉	节段	神经	功能	检查方法
腓肠肌	$L_5 \sim S_2$	胫神经	足部跖屈	膝部伸直，跖屈足部，检查者加阻力
拇长伸肌	$L_4 \sim S_1$	腓深神经	第 2～5 趾及足背背屈	中趾背屈，检查者加阻力
拇长屈肌	$L_5 \sim S_2$	胫神经	踇趾跖屈	踇趾跖屈，检查者加阻力

一般依肢体活动的程度粗略地将肌力分为 0～Ⅴ级。0 级指完全瘫痪；Ⅰ级指可见肌肉收缩但无肢体运动；Ⅱ级指肢体能在床面上移动但不能抵抗自身重力，不能抬离床面；Ⅲ级指可抵抗自身重力而抬离床面做主动运动；Ⅳ级指能做抵抗阻力的运动但未到正常；Ⅴ级指肌力正常。

三、肌张力

肌张力检查应在患者肢体放松的情况下，做被动运动以测其阻力，并注意伸肌与屈肌张力有无差别。肌张力异常有两种形式。

1. 肌张力增高

表现为肢体在被动运动时的阻力增高。锥体束损害引起者其阻力起初较大，但到一定程度后阻力突然降低，称为折刀式肌张力亢进；锥体外系损害引起者伸肌屈肌张力同时增高，被动运动时其阻力犹如弯曲铅管，称为铅管样僵直。如伸肌屈肌张力增高程度不等，当被动运动时有如拨动齿轮的感觉，称为齿轮样僵直。

2. 肌张力减低

肢体在被动运动时的阻力减低。触诊时感到肌肉松弛，常见于周围神经、脊髓后索、小脑或肌肉本身的疾病。

四、不自主运动

不自主运动病因比较复杂。可能由神经系统不同水平的功能障碍引起，可表现为局部的，也可能是全身的不随意运动。

1. 痉挛

痉挛是一组肌肉或一组肌束无定时的抽搐。如面肌痉挛，可由面神经核或面神经疾患引起。

2. 肌阵挛

可表现为个别或多个肌群的快速抖动。

3. 肌束震颤

指肌纤维群的无节律性收缩而言，可由寒冷或机械性刺激所激发，也可见于运动神经元病。

4. 肌张力障碍

肌张力障碍是一组由促动肌和拮抗肌不协调并间歇持续收缩，导致具有扭转性质的异常体位姿势和不自主变换动作的症状群，故亦称肌张力障碍综合征。

5. 舞蹈动作

舞蹈动作是一种累及面部、肢体、躯干肌肉的不受意识控制的过度运动，表现为极快的、跳动式的、无意义的、不规则、不刻板的肢体动作。其动作形式变幻不已，带有一定连续性，呈舞蹈样怪异动作。舞蹈动作的病变位于基底节或丘脑底核。

6. 抽动

抽动是固定或游走性、单处或多处肌群急速收缩所致的不随意动作。抽动无节奏、频度不等，但还是刻板性动作。可急速抬眉、皱眉、挤眼、撇嘴、晃头、耸肩、肢体抽动、躯干肌的急速收缩等，还可因发音肌不随意收缩而不随意发出种种怪声。

7. 震颤

震颤呈现为屈肌与伸肌不自主的节律性交替收缩，导致手指乃至肢体的不自主震颤动作，静止时加重的震颤称静止性震颤，在维持一定姿势（如双上肢平举）时出现的震颤称姿势性震颤，在做一定动作时出现的震颤称动作性震颤。患者呈现上肢的扑打动作，称为扑翼样震颤。

五、共济运动

共济运动指运动的稳定和协调而言。运动的不协调称为共济失调。这种障碍被认为是小脑不能调节神经系统各水平的易化及抑制作用所致，但有时也可由深感觉障碍引起。检查方法。

1. 指鼻试验

嘱患者先后以左右示指指端从一定的距离触碰自己的鼻尖，可从不同方向以不同速度进行。注意其动作的平稳、协调以及准确性。左右两侧比较，睁眼闭眼比较。共济失调患者动作不稳、不准、笨拙、急促、震颤，且越临近目的物时震颤越明显，称意向性震颤。

2. 跟膝胫试验

患者平卧位，嘱其抬高一侧下肢，屈曲膝关节，并将该足跟准确地放在对侧膝盖处，然后沿胫骨前缘向下滑动。跟膝胫试验阳性者足跟放置不准不稳，沿胫骨前缘滑动时左右摇摆不定。

3. 轮替试验

嘱患者快速地做正、翻手掌的活动，或嘱其将示指、中指、无名指、小指轮流而反复地与拇指做对指运动，注意其动作的速度、协调，幅度和节奏。轮替障碍患者表现为动作慢、有顿挫、易疲劳中止。

4. Romberg 试验

嘱患者站立，双足并拢，观察其睁闭眼时的站立是否平稳。分别以单足站立时更易发现轻微的平衡障碍。

临床意义：单侧小脑半球或小脑脚病变时，同侧肢体呈现共济失调；小脑蚓部病变时共济失调主要呈现于躯干和下肢；小脑性共济失调不能由视觉代偿。

六、步态异常

观察患者站立和行走时有无步态（gait）的异常。临床常见的病理步态包括以下几种（图 2-5）。

1. 偏瘫步态

病侧上肢呈屈曲、内收、旋前，缺乏协同的摆动动作，下肢举步时常将患侧骨盆部提得较高，或将该下肢向外作半圆形划圈动作。此系一侧锥体束损害引起，多见于脑血管疾病后遗症。

2. 痉挛性截瘫步态

因下肢内收肌张力增高致髋关节明显内收，步行时，双下肢僵硬，向内交叉呈剪刀状。见于脑性瘫痪、遗传性痉挛性截瘫。

3. 共济失调步态

其又称蹒跚步态，患者行走时两足分开，步基宽，称为"阔底步态"，因重心难以控制，故摇晃不稳，状如酒醉。多见于小脑病变。由深感觉障碍引起者抬腿过高，足落地沉重，睁眼时稍好，闭眼时不稳，甚至不能行走。

4. 慌张步态

行走时躯干僵硬前倾，双臂不动，起步困难，但一迈步即以极小的步伐向前冲去，且越走越快，不能及时停止或转弯，状似慌张，故称"慌张步态"，又称"前冲步态"。见于帕金森病患者。

5. 跨阈步态

腓总神经麻痹时足下垂，行走时为避免足趾碰撞地面，总是将患肢抬得很高，状如跨越门槛，称之"跨阈步态"。

6. 摇摆步态

进行性肌营养不良症患者，由于骨盆带肌群和腰肌无力，为维持身体重心平衡而脊柱前凸，行走时因不能固定骨盆，臀部左右摇摆，状如鸭步。

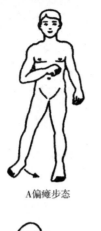
A偏瘫步态

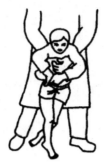
B痉挛性截瘫步态

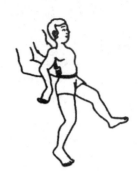
C共济失调步态

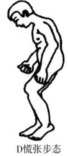
D慌张步态

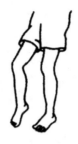
E跨阈步态

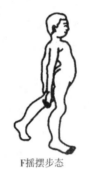
F摇摆步态

图2-5　几种常见的步态异常

微信扫码
◆临床科研
◆医学前沿
◆临床资讯
◆临床笔记

颅骨病变

第一节　颅骨损伤

颅骨骨折系指颅骨受暴力作用导致颅骨的连续性中断，一般来讲，凡有颅骨骨折存在，提示外力作用均较重，合并脑损伤的几率较高。

1. 规律性

暴力作用的面积小而速度快时，多以颅骨局部变形为主，常致洞性骨折；打击面积大而速度快时，多引起局部粉碎凹陷骨折；作用点面积较小而速度较缓时，则常引起通过着力点的线状骨折。

2. 分类

根据骨折部位可将颅骨骨折分为颅盖及颅底骨折；又可根据骨折端形态分为线形和凹陷骨折，如因暴力范围较大与头部接触面积广，形成多条骨折线，分隔成多个骨折碎片者则称粉碎性骨折；而颅盖骨骨折端的头皮破裂称开放性骨折，颅底骨折端附近的硬膜破裂则称内开放性颅骨骨折。开放性骨折和累及气窦的颅底骨折易合并骨髓炎、颅内感染、脑脊液漏、气颅等。

一、颅盖骨折

（一）线状骨折

1. 诊断

颅骨线形骨折与正常颅骨平片鉴别诊断内容见表 3-1。

（1）病史：有明确的头部受力史。

（2）头皮血肿：着力部位可见头皮挫伤及头皮血肿。

（3）头颅 X 线摄片，包括正位、侧位平片。

（4）必要时可考虑行头颅 CT，以除外颅内异常并经 CT 骨窗可精确骨折部位。

表 3-1　颅骨线形骨折与正常颅骨平片的鉴别诊断

特点	颅骨线性骨折	颅骨血管沟	颅缝
密度	深黑	灰	灰
走行	宜	弯曲	与已知颅缝相同
分支	一般无	经常分支	与其他颅缝相连
分支	一般无	经常分支	与其他颅缝相连
宽度	骨折线很细	比骨折线宽	宽、锯齿状

2. 治疗

单纯性颅盖骨线状骨折本身无须特殊处理，但应警惕是否合并脑损伤，如脑内血肿或骨膜下血肿，骨折线通过硬脑膜血管沟或静脉窦所在部位时，要警惕硬脑膜外血肿发生的可能。需严密观察及 CT 复查。内开放骨折可导致颅内积气，应预防感染和癫痫。如在清创时发现骨折缝中有明显的污染，应将污染的骨折边缘咬除，每边约 0.5 cm，避免引起颅骨骨髓炎。

3. 儿童生长性骨折

好发于额顶部，是小儿颅盖骨线性骨折中的特殊类型，婴幼儿多见。小儿硬脑膜较薄且与颅骨内板贴附较紧，当颅骨骨折的裂缝较宽时，硬脑膜亦可同时撕裂、分离，以致局部脑组织、软脑膜及蛛网膜凸向骨折的裂隙。由于脑搏动的长期不断冲击，使骨折裂缝逐渐加宽，以致脑组织继续凸出，最终形成局部搏动性囊性脑膨出，患儿常伴发癫痫或局限性神经缺损。治疗应以早期手术修补硬脑膜缺损为宜。手术方法应视患儿有无癫痫而定；对伴发癫痫者需连同致痫灶一并切除，然后修补硬脑膜。

（二）凹陷骨折

1. 诊断

（1）多见于额、顶部，着力点多有擦伤、挫伤或裂伤。

（2）大多为颅骨全层陷入颅内，偶尔仅内板破裂下凹。

（3）伴有慢性头痛，局灶压迫的症状和体征或脑脊液漏。

（4）儿童多为闭合性凹陷骨折。

（5）余同线状骨折。

2. 治疗

（1）凹陷骨折的复位手术，属于开放性者，只要病情稳定，宜尽早进行；如为闭合性者，根据伤情酌定，但一般不超过 1 周。

（2）儿童多见闭合性凹陷骨折，由于颅骨弹性较好，可行钻孔将陷入骨片撬起复位。而成年人多采用摘除陷入骨片。

（3）手术适应证：凹陷深度 > 8 ~ 10 mm 或深度超过颅骨厚度；骨折片刺破硬膜或开放性凹陷骨折，造成出血、脑脊液漏或脑组织损伤；凹陷骨折忙于功能区。引起压迫症状，如偏瘫、失语和局限性癫痫等脑功能障碍；位于额面部影响美观。

（4）手术禁忌证：非功能区的轻度凹陷骨折；无受压症状，深度不足 0.5 cm 的静脉窦区骨折；年龄较小的婴幼儿，有自行恢复的可能。如无明显局灶症状，可暂不手术。

（5）静脉窦部凹陷骨折处理：一般不考虑手术，但若造成急性颅内压增高、颅内血肿或开放伤出血不易控制时，则需急诊手术，术前充分备血。

二、颅底骨折

颅底部的线形骨折多为颅盖骨骨折线的延伸，也可为邻近颅底的间接暴力所致。根据发生的部位可分为前颅窝、中颅窝和后颅窝骨折。由于硬脑膜与前、中颅窝底粘连紧密，故该部位不易形成硬脑膜外血肿。又由于颅底接近气窦、脑底大血管和脑神经，因此，颅底骨折时容易产生脑脊液漏、脑神经损伤和颈内动脉 - 海绵窦瘘等并发症，后颅窝骨折可伴有原发性脑干损伤。

（一）临床表现

1. 前颅窝骨折

累及眶顶和筛骨，可伴有鼻出血、眶周广泛淤血（称"眼镜"征或"熊猫眼"征）以及广泛球结膜下淤血。

如硬脑膜及骨膜均破裂，则伴有脑脊液鼻漏（脑脊液经额窦或筛窦由鼻孔流出）若骨折线通过筛板或视神经管，可合并嗅神经或视神经损伤。

2. 中颅窝骨折

累及蝶骨，可有鼻出血或合并脑脊液鼻漏（脑脊液经蝶窦由鼻孔流出）。如累及颞骨岩部，硬脑膜、骨膜及鼓膜均破裂时，则合并脑脊液耳漏（脑脊液经中耳由外耳道流出）；如鼓膜完整，脑脊液则经咽鼓管流向鼻咽部而误认为鼻漏。骨折时常合并有Ⅶ、Ⅷ脑神经损伤。如骨折线通过蝶骨和颞骨的内侧面，尚能伤及垂体或第Ⅱ、Ⅲ、Ⅳ、Ⅴ、Ⅵ脑神经，如骨折端伤及颈动脉海绵窦段，可因颈内动脉 - 海绵窦瘘的形成而出现搏动性突眼及颅内杂音。破裂孔或颈内动脉管处的破裂，可发生致命性鼻出血或耳出血。

3. 后颅窝骨折

骨折线通过颞骨岩部后外侧时，多在伤后数小时至 2 d 内出现乳突部皮下淤血（称 Battle 征）。骨折线通过枕骨鳞部和基底部，可在伤后数小时出现枕下部头皮肿胀，骨折线尚可经过颞骨岩部向前达中颅窝底，骨折线累及斜坡时，可于咽后壁出现黏膜下淤血。枕骨大孔或岩骨后部骨折，可合并后组脑神经（Ⅸ～Ⅻ）损伤症状。

（二）颅底骨折的诊断与定位

主要根据上述临床表现来定位。淤血斑的特定部位、迟发性损伤以及除外暴力直接作用点等，可用来与单纯软组织损伤相鉴别。

（三）辅助诊断

1. 实验室检查

对疑为脑脊液漏的病例，可收集耳、鼻流出液进行葡萄糖定量测定。

2. X 线片

检查的确诊率仅占 50%。摄颏顶位，有利于确诊；疑为枕部骨折时摄汤（Towne）氏位；如额部受力，伤后一侧视力障碍时，摄柯（Cald-well）氏位。

3. 头颅 CT

对颅底骨折的诊断价值更大，不但可了解视神经管、眶内有无骨折，尚可了解有无脑损伤、气颅等情况。

4. 脑脊液漏明显

可行腰穿注入造影剂（如伊维显），然后行 CT 检查（一般冠扫，脑脊液鼻漏常用），寻找漏口。

（四）治疗

1. 非手术治疗

单纯性颅底骨折无须特殊治疗，主要观察有无脑损伤及处理脑脊液漏、脑神经损伤等合并症。当合并有脑脊液漏时，应防止颅内感染，禁忌填塞或冲洗，禁忌腰椎穿刺。取头高体位休息或半坐卧位，尽量避免用力咳嗽、打喷嚏和擤鼻涕，静脉或肌内注射抗生素。多数漏口在伤后 1～2 周内自行愈合。超过 1 个月仍漏液者，可考虑手术。

2. 手术治疗颅底骨折引起的合并症

（1）脑脊液漏不愈达 1 个月以上者，或反复引发脑膜炎及脑脊液大量漏出的患者，在抗感染前提下，开颅手术修补硬脑膜，以封闭漏口。

（2）对伤后出现视力减退，疑为碎骨片挫伤或血肿压迫视神经者，应在 12 h 内行视神经管减压术。

（3）需要特殊处理的情况如下：创伤性动脉瘤、外伤性颈内动脉海绵窦漏、面部畸形、外伤后面神经麻痹。

第二节 颅骨骨髓炎

颅骨骨髓炎是开放性或火器性（也偶可是闭合性）颅脑损伤的重要并发症之一。引起这类病变的常见原因有：在开放性损伤过程中颅骨直接被污染，而伤后清创又不够及时或在处理中不够恰当；头皮损伤合并伤口感染经导血管蔓延至颅骨，或是头皮缺损使颅骨长期外露坏死而感染；开放性颅骨骨折，累及鼻窦，中耳腔和乳突。

一、开放性损伤后颅骨骨体炎

（一）局限性颅骨骨髓炎

病变通常限于原伤口的范围内，其中一种是因为头皮伤口感染经导血管蔓延至颅骨，或头皮下脓肿侵及骨膜引起感染延及颅骨。另一种是颅骨直接被污染，虽经清创处理，但往往因就诊时间过晚或清创不够彻底所引起的颅骨感染。无论是上述哪一种情况，在急性炎症期后，这类伤口可形成窦道或瘘管长期不能愈合，或呈假性愈合，但反复溃破，窦道或瘘管内有少量脓液，亦可有小碎死骨和异物排出。在早期颅骨X线平片上可无异常表现。在急性炎症期以后，平片可显示受累颅骨的外板粗糙，典型的颅骨骨髓炎改变为局部钙化、死骨形成、骨质缺损或残缺不齐等；如原来为粉碎性骨折，可见有游离的骨折片，呈死骨样改变；如系线形骨折，则骨折线可增宽，并在其周围发生炎症变化；若原来有较广泛的骨质缺损，病变则主要限于缺损的边缘，经久未愈者则出现边缘硬化，增殖现象。这类患者多无严重的全身症状。对局部有伤口长期不愈或形成瘘道者均应考虑到有慢性颅骨骨髓炎的可能。

在治疗中急性感染期主要是应用大剂量抗生素以抗感染。已形成慢性骨髓炎者对药物治疗已无效，因此常需手术治疗，手术的目的是要达到清除伤口中的感染源，去除游离的死骨和异物，咬除无出血的坏死骨组织，直至正常骨质部位为止，再换上一把干净咬骨钳，咬除一圈正常骨质，或在坏死骨质周围正常骨组织处钻成一骨瓣，去除坏死骨。同时清除肉芽组织，消灭感染区死腔，切除瘘道，反复冲洗后缝合头皮并作皮下引流。若无明显指征表明硬脑膜下有感染，则不应切开硬脑膜，以免导致硬脑膜下感染。

（二）骨瓣感染后颅骨骨髓炎

常发生在因颅脑损伤所行的开颅术后，其原因可能是：对开放伤清创不及时或不彻底；不恰当地在污染或感染的部位施行了骨瓣成形开颅术；在发生长期不愈的伤口处手术时使感染接种波及到骨瓣及骨窗边缘；在手术时过于广泛地剥离掉骨膜，使外板侧的营养动脉遭到破坏，也可能造成骨质坏死和感染扩散。

上述感染常见有2种情况，一种是局限于骨瓣边缘的某一块；另一种是整个骨瓣都被感染，全部成为死骨。前者常在局部造成经久不愈的瘘口，断断续续地排脓；后者发生时，最初常使整个皮瓣红肿，继之在切口沿线发生多个瘘道，常可引起全身症状，如寒战、高热等。对这类病例有时需要多次摄取头颅X线平片，才能发现有典型的骨髓炎改变。在早期急性期仍以药物控制感染为主，但往往单凭药物很难治愈。对病变局限者可咬除局部病变骨组织及其相对的骨窗缘，有的甚至需要多次手术清除继续发生的死骨。对不整个骨瓣感染者，则须将整个骨瓣去除，同时还要清除骨瓣下的肉芽组织和脓肿。在彻底清创术后方可将皮瓣作一层全部或部分缝合。

（三）颅底骨折后颅骨骨髓炎

颅底骨折后很少发生颅骨骨髓炎，这是由于顿底骨板障层不发达的原因，但当骨折线累及鼻窦、中耳腔或乳突，而这些部位在伤前就已有慢性炎症存在时，则在局部引起骨髓炎、其中较多见的是额骨骨髓炎。因为额窦前壁的板障层较发达，而额窦炎又较常见。对额骨骨髓炎可采用手术治疗，其余则多无明显症状，只有在出现颅内合并症时才可能被发现。

关于治疗方面，主要是预防感染及清除硬脑膜外、硬脑膜下或脑内形成的脓肿。

（四）大块头皮撕脱伤后颅骨骨髓炎

这种情况常发生在大片颅骨长期外露，颅骨外膜则又因随头皮被撕脱而发生了颅骨坏死和骨髓炎。这种病例诊断较易。在治疗方面，早期除进行抗感染治疗外，应采用显微手术带蒂转移皮瓣或大网膜植皮修补缺损处，覆盖颅骨，以免颅骨坏死。而无颅骨骨髓炎者可采取将颅骨外板凿除，在颅骨上钻许多骨孔，深达板障层，待肉芽组织长出后，再行植皮治疗；已有颅骨骨髓炎者，应清除坏死颅骨，再行皮瓣或大网膜移植治疗。

（五）电灼伤后颅骨骨髓炎

此类损伤常伴有头皮、颅骨、硬脑膜和脑组织的局部坏死。在早期颅骨只有浅在的灼伤裂纹、数天后可见明显的分界线，最后在分界线内出现骨坏死。坏死部位的外板呈灰黄色，与正常骨质的界线非常清楚。颅骨的灼伤通常比头皮的范围小，但可深达内板，受累部位很久以后才逐渐变成死骨，当死骨脱落后头皮才能逐渐愈合。若发生了感染，其临床表现与其他颅骨骨髓炎相似。

因此，对这种损伤的治疗，要把预防感染放在首位。早期彻底清创尤为重要。整个骨瓣感染者，则须将整个骨瓣去除，同时还要清除骨瓣下的肉芽组织和脓肿。在彻底清创术后方可将皮瓣作一层全部或部分缝合。

二、闭合性损伤后颅骨骨髓炎

在闭合性颅脑损伤的情况下，也偶可发生颅骨骨髓炎，这可能是由于头皮毛囊感染或因闭合性颅脑损伤发生头皮血肿，尤其是骨膜下血肿。这种血肿可能被感染的毛囊所感染，或因反复抽吸血肿过程中被污染所致。起病时首先在头皮局部发生红肿、疼痛，继之形成脓肿，自行破溃后可经久不愈，有时可在脓液中发现死骨碎屑。头颅 X 线平片至少需在发病后 2 周以上才能看出骨质的改变。

第三节　颅骨结核

颅骨结核是继发于身体其他部位的结核病灶。其感染径路几乎都是通过血行传播，少数则是邻近病灶直接蔓延而来。

一、病理

基本上与骨结核相同。病变先从板障中核结点开始，逐渐扩大，再累及内、外颅骨内外板全部受到破坏并形成结核者，称为穿孔性颅骨结核。多数只破且在内板和硬膜之间有大面积的结核性肉芽组织增生，称为弥漫性进行性颅骨结核。

二、临床表现

（1）多见于青年和儿童。
（2）好发于额骨和顶骨。
（3）局部可有压痛或瘘管形成。
（4）可有低热、贫血、消瘦、颈淋巴结肿大和血沉加快等。

三、辅助检查

颅骨 X 线片：①可见界限清楚且边缘整齐的透光区，常为圆形或椭圆形，其四周有密度增大的骨质增生。②病灶中可见有形态不规则、大小不一的死骨，密度较低，常与正常颅骨分离。③弥漫性病变则为虫蚀样广泛骨质破坏。

四、诊断

根据临床表现和颅骨 X 线片所见，本病一般不难诊断。

五、治疗

（1）对有结核性脓肿形成和（或）死骨者，应及早切开排脓，清除死骨，刮除肉芽组织，彻底咬除病骨直至正常颅骨为止。
（2）抗结核治疗。手术前后均应用全身抗结核药物并选择恰当的抗生素以控制感染。

（3）改善营养状况，增强体质。

第四节　颅骨嗜酸性肉芽肿

颅骨嗜酸性肉芽肿不属肿瘤，是以骨骼损害为主或局限于骨骼的一种组织细胞增多症，颅骨为其好发部位之一，全身除趾骨和指骨外均可被侵犯。既可单发亦可多发。常见于5岁以下的儿童。

一、病理

其特点是肉芽肿样病变，有嗜酸性细胞浸润。

二、临床表现

本病多见于儿童和青年，额、顶骨多见，颞骨次之。于短期内出现头部一小肿物，缓慢增大，局部有触痛，伴有低热、疲劳。

三、辅助检查

颅骨X线片，主要表现为局限性溶骨性破坏，病灶呈圆形或椭圆形，内见纽扣样死骨，称"纽扣征"为其特点。单发或多发，严重者可越过颅缝。CT常显示为板障内边缘锐利无硬化的骨质缺损区，缺损区内高密度纽扣样死骨比平片显示更清楚，侵犯骨外板后可形成头皮软组织肿块，增厚软组织局限于缺损区表面，且层次清晰。

四、诊断

根据临床表现和X线检查应想到此病，最后确诊有赖于病理检查。

五、治疗

本病对放疗敏感，一般只需活检证实后进行放疗，就可获得良好效果。若能行手术将病灶切除，然后放疗，则效果更为满意。

第五节　颅骨黄色瘤

颅骨黄色瘤，本病病因不明，临床上少见。

一、病理

病理特征为肉芽样病变，病变呈黄色或灰黄色。病灶呈单发或多发，除累及颅骨外，其他如骨盆、肋骨、脊椎及内脏等可被侵犯。镜下：病变主要为含类脂质的组织细胞，体积较大，胞浆呈泡沫样，胞核呈固缩状，组织内可见针状胆固醇结晶及多核巨细胞等。晚期可纤维化。

二、临床表现

常见于儿童，常以尿崩症、矮小、性征发育不良、肥胖及大块颅骨缺损为其特征。本病发病隐匿，缓慢。大多数患者（70%）以头部肿物、多尿或眼球突出就诊。其他尚有低热、贫血、肌肉关节酸痛等。

三、辅助检查

颅骨平片，可见单发或多发骨质缺损区，边缘锐利，但不规则，且常无硬化带。血液检查，血糖及血脂质可增高。

四、诊断

根据临床表现及检查，诊断一般不难，如不典型，可行活检。

五、治疗

以放射治疗为主，照射后症状常可减轻，缺损区也有所修复。手术仅用于病变早期且范围小者，而且术后仍需放射治疗。雌激素及甲状腺素可改善内分泌情况，有助于骨骼发育。

第六节　颅骨胆脂瘤

骨胆脂瘤又名表皮样囊肿、珍珠瘤。此病少见，起源于异位的外胚叶组织，也可以是外伤后的结果。

一、病理

有完整的包膜，且常与颅骨及硬脑膜粘连，囊壁薄，囊内物呈牙膏样或糜粥状。镜下：囊壁由复层鳞状上皮和一层结缔组织构成，内为上皮碎屑，角化细胞及大量的闪烁发光的胆固醇结晶。

二、临床表现

多见于青壮年，常见于额骨，其次为顶、枕骨。局部肿物逐渐增大，可伴胀痛，多无神经系统体征。若向内侵犯及硬膜、脑组织时，可出现癫痫和颅内压增高的症状。有时头皮局部窦道形成，可发生感染，易误诊为脑脓肿。

三、辅助检查

颅骨 X 线片或 CT，可见局部为低的骨质破坏区，圆形或不规则形，边缘锐利，周围有明显的骨质强化带。

四、诊断

根据头颅局灶隆起及 X 线或 CT 改变，本病诊断不难，但需与脑膜瘤等疾病鉴别，确诊依赖于病理学检查。

五、治疗

一经发现，力争全切除，包括受累之硬膜。全切困难时，则在残留囊壁上涂以 75% 乙醇或 10% 的甲醛溶液，亦可电灼。术中应注意，以免内容物污染蛛网膜下隙，致术后发生胆固醇肉芽瘤性脑膜炎。

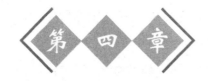

血管性疾病

第一节 缺血性脑血管疾病

缺血性脑血管疾病是一种常见病，其致残率和病死率很高，居人口死亡原因中的前3位。各种原因的脑血管疾病在急性发作之前为一慢性发展过程，一旦急性发作即称为卒中或中风。卒中包括出血性卒中和缺血性卒中两大类，其中缺血性卒中占75%～90%。

一、病理生理

脑的功能和代谢的维持依赖于足够的供氧。正常人脑只占全身体重的2%，却接受心排出量15%的血液，占全身耗氧量的20%，足见脑对供血和供氧的需求量之大。正常体温下，脑的能量消耗为33.6 J/（100 g·min）（1 cal ≈ 4.2 J）。如果完全阻断脑血流，脑内储存的能量只有84 J/100g，仅能维持正常功能3 min。为了节省能量消耗，脑皮质即停止活动，即便如此，能量将在5 min内耗尽。在麻醉条件下脑的氧耗量稍低，但也只能维持功能10 min。脑由4条动脉供血，即两侧颈动脉和两侧椎动脉，这4条动脉进入颅内后组成大脑动脉环（Willis环），互相沟通组成丰富的侧支循环网。颈动脉供应全部脑灌注的80%，两条椎动脉供应20%。立即完全阻断脑血流后，意识将在10s之内丧失。

为了维持脑的正常功能，必须保持稳定的血液供应。正常成人在休息状态下脑的血流量（cerebralblood flow，CBF）为每分钟每100 g脑50～55 mL。[50～55 mL/（100 g·min）]。脑的各个区域血流量并不均匀，脑白质的血流量为25 mL/（100 g·min），而灰质的血流量为75 mL/（100 g·min）。某一区域的血流量称为该区域的局部脑血流量（regional cerebral blood flow，rCBF）。全脑和局部脑血流量可以在一定的范围内波动，低于这一范围并持续一定时间将会引起不同的脑功能障碍，甚至发生梗死。

影响脑血流量稳定的因素有全身血压的变动、动脉血中的二氧化碳分压（$PaCO_2$）和氧分压（PaO_2）、代谢状态和神经因素等。

（一）血压的影响

在一定范围内的血压波动不影响CBF的稳定，但超过这种特定范围，则CBF随全身血压的升降而增高或减少。这种在一定限度的血压波动时能将CBF调节在正常水平的生理功能称为脑血管的自动调节（autoregulation）功能。当全身动脉压升高时，脑血管即发生收缩而使血管阻力增加；反之，当血压下降时脑血管即扩张，使血管阻力减小，最终结果是保持CBF稳定，这种脑血管舒缩调节脑血流量的现象称为裴立斯效应（Bayliss effect）；脑血管自动调节功能有一定限度，其上限为20～21.3 kPa（150～160 mmHg），下限为8.0～9.3 kPa（60～70 mmHg）。当全身平均动脉压的变动超出此一限度，脑血管的舒缩能力超出极限，CBF即随血压的升降而增减。很多病理情况都可影响脑血管的自动调节功能的上限和下限，例如慢性高血压症、脑血管痉挛、脑损伤、脑水肿、脑缺氧、麻醉和高碳酸血症等都可影响CBF的自动调节。有的病理情况下，平均动脉压只降低30%，也可引起CBF减少。

（二）PaCO₂ 的影响

$PaCO_2$ 增高可使血管扩张，脑血管阻力减小，CBF 即增加，反之，CBF 即减少。当 $PaCO_2$ 在 3.3 ~ 8 kPa（25 ~ 60 mmHg）时，$PaCO_2$ 每变化 0.1 kPa（1 mmHg），CBF 即变化 4%。当 $PaCO_2$ 超过或低于时即不再随之而发生变化。严重的 $PaCO_2$ 降低可导致脑缺血。

（三）代谢的调节

局部脑血流量受局部神经活动的影响。在局部神经活动兴奋时代谢率增加，其代谢需求和代谢产物积聚，改变了血管外环境，增加局部脑血流量。

（四）神经的调节

脑的大血管同时受交感神经和副交感神经支配，受刺激时，交感神经释放去甲肾上腺素，使血管收缩，而副交感神经兴奋时释放乙酰胆碱，使血管扩张。刺激交感神经虽可使血管收缩，但对 CBF 无明显影响，刺激副交感神经影响则更为微弱。

决定缺血后果有两个关键因素：一是缺血的程度，二是缺血持续时间。在 CBF 降低到 18 mL/（100 g·min）以下，经过一定的时间即可发生不可逆转的脑梗死，CBF 水平愈低，脑梗死发生愈快，在 CBF 为 12 mL/（100 g·min）时，仍可维持 2 h 以上不致发生梗死。在 25 mL/（100 g·min）时，虽然神经功能不良，但仍可长时间不致发生梗死。在缺血性梗死中心的周边地带，由于邻近侧支循环的灌注，存在一个虽无神经功能但神经细胞仍然存活的缺血区，称为缺血半暗区，如果在一定的时限内提高此区的 CBF，则有可能使神经功能恢复。

二、病因

脑缺血的病因可归纳为以下几类：①颅内、外动脉狭窄或闭塞。②脑动脉栓塞。③血流动力学因素。④血液学因素等。⑤脑血管痉挛。

（一）脑动脉狭窄或闭塞

脑由 4 条动脉供血，并在颅底形成 Willis 环，当动脉发生狭窄或闭塞，侧支循环不良，影响脑血流量，导致局部或全脑的 CBF 减少到发生脑缺血的临界水平，即 18 ~ 20 mL/（100g·min）以下时，就会产生脑缺血症状。一般认为动脉内径狭窄超过其原有管径的 50%，相当于管腔面积缩窄 75% 时，将会使血流量减少。认为此时才具有外科手术意义。

多条脑动脉狭窄或闭塞可使全脑血流量处于缺血的边缘状态，即 CBF 为 31 mL/（100 g·min）时，此时如有全身性血压波动，即可引发脑缺血。造成脑动脉狭窄或闭塞的主要原因是动脉粥样硬化，而且绝大多数（93%）累及颅外段大动脉和颅内的中等动脉，其中以颈内动脉和椎动脉起始部受累的机会最多。

（二）脑动脉栓塞

动脉粥样硬化斑块除可造成动脉管腔狭窄以外，在斑块上的溃疡面上常附有血小板凝块、附壁血栓和胆固醇碎片。这些附着物被血流冲刷脱落后形成栓子，被血流带入颅内动脉，堵塞远侧动脉造成脑栓塞，使供血区缺血。最常见的栓子来源是颈内动脉起始部的动脉粥样硬化斑块，被认为是引起短暂性脑缺血发作最常见的原因。大多数（3/4）颈内动脉内的栓子随血液的主流进入并堵塞大脑中动脉的分支，引起相应的临床症状。另一个常见原因是心源性栓子。多见于患有风湿性心瓣膜病、亚急性细菌性心内膜炎、先天性心脏病等患者。少见的栓子如脓毒性栓子、脂肪栓子、空气栓子等。

（三）血流动力学因素

短暂的低血压可引发脑缺血，如果已有脑血管的严重狭窄或多条脑动脉狭窄，使脑血流处于少血（olige-mia）状态时，轻度的血压降低即可引发脑缺血。例如心肌梗死、严重心律失常、休克、颈动脉窦过敏、直立性低血压、锁骨下动脉盗血综合征（subclavian steal syndrone）等。

（四）血液学因素

口眼避孕药物、妊娠、产妇、手术后或血小板增多症引起的血液高凝状态；红细胞增多症、镰状细胞贫血、巨球蛋白血症引起的血黏稠度增高均可发生脑缺血。

（五）脑血管痉挛

蛛网膜下隙出血、开颅手术、脑血管造影等均可引起血管痉挛，造成脑缺血。

三、类型和临床表现

根据脑缺血后脑损害的程度，其临床表现可分为短暂性脑缺血发作（transient ischemic attack，TIA）、可逆性缺血性神经功能缺失（reversible ischemic neurological deficit，RIND）（又称可逆性脑缺血发作）、进行性卒中（progressive strokc，PS）和完全性卒中（complete stoke，CS）。

（一）短暂性脑缺血发作（TIA）

TIA 为缺血引起的短暂性神经功能缺失，在 24 h 内完全恢复。TIA 一般是突然发作，持续时间超过 10 ～ 15 min，有的可持续数小时，90％的 TIA 持续时间不超过 6 h。引起 TIA 的主要原因是动脉狭窄和微栓塞。

1. 颈动脉系统 TIA

表现为颈动脉供血区神经功能缺失。患者突然发作一侧肢体无力或瘫痪、感觉障碍，可伴有失语和偏盲，有的发生一过性黑矇，表现为突然单眼失明，持续 2 ～ 3 min，很少超过 5 min，然后视力恢复。黑矇有时单独发生，有时伴有对侧肢体运动和感觉障碍。

2. 椎 – 基底动脉系统 TIA

眩晕是最常见的症状，但当眩晕单独发生时，必须与其他原因引起的眩晕相鉴别。此外，可出现复视、同向偏盲、皮质性失明、构音困难、吞咽困难、共济失调、两侧交替出现的偏瘫和感觉障碍、面部麻木等。有的患者还可发生"跌倒发作"（drop attack），表现为没有任何先兆的突然跌倒，但无意识丧失，患者可很快自行站起来，是脑干短暂性缺血所致。跌倒发作也见于椎动脉型颈椎病患者，但后者常于特定头位时发作，转离该头位后，脑干恢复供血，症状消失。

（二）可逆性缺血性神经功能缺失（RIND）

RJND 又称为可逆性脑缺血发作（reversible ischemic attack），是一种局限性神经功能缺失，持续时间超过 24 h，但在 3 周内完全恢复，神经系统检查可发现阳性局灶性神经缺失体征。RIND 患者可能有小范围的脑梗死存在。

（三）进行性卒中（PS）

脑缺血症状逐渐发展和加重，超过 6 h 才达到高峰，有的在 1 ～ 2 d 才完成其发展过程，脑内有梗死灶存在。进行性卒中较多地发生于椎 – 基底动脉系统。

（四）完全性卒中（CS）

脑缺血症状发展迅速，在发病后数分钟至 1 h 内达到高峰，至迟不超过 6 h。

区分 TIA 和 RIND 的时间界限为 24 h，在此时限之前恢复者为 TIA，在此时限以后恢复者为 RIND，在文献中大体趋于一致。但对 PS 和 CS 发展到高峰的时间界限则不一致，有人定为 2 h，但更常用的时限为 6 h。

四、检查和诊断分析

（一）脑血管造影

直接穿刺颈总动脉造影对颈总动脉分叉部显影清晰，简单易行，但直接穿刺有病变的动脉有危险性。穿刺处应距分叉部稍远，操作力求轻柔，以免造成栓子脱落。经股动脉插管选择性脑血管造影可进行 4 条脑动脉造影，是最常用的造影方法，但当股动脉和主动脉弓有狭窄时插管困难，颈总动脉或椎动脉起始处有病变时，插管也较困难并有一定危险性。经腋动脉选择性脑血管造影较少采用，腋动脉较少发生粥样硬化，且管径较粗并有较丰富的侧支循环，不像肱动脉那样容易造成上臂缺血，但穿刺时易伤及臂丛神经。

经右侧腋动脉插管时不能显示左颈总动脉、左锁骨下动脉和左椎动脉，遇此情况不得不辅以其他途径的造影。经股动脉或腋动脉插管到主动脉弓，用高压注射大剂量造影剂，可显示从主动脉弓分出的所有脑动脉的全程，但清晰度不及选择性插管或直接穿刺造影。

脑血管造影可显示动脉的狭窄程度、粥样斑块和溃疡。如管径狭窄程度达到 50%，表示管腔横断面积减少 75%，管径狭窄程度达到 75%，管腔面积已减少 90%。如狭窄处呈现"细线征"（string sign），则管腔面积已减少 90% ~ 99%。在造影片上溃疡的形态可表现为：①动脉壁上有边缘锐利的下陷。②突出的斑块中有基底不规则的凹陷。③当造影剂流空后在不规则的基底中有造影剂残留。但有时相邻 2 个斑块中的凹陷可误认为是溃疡，也有时溃疡被血栓填满而被忽略。

脑动脉粥样硬化病变可发生于脑血管系统的多个部位，但最多见于从主动脉弓发出的头 – 臂动脉和脑动脉的起始部，在脑动脉中则多见于颈内动脉和椎动脉的起始部。有时在一条动脉上可发生多处病变，例如在颈内动脉起始部和虹吸部都有病变，称为串列病变。故为了全面了解病情，应进行尽可能充分的脑血管造影。脑血管造影目前仍然是诊断脑血管病变的最佳方法，但可能造成栓子脱落形成栓塞，这种危险虽然并不多见，但后果严重。

（二）超声检查

超声检查是一种非侵袭性检查方法。B 型超声二维成像可观察管腔是否有狭窄、斑块和溃疡；波段脉冲多普勒超声探测可测定颈部动脉内的峰值频率和血流速度，可借以判断颈内动脉狭窄的程度。残余管腔愈小其峰值频率愈高，血流速度也愈快。经颅多普勒超声（transcranial Dopplerultrasonography，TCD）可探测颅内动脉的狭窄，如颈内动脉颅内段、大脑中动脉、大脑前动脉和大脑后动脉主干的狭窄。

多普勒超声还可探测眶上动脉血流的方向，借以判断颈内动脉的狭窄程度或闭塞。眶上动脉和滑车上动脉是从颈内动脉的分支眼动脉分出的，正常时其血流方向是向上的，当颈内动脉狭窄或闭塞时，眶上动脉和滑车上动脉的血流可明显减低或消失。如眼动脉发出点近侧的颈内动脉闭塞时，颈外动脉的血可通过这两条动脉逆流入眼动脉，供应闭塞处远侧的颈内动脉，用方向性多普勒（directional Doppler）探测此 2 条动脉的血流方向，可判断颈内动脉的狭窄或闭塞。但这种方法假阴性很多，因此只能作为参考。

（三）磁共振血管造影（magnetic resonanceangiography，MRA）

MRA 也是一种非侵袭性检查方法。可显示颅内外脑血管影像，根据"北美症状性颈动脉内膜切除试验研究"（North American symptomatic carotid end-arterectomy trial，NASCET）的分级标准，管腔狭窄 10% ~ 69% 者为轻度和中度狭窄，此时 MRA 片上显示动脉管腔虽然缩小，但血流柱的连续性依然存在。

管腔狭窄 70% ~ 95% 者为重度狭窄，血流柱的信号有局限性中断，称为"跳跃征"（skip sign）。管腔狭窄 95% ~ 99% 者为极度狭窄，在信号局限性中断以上，血流柱很纤细甚至不能显示，称为"纤细征"（slim sign）。目前在 MRA 像中尚难可靠地区分极度狭窄和闭塞，MRA 的另一缺点是难以显示粥样硬化的溃疡。

文献报道 MRA 在诊断颈总动脉分叉部重度狭窄（> 70%）的可靠性为 85% ~ 92%。与脑血管造影相比，MRA 对狭窄的严重性常估计过度，由于有这样的缺点，故最好与超声探测结合起来分析，这样与脑血管造影的符合率可大为提高。如果 MRA 与超声探测的结果不相符，则应行脑血管造影。

（四）CT 脑血管造影（CTA）

静脉注入 100 ~ 150 mL 含碘造影剂，然后用螺旋 CT 扫描和三维重建，可用以检查颈动脉的病变，与常规脑血管造影的诊断符合率可达 89%。其缺点是难以区分血管腔内的造影剂与血管壁的钙化，因而对狭窄程度的估计不够准确。

（五）眼球气体体积扫描法

眼球气体体积扫描法（oculopneumoplethysmography，OPE-Gee）是一种间接测量眼动脉收缩压的技术。眼动脉的收缩压反映颈内动脉远侧段的血压。当眼动脉发出点近侧的颈内动脉管径狭窄程度达到 75% 时，其远侧颈内动脉血压即下降，而该侧的眼动脉压也随之下降。同时测量双侧的眼动脉压可以发现病侧颈内动脉的严重狭窄。如果两侧眼动脉压相差在 0.7 kPa（5 mmHg）以上，表示病侧眼动脉压已有下降。

（六）局部脑血流量测定

测定 rCBF 的方法有吸入法、静脉法和动脉内注入法，以颈内动脉注入法较为准确。将 2mCi（1Ci=3.7×10^{10} Bq）的 13 氙（^{133}Xe）溶于 3 ~ 5 mL 生理盐水内，直接注入颈内动脉，然后用 16 个闪烁计数器探头放在注射侧的头部不同部位，每 5 min 记录 1 次，根据测得的数据，就可计算出各部位的局部脑血流量。吸入法和静脉注入法因核素"污染"颅外组织而影响其准确性。

rCBF 检查可提供两方面的资料：①可确定脑的低灌注区的精确部位，有助于选择供应该区的动脉作为颅外 – 颅内动脉吻合术的受血动脉。②测定低灌注区的 rCBF 水平，可以估计该区的脑组织功能是否可以通过提高 rCBF 而得以改善。有助于选择可行血管重建术的患者和估计手术的效果。

五、治疗要领

治疗脑动脉闭塞性疾病的外科方法很多，包括球囊血管成形术、狭窄处补片管腔扩大术、动脉内膜切除术、头 – 臂动脉架桥术、颅外 – 颅内动脉吻合术、大网膜移植术以及几种方法的联合等。现就其主要方法作简要介绍。

（一）头 – 臂动脉架桥术

适合颈胸部大动脉的狭窄或闭塞引起的脑缺血。架桥的方式有多种，应根据动脉闭塞的不同部位来设计。常用术式包括：颈总 – 颈内动脉架桥、锁骨下 – 颈内动脉架桥、主动脉 – 颈总动脉架桥、椎动脉 – 颈总动脉架桥、主动脉 – 颈内和锁骨下动脉架桥、主动脉 – 颈总和颈内动脉架桥、锁骨下 – 颈总动脉架桥、锁骨下 – 锁骨下动脉架桥等。架桥所用的材料为涤纶（dacron）或聚四氟乙烯（teflon）制成的人造血管，较小的动脉之间也可用大隐静脉架桥。

（二）颈动脉内膜切除术

动脉内膜切除术（endarterectomy）可切除粥样硬化斑块而扩大管腔，同时可消除产生栓子的来源，经 40 多年的考验，证明是治疗脑缺血疾病有效的外科方法，其预防意义大于治疗意义。1986 年 Quest 估计，美国每年约进行 85 000 例颈动脉内膜切除术。但我国文献中关于颈动脉内膜切除术的资料很少，可能与对此病的认识不足与检查不够充分有关。颈部动脉内膜切除术适用于治疗颅外手术"可以达到"的病变，包括乳突 – 下颌线（从乳突尖端到下颌角的连线）以下的各条脑动脉，其中主要为颈总动脉分叉部。

1. 适应证

手术对象的选择应结合血管病变和临床情况。血管病变：①症状性颈动脉粥样硬化性狭窄大于 70%。②对有卒中高危因素的患者，有症状者狭窄大于 50%，无症状者狭窄大于 60% 的应积极行 CEA。③检查发现颈动脉分叉部粥样硬化斑不规则或有溃疡者。

临床情况：①有 TIA 发作，尤其近期内多次发作者。②完全性卒中患者伴有轻度神经功能缺失者，为改善症状和防止再次卒中。③慢性脑缺血患者，为改善脑缺血和防止发生卒中。④患者有较重的颈动脉狭窄但无症状，因其他疾病须行胸、腹部大手术，为防止术中发生低血压引发脑缺血，术前可行预防性颈内动脉内膜切除术。⑤无症状性血管杂音（asymptomatic bruit）患者，经检查证明颈内动脉管腔狭窄严重（> 80%），而手术医师如能做到将手术死亡率 + 致残率保持在 3% 以下，则应行内膜切除术。正常颈动脉管径为 5 ~ 6 mm，狭窄超过 50% 时即可出现血管杂音，超过 85% 或直径 < 1 ~ 1.5 mm 时杂音消失。

杂音突然消失提示管径极度狭窄。颈内动脉高度狭窄而又不产生症状，有赖于对侧颈动脉和椎动脉的侧支循环，该类患者虽无症状但卒中的危险性却很大。

2. 多发性病变的处理原则

多发性病变指一条动脉有 2 处以上的病变，或两条以上的动脉上都有病变。多发性病变存在手术指征时，应遵循以下原则：①双侧颈动脉狭窄，仅一侧发生 TIA，不管该侧颈动脉狭窄程度如何，先行该侧手术。②双侧颈动脉狭窄，而 TIA 发作无定侧症状，一般归因于后循环供血不足；如一侧颈动脉狭窄 > 50%，先行该侧手术，以便通过 Willis 环增加椎 – 基底动脉的供血，如一侧手术后仍有 TIA 发作，再考虑对侧手术，两次手术至少间隔 4 周。③一侧颈动脉狭窄，对侧闭塞者，TIA 往往与狭窄侧有关，只做狭窄侧手术。④颈内动脉颅内、颅外段均狭窄，先处理近侧的病变，若术后症状持续存在，或颅内段狭窄严重，可考虑颅内 – 颅外架桥。⑤颈动脉、椎动脉均有狭窄，先处理颈动脉的病变，若术后无效，再考虑做椎动脉内膜切除术，或其他改善椎动脉供血的手术。⑥双侧颈动脉狭窄，先处理狭窄较重侧，视脑供血改善情况决定是否处理对侧。⑦两侧颈动脉狭窄程度相等时，先"非主侧"，后"主侧"。"主侧"血流量大，可通过前交通动脉供应对侧。先做非优势半球侧，可增加优势半球的侧支供血，以便下次做优势半球侧时增加阻断血流的安全性。两侧手术应分期进行，相隔时间至少 1 周。⑧颈内动脉闭塞同时有颈外动脉狭窄，疏通颈外动脉后可通过眼动脉增加颈内动脉颅内段的供血。当颈外动脉狭窄超过 50% 时，即有手术指征。

3. 手术禁忌证

①脑梗死的急性期，因重建血流后可加重脑水肿，甚至发生脑内出血。②慢性颈内动脉完全闭塞超过 2 周者，手术使血管再通的成功率和长期通畅率很低。③严重全身性疾病不能耐受手术者，例如心脏病、严重肺部疾病、糖尿病、肾脏病、感染、恶性肿瘤和估计手术后寿命不长者。

4. 手术并发症及防治

（1）心血管并发症：颈动脉狭窄患者多为高龄患者，常合并有冠心病、高血压等心血管疾病。术前应严格筛选，术后严格监测血压、心电图，发现问题，及时处理。

（2）神经系统并发症：术后近期卒中的原因多见于术中术后的微小动脉粥样硬化斑块栓子栓塞、术中阻断颈动脉或术后颈动脉血栓形成而致脑缺血，最严重的为术后脑出血。因而术后应严密观察血压等生命征变化，如有神经症状发生，应立即进行 CT 扫描或脑血管造影，如果是脑内出血或颈动脉闭塞须立即进行手术处理。绝大多数（> 80%）神经系统并发症发生于手术后的 1 ~ 7 d，多因脑栓塞或脑缺血所致。如脑血管造影显示手术部位有阻塞或大的充盈缺损，需再次手术加以清除。如动脉基本正常，则多因脑栓塞所致，应给予抗凝治疗。

（3）切口部血肿：出血来源有软组织渗血及动脉切口缝合不严密漏血，大的血肿可压迫气管，须立即进行止血，紧急情况下可在床边打开切口以减压。

（4）脑神经损伤：手术入路中可能损伤喉上神经、舌下神经、迷走神经、喉返神经或面神经的下颌支，特别是当颈动脉分叉部较高位时，损伤交感神经链可发生 Horner 综合征；手术前应熟悉解剖，手术中分离、电凝、牵拉时应注意避免损伤神经。

（5）补片破裂：多发生于术后 2 ~ 7 d，突然颈部肿胀、呼吸困难。破裂的补片多取自下肢踝前的大隐静脉，而取自大腿或腹股沟部的静脉补片则很少破裂。静脉补片不宜过宽，在未牵张状态下其宽度不要超过 3 ~ 4 mm。

（6）高灌注综合征：长期缺血使脑血管极度扩张，内膜切除后血流量突然增加而脑血管的自动调节功能尚未恢复，以致 rCBF 和血流速度急骤增高，可出现各种神经症状，少数发生脑内血肿，多见于颈动脉严重狭窄的患者，发生率约为 12%。对高度狭窄的患者应行术后 TCD 或 rCBF 监测，如发现高灌注状态，应适当降低血压。

（三）颅外颅内动脉吻合术

颅外颅内动脉吻合术（extracranial intracranial arterialbypass，EIAB）的理论根据是，当颈内动脉或椎 – 基底动脉发生狭窄或闭塞而致脑的血流量减少时，运用颅外 – 颅内动脉吻合技术，使较少发生狭窄或闭塞的颅外动脉（颈外动脉系统）直接向脑内供血，使处于脑梗死灶周围的缺血半暗区和处于所谓艰难灌注区的脑组织得到额外的供血，从而可以改善神经功能，增强脑血管的储备能力，可以增强对再次发生脑栓塞的耐受力。

1. EIAB 的手术适应证

①血流动力学因素引起的脑缺血：颈动脉狭窄或闭塞患者，有 15% 的病变位于颅外手术不可到达

的部位，即位于乳突尖端与下颌角的连线以上的部位，这样的病变不能行颈动脉内膜切除术，但可以造成脑的低灌注状态。此外，多发性动脉狭窄或闭塞也是低灌注状态的原因。低灌注状态经内科治疗无效者是 EIAB 的手术指征。②颅底肿瘤累及颈内动脉，切除肿瘤时不得不牺牲动脉以求完全切除肿瘤者，可在术前或术中行动脉架桥术以免发生脑缺血。③梭形或巨大动脉瘤不能夹闭，须行载瘤动脉结扎或动脉瘤孤立术者。

2. EIAB 的手术方式

常用的手术方式有颞浅动脉－大脑中动脉吻合术（STA-MCA）和脑膜中动脉－大脑中动脉吻合术（MMA-MCA）等。

第二节　颅内血管畸形

颅内血管畸形是脑血管先天发育异常性病变。由于胚胎期脑血管胚芽发育障碍形成的畸形血管团，造成脑局部血管的数量和结构异常，并影响正常脑血流。可发生在任何年龄，多见于 40 岁以前的青年人，占 60%～72%。可见于任何部位，但大脑半球发生率最高，为 45%～80%，8%～18% 在内囊、基底节或脑室；也有国外学者报道脑室内及其周围的血管畸形占所有血管畸形的 8%，发生于颅后窝的血管畸形占 10%～32%。有 6% 为存在 2 个以上同一种病理或不同种病理的多发性颅内血管畸形，有的甚至同时存在十多个互不相连的海绵状血管瘤。

由于颅内血管畸形的临床和病变的多样化，其分类意见亦不同，目前临床主要采用 Russell 和 Rubin-steln 分类方法将颅内血管畸形分为 4 类：①脑动静脉畸形。②海绵状血管瘤。③毛细血管扩张。④脑静脉畸形。这些血管畸形的组成及血管间的脑实质不同。

一、脑动静脉畸形

脑动静脉畸形又称脑血管瘤、血管性错构瘤、脑动静脉瘘等。在畸形的血管团两端有明显的供血输入动脉和回流血的输出静脉。虽然该病为先天性疾病，但大多数患者在若干年后才表现出临床症状，通常 50%～68% 可发生颅内出血，其自然出血率每年为 2%～4%，首次出血的病死率近 10%，致残率更高。其发病率报道不一，美国约为 0.14%，有学者回顾一般尸检和神经病理尸检资料，发现其发病率为 0.35%～1.1%，回顾 4 069 例脑解剖，脑动静脉畸形占 4%。与动脉瘤发病率比较，国外的资料显示脑动静脉畸形比脑动脉瘤少见，综合英美两国 24 个医疗中心收治的脑动静脉畸形和动脉瘤患者的比率是 1：6.5。

（一）病因及发病机制

在胚胎早期原始脑血管内膜胚芽逐渐形成管道，构成原始血管网，分化出动脉和静脉且相互交通，若按正常发育，动静脉之间应形成毛细血管网，如若发育异常，这种原始的动静脉的直接交通就遗留下来而其间无毛细血管网相隔，因无正常的毛细管阻力，血液直接由动脉流入静脉，使动脉内压大幅度下降，可由正常体循环平均动脉压的 90% 降至 45%～62%，静脉因压力增大而扩张，动脉因供血增多而变粗，又有侧支血管的形成和扩大，逐渐形成迂曲缠绕、粗细不等的畸形血管团，血管壁薄弱处扩大成囊状。因畸形血管管壁无正常动静脉的完整性而十分薄弱，在病变部位可有反复的小出血；也由于邻近的脑组织可有小的出血性梗死软化，使病变缺乏支持也容易发生出血，血块发生机化和液化，再出血时使血液又流入此腔内，形成更大的囊腔，病变体积逐渐增大；由于病变内的动静脉畸形管壁的缺欠和薄弱，长期经受增大的血流压力而扩大曲张，甚至形成动脉瘤样改变。这些均构成了动静脉畸形破裂出血的因素。

（二）病理

1. 分布

位于幕上者约占 90%，幕下者约 10%，左右半球的发病率相同。幕上的动静脉畸形大多数累及大脑皮质，以顶叶受累为最多，约占30%，其次是颞叶约占22%，额叶约占21%，顶叶约占10%。脑室、基底节等深部结构受累约占10%，胼胝体及其他中线受累者占4%～5%。幕上病变多由大脑中动脉和大脑前动脉供血，幕下者多由小脑上动脉供血或小脑前下动脉或后下动脉供血。

2. 大小和形状

脑动静脉畸形的大小差别悬殊，巨大者直径可达10cm以上，可累及整个大脑半球，甚至跨越中线；微小者直径在1cm以下，甚至肉眼难以发现，脑血管造影不能显示。畸形血管团的形状不规则，血管管径粗细不等，有时细小，有时极度扩张、扭曲，甚至走行迂曲呈螺旋状。大多数表现为卵圆形、球形或葡萄状，约有40%的病例表现出典型形状，为圆锥形或楔形。畸形的血管团一般成楔形分布，尖端指向脑室壁。

3. 形态学

脑动静脉畸形是一团发育异常的，由动脉、静脉及动脉化的静脉组成的血管团，无毛细血管存在，病变区内存在胶质样变的脑组织是其病理特征之一。镜下见血管壁厚薄不等，偶有平滑肌纤维多无弹力层。

血管内常有血栓形成或机化及钙化，并可伴有炎性反应。血管内膜增生肥厚，有的突向管腔内，使之部分堵塞。内弹力层十分薄弱甚至缺失，中层厚薄不一。血管壁上常有动脉硬化样斑块及机化的血凝块，有的血管可扩张成囊状。静脉可有纤维变或玻璃样变而增厚，但动静脉常难以区别。

病变血管破裂可发生蛛网膜下隙出血、脑内或脑室内出血，常形成脑内血肿，偶可形成硬膜下血肿。因多次反复的小出血，病变周围有含铁血黄素沉积使局部脑组织发黄，邻近的甚至较远的脑组织因缺血营养不良可有萎缩，局部脑室可扩大；颅后窝病变可致导水管或第四脑室阻塞产生梗阻性脑积水。

（三）临床分级

脑动静脉畸形差异很大，其大小、部位、深浅及供血动脉和引流静脉均各不相同。为便于选择手术对象、手术方式、估计预后及比较手术治疗的优劣，临床上将动静脉畸形进行分级，常用的分级方法有以下几种：

Spetzler分级法从3个方面对脑动静脉畸形评分，共分5级：①根据畸形团大小评分。②根据畸形团所在部位评分。③根据引流静脉的引流方式评分。将3个方面的评分相加即为相应级别，表4-1。

表4-1　Spetzler-Martin的脑动静脉畸形的分级记分表

AVM的大小	计分	AVM部位	计分	引流静脉	计分
小型（最大径＜3 cm）	1	非功能区	0	仅浅静脉	0
中型（最大径3～6 cm）	2	功能区	1	仅深静脉	1
大型（最大径＞6 cm）	3				

（四）临床表现

绝大多数脑动静脉畸形患者可表现出头痛、癫痫和出血的症状，也有根据血管畸形所在的部位表现出相应的神经功能障碍者；少数患者因血管畸形较小或是隐性而不表现出任何症状，往往是在颅内出血后被诊断，也有是在查找癫痫原因时被发现。

1. 颅内出血

颅内出血是脑动静脉畸形最常见的症状，约50%的患者为首发症状，一般多发生在30岁以下年龄较轻的患者，高峰年龄较动脉瘤早，为15～20岁。为突然发病，多在体力活动或情绪激动时发生，也有在日常活动及睡眠中发生者。表现为剧烈头痛、呕吐，甚至意识不清，有脑膜刺激症状，大脑半球病变常有偏瘫或偏侧感觉障碍、偏盲或失语；颅后窝病变可表现有共济失调、眼球震颤、眼球运动障碍及长传导束受累现象。颅内出血除表现为蛛网膜下隙出血外，可有脑内出血、脑室内出血，少数可形成硬膜下血肿。较大的脑动静脉畸形出血量多时可引起颅压升高导致脑疝而死亡。出血可反复发生，约50%以上患者出血2次，30%以上出血3次，20以上%出血4次以上，最多者可出血十余次，再出血的病死率为12%～20%。

再出血时间的间隔，少数患者在数周或数月，多数在1年以上，有者可在十几年以后发生，平均为

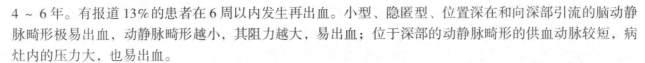

4～6年。有报道13%的患者在6周以内发生再出血。小型、隐匿型、位置深在和向深部引流的脑动静脉畸形极易出血，动静脉畸形越小，其阻力越大，易出血；位于深部的动静脉畸形的供血动脉较短，病灶内的压力大，也易出血。

与颅内动脉瘤比较，脑动静脉畸形出血的特点是出血年龄早、出血程度轻、早期再出血发生率低，出血后发生脑血管痉挛较一般动脉瘤轻，出血危险程度与年龄、畸形血管团大小及部位有关。

2. 癫痫

癫痫也是脑动静脉畸形的常见症状，发生率为28%～64%，其发生率与脑动静脉畸形的大小、位置及类型有关，位于皮质的大型脑动静脉畸形及呈广泛毛细血管扩张型脑动静脉畸形的发生率高。癫痫常见于30岁以上年龄较大的患者，约有半数患者为首发症状，在一部分患者为唯一症状。癫痫也可发生在出血时，以额、顶叶动静脉畸形多见。病程长者抽搐侧的肢体逐渐出现轻瘫并短小细瘦。癫痫的发作形式以部分性发作为主，有时具有 Jackson 型癫痫的特征。动静脉畸形位于前额叶者常发生癫痫大发作，位于中央区及顶叶者表现为局灶性发作或继发性全身大发作，颞叶病灶表现为复杂性、部分性发作，位于外侧裂者常出现精神运动性发作。癫痫发生的原因主要是由于脑动静脉畸形的动静脉短路，畸形血管团周围严重盗血，使脑局部出现淤血性缺血，脑组织缺血乏氧所引起；另外，动静脉短路血流对大脑皮质的冲击造成皮质异常放电，也可发生癫痫；由于出血或含铁血黄素沉着使病变周围神经胶质增生形成致病灶；畸形血管的点燃作用尤其是颞叶可伴有远隔处癫痫病灶。

3. 头痛

约60%的患者有长期头痛的病史，16%～40%为首发症状，可表现为偏头痛局灶性头痛和全头痛，头痛的部位与病灶无明显关系，头痛的原因与畸形血管扩张有关。当动静脉畸形破裂时头痛变得剧烈且伴有呕吐。

4. 神经功能障碍

约40%的患者可出现进行性神经功能障碍，其中10%者为首发症状。表现的症状由血管畸形部位、血肿压迫、脑血循环障碍及脑萎缩区域而定。主要表现为运动或感觉性障碍，位于额叶者可有偏侧肢体及颜面肌力减弱，优势半球可发生语言障碍；位于颞叶者可有幻视、幻嗅、听觉性失语等；顶枕叶者可有皮质性感觉障碍、失读、失用、偏盲和空间定向障碍等；位于基底结者常见有震颤、不自主运动、肢体笨拙，出血后可发生偏瘫等；位于脑桥及延髓的动静脉畸形可有锥体束征、共济失调、听力减退、吞咽障碍等脑神经麻痹症状，出血严重者可造成四肢瘫痪、角弓反张、呼吸障碍等。神经功能障碍的原因主要与下列因素有关：①脑盗血（动静脉畸形部位邻近脑区的动脉血流向低压的畸形区，引起局部脑缺血称为脑盗血）引起短暂脑缺血发作，多见于较大的动静脉畸形，往往在活动时发作，其历时短暂，但随着发作次数的增加，持续时间加长，瘫痪程度也加重。②由于脑盗血或血液灌注不充分所致的缺氧性神经细胞死亡，以及伴有的脑水肿或脑萎缩引起的神经功能障碍，见于较大的动静脉畸形，尤其当病变有部分血栓形成时，这种瘫痪持续存在并进行性加重，有时疑为颅内肿瘤。③出血引起的神经功能障碍症状，可因血肿的逐渐吸收而减轻甚至完全恢复正常。

5. 颅内杂音

颅内血管吹风样杂音占脑动静脉畸形患者的2.4%～38%，患者感觉自己脑内及头皮上有颤动及杂音，但别人听不到，只有动静脉畸形体积较大且部位较浅时，才能在颅骨上听到收缩期增强的连续性杂音。

横窦及乙状窦的动静脉畸形可有颅内血管杂音。主要发生在颈外动脉系统供血的硬脑膜动静脉畸形，压迫同侧颈动脉杂音减弱，压迫对侧颈动脉杂音增强。

6. 智力减退

可呈现进行性智力减退，尤其在巨大型动静脉畸形患者，因严重的脑盗血导致脑的弥漫性缺血和脑的发育障碍。也有因频繁的癫痫发作使患者受到癫痫放电及抗癫痫药物的双重抑制造成智力减退。轻度的智力减退在切除动静脉畸形后可逆转，较重者不易恢复。

7. 眼球突出

位于额叶或颞叶、眶内及海绵窦者可有眼球突出。

8. 其他症状

动静脉畸形引流静脉的扩张或其破裂造成的血肿、蛛网膜下隙或脑室内出血，均可阻塞脑脊液循环通路而引起脑水肿，出现颅内压增高的表现。脑干动静脉畸形可引起复视。在婴儿及儿童中，因颅内血循环短路，可有心力衰竭，尤其是病变累及大脑大静脉者，心衰甚至可能是唯一的临床症状。

（五）实验室检查

1. 脑脊液

出血前多无明显改变，出血后颅内压大多在 14.4 ~ 28.8 mmHg，脑脊液呈血性。

2. 脑电图

多数患者有脑电图异常，发生在病变同侧者占 70% ~ 80%，如对侧血流紊乱缺血时，也可表现异常；因盗血现象，有时一侧大脑半球的动静脉畸形可表现出双侧脑电图异常；深部小的血管畸形所致的癫痫用立体脑电图可描记出准确的癫痫灶。脑电图异常主要表现为局限性的不正常活动，包括 α 节律的减少或消失，波率减慢，波幅降低，有时出现弥漫性 θ 波，与脑萎缩或脑退行性改变的脑电图相似；脑内血肿者可出现局灶性 β 波；幕下动静脉畸形可表现为不规则的慢波；约一半有癫痫病史的患者表现有癫痫波形。

3. 核素扫描

一般用 99mTc 或 Hg 做闪烁扫描连续摄像，90% ~ 95% 的幕上动静脉畸形出现阳性结果，可做定位诊断。直径在 2 mm 以下的动静脉畸形不易发现。

（六）影像学检查

1. 头颅 X 线平片

有异常发现者占 22% ~ 40%，表现为病灶部位钙化斑、颅骨血管沟变深加宽等，颅底平片有时可见破裂孔或棘孔扩大。颅后窝动静脉畸形致梗阻性脑积水者可显示有颅内压增高的现象。出血后可见松果体钙化移位。

2. 脑血管造影

蛛网膜下隙出血或自发性脑内血肿应进行脑血管造影或磁共振血管造影（MRA），顽固性癫痫及头痛提示有颅内动静脉畸形的可能，也应行脑血管造影或 MRA。通过造影可显示畸形血管团的部位、大小及其供血动脉有无动脉瘤和引流静脉数量、方向及有无静脉瘤样扩张，畸形团内有否伴有动静脉瘘及瘘口的大小，对血管畸形的诊断和治疗具有决定性的作用，但仍有约 11% 的患者因其病变为小型或隐型，或已被血肿破坏或为血栓所闭塞而不能被脑血管造影发现。

一般小的动静脉畸形进行一侧颈动脉造影或一侧椎动脉造影，可显示出其全部供血动脉及引流静脉；大的动静脉畸形应行双侧颈动脉及椎动脉造影，可以了解全部供血动脉、引流静脉和盗血情况，必要时可进行超选择性供血动脉造影以了解其血管结构和硬脑膜动脉供血情况。颞部动静脉畸形常接受大脑中动脉、后动脉及脉络膜前的供血，故该处的动静脉畸形应同时做颈动脉及椎动脉造影。额叶动静脉畸形常为双侧颈内动脉供血；顶叶者多为双侧颈内动脉及椎动脉系统供血，故应行全脑血管造影。实际上为了显示脑动静脉畸形的血流动力学改变，发现多发性病灶或其他共存血管性病变，对脑动静脉畸形患者均应进行全脑血管造影。三维脑血管造影能更清楚地显示动脉与回流静脉的位置，对指导术中夹闭病灶血管十分有利；数字减影血管造影可消除颅骨对脑血管的遮盖，能更清楚地显示出供血动脉与引流静脉及动静脉畸形的细微结构。三维数字减影血管造影能进行水平方向的旋转，具有较好的立体感，有利于周密地设计手术切除方案。该方法尤其适用于椎－基底动脉系统和硬脑膜动静脉畸形的观察，也可用于检查术后的血管分布情况及手术切除的程度。

脑动静脉畸形的脑动脉造影影像是最具特征性的。在动脉期摄片上可见到一团不规则的扭曲的血管团，有一根或数根粗大的供血动脉，引流静脉早期出现于动脉期摄片上，扭曲扩张导入颅内静脉窦。半数以上的动静脉畸形还可显示出深静脉和浅静脉的双向引流。病变远侧的脑动脉不充盈或充盈不良。如不伴有较大的脑内血肿，一般脑动静脉畸形不引起正常脑血管移位。因脑动静脉畸形的动脉血不经过毛细血管网而直接进入静脉系统，故经动脉注射造影剂后立刻就能见到引流静脉。由于大量的动静脉分流，使上矢状窦、直窦或横窦内血流大量淤积而使皮质静脉淤滞，造影剂可向两侧横窦或主要向一侧横窦引流。大的动静脉畸形常有一侧或两侧横窦管径的扩大；脑膜或脑膜脑动静脉畸形，横窦扩大甚至可扩大几倍；脑动静脉畸形的血管管壁薄，在血流的压力下易于扩张，引流静脉扩张最明显，甚至局部可形成静脉瘤，静脉窦也有极度扩大。

在超选择性血管造影见到畸形血管的结构是：①动脉直接输入血管团。②动脉发出分支输入病灶。③与血流有关的动脉扩张形成动脉瘤。④不在动静脉畸形供血动脉上的动脉瘤。⑤动静脉瘘。⑥病灶内的动脉扩张形成动脉瘤。⑦病灶内的静脉扩张形成静脉瘤。⑧引流静脉扩张。

3. CT 扫描

虽然不像血管造影能显示病变的全貌，但可同时显示脑组织和脑室的改变，亦可显示血肿的情况，有利于发现较小的病灶和定位诊断。无血肿者 CT 平扫表现出团状聚集或弥漫分布的蜿蜒状及点状密度增高影，其间为正常脑密度或小囊状低密度灶，增强后轻度密度增高的影像则更清楚；病灶中高密度处通常是局灶性胶质增生、新近的出血、血管内血栓形成或钙化所引起；病灶中的低密度表示小的血肿吸收或脑梗死后所遗留的空腔、含铁血黄素沉积等；病灶周围可有脑沟扩大等局限性脑萎缩的表现，颅后窝可有脑积水现象。有血肿者脑室可受压移位，如出血破入脑室则脑室内呈高密度影像；新鲜血肿可掩盖血管畸形的影像而难以辨认，应注意观察血肿旁的病变影像与血肿的均匀高密度影像不同，有时血肿附近呈现蜿蜒状轻微高密度影，提示可能有动静脉畸形；也有报道血肿边缘呈弧形凹入或尖角形为动静脉畸形血肿的特征。血肿周围表现出程度不同的脑水肿；动静脉畸形引起的蛛网膜下隙出血，血液通常聚集在病灶附近的脑池。如不行手术清除血肿，经 1 ~ 2 个月后血肿自行吸收而形成低密度的囊腔。

4. MRI 及 MRA

MRI 对动静脉畸形的诊断具有绝对的准确性，对畸形的供血动脉、血管团、引流静脉、出血、占位效应、病灶与功能区的关系均能明确显示，即使是隐性脑动静脉畸形往往也能显示出来。主要表现是圆形曲线状、蜂窝状或葡萄状血管流空低信号影，即动静脉畸形中的快速血流在 MRI 影像中显示为无信号影，而病变的血管团、供血动脉和引流静脉清楚地显示为黑色。

动静脉畸形的高速血流血管在磁共振影像的 T1 加权像和 T2 加权像上都表现为黑色，回流静脉因血流缓慢在 T1 加权像表现为低信号，在 T2 加权像表现为高信号；畸形血管内有血栓形成时，T1 和 T2 加权像都表现为白色的高信号，有颅内出血时也表现为高信号，随着出血时间的延长 T1 加权像上信号逐渐变成等或低信号，T2 加权像上仍为高信号；钙化部位 T1 和 T2 加权像上看不到或是低信号。磁共振血管造影不用任何血管造影剂便能显示脑的正常和异常血管、出血及缺血等，能通过电子计算机组合出全脑立体化的血管影像，对蛛网膜下隙出血的患者是否进行脑血管造影提供了方便。

5. 经颅多普勒超声（TCD）

经颅多普勒超声是运用定向微调脉冲式多普勒探头直接记录颅内一定深度血管内血流的脉波，经微机分析处理后计算出相应血管血流波形及收缩期血流速度、舒张期血流速度、平均血流速度及脉搏指数。

通过颞部探测大脑中动脉、颈内动脉末端、大脑前动脉及大脑后动脉；通过枕骨大孔探测椎动脉、基底动脉和小脑后下动脉；通过眼部探测眼动脉及颈内动脉虹吸部。正常人脑动脉血流速度从快到慢的排列顺序是大脑中动脉、大脑前动脉、颈内动脉、基底动脉、大脑后动脉、椎动脉、眼动脉、小脑后下动脉。随着年龄的增长血流速度减慢；脑的一侧半球有病变则两个半球的血流速度有明显差异，血管痉挛时血流速度加快，血管闭塞时血流速度减慢，动静脉畸形时供血动脉的血流速度加快。术中利用多普勒超声帮助确定血流方向和动静脉畸形血管结构类型，区分动静脉畸形的流入和流出血管，深部动静脉畸形的定位，动态监测动静脉畸形输入动脉的阻断效果和其血流动力学变化，有助于避免术中因血流动力学变化所引起的正常灌注压突破综合征等并发症。经颅多普勒超声与 CT 扫描或磁共振影像结合有助于脑动静脉畸形的诊断。

（七）诊断与鉴别诊断

1. 诊断

年轻人有突然自发性颅内出血者多应考虑此病，尤其具有反复发作性头痛和癫痫病史者更应高度怀疑脑动静脉畸形的可能；听到颅内血管杂音而无颈内动脉海绵窦瘘症状者，大多可确定为此病。CT 扫描和经颅多普勒超声可提示此病，协助确诊和分类，而选择性全脑血管造影和磁共振成像是明确诊断和研究本病的最可靠依据。

2. 应注意与下列疾病相鉴别

（1）海绵状血管瘤：是年轻人反复发生蛛网膜下隙出血的常见原因之一，出血前无任何症状和体征，出血后脑血管造影也无异常影像，CT 扫描图像可显示有蜂窝状的不同密度区，其间杂有钙化灶，增强后病变区密度可略有增高，周围组织有轻度水肿，但较少有占位征象，见不到增粗的供血动脉或扩大而早期显影的引流静脉。磁共振影像的典型表现为 T2 加权像上病灶呈现网状或斑点状混杂信号或高信号，其周围有一均匀的为含铁血黄素沉积所致的环形低信号区，可与脑动静脉畸形做出鉴别。

（2）血供丰富的胶质瘤：因可并发颅内出血，故须与脑动静脉畸形鉴别。该病为恶性病变，病情发展快、病程短，出血前已有神经功能缺失和颅内压增高的症状；出血后症状迅速加重，即使在出血不明显的情况下，神经功能障碍的症状也很明显，并日趋恶化。脑血管造影中虽可见有动静脉之间的交通与早期出现的静脉，但异常血管染色淡、管径粗细不等，没有增粗的供血动脉，引流静脉也不扩张迂曲，有较明显的占位征象。

（3）转移癌：绒毛膜上皮癌、黑色素瘤等常有蛛网膜下隙出血，脑血管造影中可见有丰富的血管团，有时也可见早期静脉，易与脑动静脉畸形混淆。但血管团常不如动静脉畸形那么成熟，多呈不规则的血窦样，病灶周围水肿明显且常伴有血管移位等占位征象。转移癌患者多数年龄较大，病程进展快。常可在身体其他部位找到原发肿瘤，以做鉴别。

（4）脑膜瘤：有丰富血供的血管母细胞性脑膜瘤的患者，有抽搐、头痛及颅内压增高的症状。脑血管造影可见不正常的血管团，其中夹杂有早期的静脉及动静脉瘘成分，但脑膜瘤占位迹象明显，一般没有增粗的供血动脉及迂曲扩张的引流静脉，供血动脉呈环状包绕于瘤的周围。CT 扫描图像可显示明显增强的肿瘤，边界清楚，紧贴于颅骨内面，与硬脑膜黏着，表面颅骨有被侵蚀现象。

（5）血管母细胞瘤：好发于颅后窝、小脑半球内，其血供丰富易出血，须与颅后窝动静脉畸形鉴别。血管母细胞瘤多呈囊性，瘤结节较小位于囊壁上。脑血管造影中有时可见扩张的供血动脉和扩大的引流静脉，但较少见动静脉畸形那样明显的血管团。供血动脉多围绕在瘤的周围。CT 扫描图像可显示有低密度的囊性病变，增强的肿瘤结节位于囊壁的一侧，可与动静脉畸形区别。但巨大的实质性的血管母细胞瘤鉴别有时比较困难。血管母细胞瘤有时可伴有血红细胞增多症及血红蛋白的异常增高，在动静脉畸形中从不见此种情况。

（6）颅内动脉瘤：是引起蛛网膜下隙出血的常见原因，其严重程度大于动静脉畸形的出血，发病年龄较大，从影像学上很容易鉴别。应注意有时动静脉畸形和颅内动脉瘤常并存。

（7）静脉性脑血管畸形：常引起蛛网膜下隙出血或脑室出血，有时有颅内压增高的征象。有时在四叠体部位或第四脑室附近可阻塞导水管或第四脑室而引起阻塞性脑积水。在脑血管造影中没有明显的畸形血管团显示，仅可见一根增粗的静脉带有若干分支，状似伞形样。CT 扫描图像可显示能增强的低密度病变，结合脑血管造影可做出鉴别诊断。

（8）Moyamoya 病：症状与动静脉畸形类似。脑血管造影的特点是可见颈内动脉和大脑前、中动脉起始部有狭窄或闭塞，大脑前、后动脉有逆流现象，脑底部有异常血管网，有时椎 - 基底动脉系统也可出现类似现象，没有早期显影的扩大的回流静脉，可与动静脉畸形鉴别。

（八）治疗

脑动静脉畸形的治疗目标是使动静脉畸形完全消失并保留神经功能。治疗方法有显微手术、血管内栓塞、放射治疗，各有其特定的适应证，相互结合可以弥补各自的不足，综合治疗是治疗动静脉畸形的趋势。综合治疗可分为：①栓塞（或放疗）+ 手术。②栓塞（或手术）+ 放疗。③栓塞 + 手术 + 放疗。不适合手术者可行非手术疗法。

1. 手术治疗

（1）脑动静脉畸形全切除术：仍是最合理的根治方法，即杜绝了出血的后患，又除去了脑盗血的根源，应作为首选的治疗方案。适用于 1～3 级的脑动静脉畸形，对于 4 级者因切除的危险性太大，不宜采用，3 级与 4 级间的病例应根据具体情况决定。

（2）供血动脉结扎术：适用于 3～4 级和 4 级脑动静脉畸形及其他不能手术切除但经常反复出血者。可使供血减少，脑动静脉畸形内的血流减慢，增加自行血栓形成的机会，并减少盗血量。但因这种手术方式没有完全消除动静脉之间的沟通点，所以在防止出血及减少盗血方面的疗效不如手术切除方式，只能作为一种姑息性手术或作为巨大脑动静脉畸形切除术中的前驱性手术时应用。

2. 血管内栓塞

由于栓塞材料的完善及介入神经放射学的不断发展，血管内栓塞已成为治疗动静脉畸形的重要手段。

对于大型高血流量的脑动静脉畸形；部分深在的重要功能区的脑动静脉畸形；供血动脉伴有动脉瘤；畸形团引流静脉细小屈曲使引流不畅，出血可能性大；高血流量动静脉畸形伴有静脉瘘，且瘘口较多或较大者，均可实施血管内栓塞的治疗。栓塞方法可以单独应用，也可与手术切除及其他方法合用。

3. 立体定向放射治疗

立体定向放射治疗是在立体定向手术基础上发展起来的一种新的治疗方法。该方法利用先进的立体定向技术和计算机系统，对颅内靶点使用 1 次大剂量窄束电离射线，从多方向、多角度精确的聚集于靶点上，引起放射生物学反应而达到治疗疾病的目的。因不用开颅，又称为非侵入性治疗方法。常用的方法有 γ-刀、X-刀和直线加速器。立体定向放射治疗适用于：①年老体弱合并有心、肝、肺、肾等其他脏器疾病，凝血机制障碍，不能耐受全麻开颅手术。②动静脉畸形直径 < 3 cm。③病变位于丘脑、基底节、边缘系统和脑干等重要功能区不宜手术，或位于脑深部难以手术的小型动静脉畸形。④仅有癫痫、头痛或无症状的动静脉畸形。⑤手术切除后残留的小部分畸形血管。⑥栓塞治疗失败或栓塞后的残余部分。

4. 综合治疗

（1）血管内栓塞治疗后的显微手术治疗（栓塞＋手术）：手术前进行血管内栓塞有如下优点：①可使畸形团范围缩小，血流减少，盗血程度减轻，术中出血少，易分离，利于手术切除。②可消除动静脉畸形深部供血动脉和在手术中较难控制的深穿支动脉，使一部分认为难以手术的病例能进行手术治疗。③对并发畸形团内动脉瘤反复出血者，能闭塞动脉瘤，防止再出血。④对大型动静脉畸形伴有顽固性癫痫或进行性神经功能障碍者有较好的控制作用。⑤术前分次栓塞可预防术中及术后发生正常灌注压突破（NPPB）。采用术前栓塞可明显提高治愈率，降低致残率和病死率。一般认为栓塞后最佳手术时机是最后一次栓塞后 1～2 周，也有报道对大型动静脉畸形采用分次栓塞并且在最后一次栓塞的同时开始手术。

（2）放射治疗后的显微手术治疗（放疗＋手术）：术前进行放疗的优点：①放疗后可形成血栓，体积缩小，使残余动静脉畸形易于切除。②放疗后动静脉畸形血管减少，术中出血少，易于操作，改善手术预后。③放疗后可把大型复杂的动静脉畸形转化成较简单的动静脉畸形，易于手术，提高成功率。④放疗可闭塞难以栓塞的小血管，留下大的动静脉瘘可采用手术和（或）栓塞治疗。

（3）血管内治疗后的放射治疗（栓塞＋放疗）：放疗前栓塞的优点：①使动静脉畸形范围缩小，从而减少放射剂量，减轻放疗的边缘效应且不增加出血的危险。②可闭塞并发的动脉瘤，减少了放疗观察期间和动静脉畸形血栓形成期间再出血的概率。③可闭塞对放疗不敏感的动静脉畸形伴发的大动静脉瘘。

（4）显微手术后的放射治疗（手术＋放疗）：对大型复杂的动静脉畸形可先行手术切除位于浅表的动静脉畸形，然后再对深部、功能区的动静脉畸形进行放疗，可提高其治愈率，并可防止一次性切除巨大动静脉畸形发生的正常灌注压突破。

（5）栓塞＋手术＋放疗的联合治疗：对依靠栓塞和（或）手术不能治愈的动静脉畸形可用联合治疗的方法。

5. 自然发展

如对动静脉畸形不给予治疗，其发展趋势有以下几种。

（1）自行消失或缩小：该情况极为罕见，多因自发血栓形成使动静脉畸形逐渐缩小。主要见于年龄大、病灶小、单支或少数动脉供血的动静脉畸形，但无法预测哪一个病例能有此归宿，故仍须施行适合的治疗方法。

（2）保持相对稳定：动静脉畸形在一段时间内不增大也不缩小，临床上亦无症状，但在若干年后仍破裂出血。

（3）不再显影：第一次出血恢复后不再发生出血，脑血管造影也不显影。主要由于动静脉畸形小，出血引起局部组织坏死使动静脉畸形本身破坏，或是颅内血肿压迫使畸形区血流减少，导致广泛性血栓形成而致。

（4）增大并反复破裂出血：这是最常见的一种结局。随着脑盗血量的不断增多，动静脉畸形逐渐增大并反复出血，增加致残率和病死率。一般认为 30 岁以下年轻患者的动静脉畸形易于增大，故应手术切除，一方面可预防动静脉畸形破裂，另一方面可预防其进行性增大所导致的神经功能损害，更重要的是不会失去手术治疗的机会，因为病灶增大使那些原本能手术切除的动静脉畸形变得不能切除了。

二、硬脑膜动静脉畸形

硬脑膜动静脉畸形是指单纯硬脑膜血管，包括供血动脉、畸形团和引流静脉异常，多与硬脑膜动静脉瘘同时存在，常侵犯侧窦（横窦及乙状窦）和海绵窦，也有位于直窦区者。约占颅内动静脉畸形的 12%。硬脑膜动静脉畸形可分为两种，即静脉窦内动静脉畸形和静脉窦外动静脉畸形，以第一种多见。

（一）病因及发病机制

可能与以下因素有关：①体内雌激素水平改变：致使血管弹性降低，脆性增加，扩张迂曲，由于血流的冲击而容易形成畸形血管团，所以女性发病率高。②静脉窦炎及血栓形成。正常情况下脑膜动脉终止于窦壁附近，发出许多极细的分支营养窦壁硬膜并与静脉有极为丰富的网状交通，当发生静脉窦炎和形成血栓时，静脉回流受阻，窦内压力增高，可促使网状交通开放而形成硬脑膜动静脉畸形。③外伤、创伤、感染：颅脑外伤、开颅手术创伤、颅内感染等，可致静脉窦内血栓形成，发展成硬脑膜动静脉畸形或是损伤静脉窦附近的动脉及静脉，造成动静脉瘘。④先天性因素：血管肌纤维发育不良，血管弹性低易扩张屈曲形成畸形团。有学者报道，在妊娠 5～7 周时子宫内环境出现损害性改变，可致结缔组织退变造成起源血管异常而发生硬脑膜动静脉畸形。

（二）临床表现

1. 搏动性耳鸣及颅内血管杂音

血管杂音与脉搏同步，呈轰鸣声。病灶接近岩骨时搏动性耳鸣最常见，与乙状窦和横窦有关的颅后窝硬脑膜动静脉畸形的患者约 70% 有耳鸣，与海绵窦有关的硬脑膜动静脉畸形中，耳鸣约占 42%。有耳鸣的患者中约 40% 可听到杂音，瘘口小，血流量大者杂音大。

2. 颅内出血

占 43%～74%，多由粗大迂曲壁薄的引流静脉破裂所致，尤其是扩张的软脑膜静脉。颅前窝及小脑幕的动静脉畸形常引流到硬脑膜下的静脉，易发生出血，可形成蛛网膜下隙出血、硬脑膜下出血、脑内血肿。

3. 头痛

多为钝痛或偏头痛，也有持续性剧烈的搏动性头痛者，在活动、体位变化或血压升高时加重。海绵窦后下方区的硬脑膜动静脉畸形尚可引起三叉神经痛。其原因主要有：①静脉回流受阻、静脉窦压力增高、脑脊液循环不畅使颅内压增高。②扩张的硬脑膜动静脉对硬脑膜的刺激。③小量硬脑膜下或蛛网膜下出血刺激脑膜。④病变压迫三叉神经半月节。⑤向皮质静脉引流时脑血管被牵拉。

4. 颅内压增高

其原因有：①动静脉短路使静脉窦压力增高，脑脊液吸收障碍和脑脊液压力增高。②反复少量的出血造成脑膜激发性反应。③静脉窦血栓形成造成静脉窦内压力增高。④曲张的静脉压迫脑脊液循环通路，约 4% 的患者有梗阻性脑积水，有 3% 的患者有视盘水肿和继发性视神经萎缩。

5. 神经功能障碍

受累的脑组织部位不同其表现各异，主要有言语、运动、感觉、精神和视野障碍，有癫痫、眩晕、共济失调、抽搐、半侧面肌痉挛，小脑或脑干等症状。

6. 脊髓功能障碍

发生率低，约6%颅后窝，尤其是天幕和枕大孔区的病变可引流入脊髓的髓周静脉网，引起椎管内静脉压升高，产生进行性脊髓缺血病变。

（三）影像学检查

1. 头颅 X 线平片

有的患者可见颅骨上血管压迹增宽，脑膜中动脉的增宽占29%。颅底位可见棘孔增大，有时病变表面的颅骨可以增生。

2. 脑血管造影

表现为脑膜动脉与静脉窦之间异常的动静脉短路。供血动脉常呈扩张，使在正常情况下不显影的动脉，如天幕动脉等也能显示。病变位于颅前窝，其供血动脉为硬脑膜动脉及眼动脉之分支筛前动脉；病变位于颅中窝海绵窦附近，供血动脉可来自脑膜中动脉、咽升动脉、颞浅动脉、脑膜垂体干前支，静脉引流至海绵窦；病变位于横窦或乙状窦附近，供血动脉可来自脑膜垂体干，椎动脉硬脑膜分支、枕动脉、脑膜中动脉及咽升动脉，静脉引流至横窦或乙状窦。引流静脉有不同程度的扩张，严重者呈静脉曲张和动脉瘤样改变，一般引流静脉顺流入邻近的静脉窦，当静脉窦内压力增高后，可见逆行性软脑膜静脉引流，有时不经静脉窦直接引流，直接引流入软脑膜静脉，个别者可进入髓周的静脉网。引流静脉或静脉窦常在动脉期显影，但较正常的循环时间长。常伴有静脉窦血栓形成。对有进行性脊髓病变的患者，如脊髓磁共振影像和椎管造影见髓周静脉扩张，而脊髓血管造影阴性，应进行脑血管造影以排除有颅内动静脉畸形引起的髓周静脉所致。硬脑膜动静脉畸形者脑血管造影的表现，有 3 个特点：①软脑膜静脉逆行引流。②引流静脉呈动脉瘤样扩张。③向 Galen 静脉引流时，明显增粗迂曲。

3. CT 扫描

CT 扫描可见白质中异常的低密度影是静脉压增高引起的脑水肿；有交通性或阻塞性脑积水；出血者可见蛛网膜下隙出血、脑内或硬脑膜下血肿；静脉窦扩张。增强后 CT 可见扩张的引流静脉所致的斑片或蠕虫样血管影；有时可见动脉瘤样扩张；脑膜异常增强。三维 CT 血管造影可显示异常增粗的供血动脉和扩张的引流静脉及静脉窦，但对瘘口和细小的供血动脉不能显示。

4. 磁共振影像

可显示脑水肿、脑缺血、颅内出血、脑积水等改变，可显示 CT 不能显示的静脉窦血栓形成、闭塞、血流增加等。

（四）诊断

选择性脑血管造影是目前确诊和研究该病的唯一可靠手段。选择性颈内动脉和椎动脉造影，可以除外脑动静脉畸形，并确认动脉的脑膜支参与供血的情况；颈外动脉超选择造影可显示脑膜的供血动脉及畸形团的情况，以寻找最佳治疗方法和手术途径；可了解引流静脉及其方向、畸形团大小、有无动静脉瘘和脑循环紊乱情况等。常见部位硬脑膜动静脉畸形有如下几种。

1. 横窦－乙状窦区硬脑膜动静脉畸形

以耳鸣、颅内杂音和头痛最为常见，其次是颅内出血和神经功能障碍，如视力障碍、运动障碍、癫痫、眩晕、脑积水等。其供血动脉主要是来自枕动脉脑膜支、脑膜中动脉后颞枕支、咽升动脉的神经脑膜支和耳后动脉，其次是颈内动脉的天幕动脉和椎动脉的脑膜后动脉，偶尔锁骨下动脉的颈部分支也参与供血。静脉引流是经过硬膜窦或软脑膜血管，大多数患者伴有静脉窦血栓。

2. 海绵状区硬脑膜动静脉畸形

以眼部症状、耳鸣和血管杂音最为常见。可有眼压升高、复视、眼肌麻痹、视力减低、突眼、视盘水肿和视网膜剥离。有时引流静脉经冠状静脉或海绵间窦进入对侧海绵窦，可使对侧眼上静脉扩张，表现为双眼结膜充血，如患侧眼上静脉有血栓形成，可使患侧眼球正常而对侧眼球充血。其供血主要来自颈外动脉，包括颈内动脉的圆孔动脉、脑膜中动脉及咽升动脉神经脑膜干的斜坡分支，也可来自颈内动脉的脑膜垂体干和下外侧干。静脉引流入海绵窦，软脑膜静脉引流较少见，约占 10%。

3. 颅前窝底硬脑膜动静脉畸形

本形很少见。临床症状以颅内出血最常见，常形成额叶内侧脑内血肿，尚有眼部症状，由于眼静脉回流障碍变粗，出现突眼、球结膜充血、眼压增高、视野缺损和眼球活动障碍；如果病灶破坏嗅沟骨质，破裂后进入鼻腔，可有癫痫和鼻出血的症状；亦常见耳鸣和血管杂音。其供血动脉主要是筛前、后动脉及其分支，其次是脑膜中动脉、颞浅动脉和颌内动脉等。

4. 小脑幕缘区硬脑膜动静脉畸形

本形常见的症状是颅内出血、脑干和小脑症状及阻塞性脑积水，有的患者因髓周静脉压力高而产生脊髓症状，少见耳鸣和颅内杂音。其供血动脉主要是脑膜垂体干的分支天幕动脉、颈外动脉的脑膜中动脉和枕动脉；此外还有大脑后动脉天幕支、小脑上动脉天幕支、脑膜后动脉、咽升动脉、脑膜副动脉、颈外动脉下外侧干也参与供血。引流静脉多为软脑膜静脉，也可经 Galen 静脉、脑桥静脉和基底静脉引流，部分可引流入髓周静脉网。约57％的软脑膜静脉发生瘤样扩张。

5. 上矢状窦和大脑凸面区硬脑膜动静脉畸形

本形很少见，常见症状是头痛，其次是颅内出血，也可有失明、失语、癫痫、杂音、偏瘫等症状。主要供血动脉是脑膜中动脉、枕动脉和颞浅动脉的骨穿支，眼动脉和椎动脉的脑膜支。经软脑膜静脉引流进入上矢状窦，引流静脉大多有曲张。

（五）治疗

硬脑膜动静脉畸形的治疗原则是永久、完全地闭塞动静脉瘘口，目前尚无理想的方法处理所有的病变。常用的治疗方法有保守治疗、颈动脉压迫、血管内治疗、手术切除、放射治疗及联合治疗。

1. 保守观察或颈动脉压迫法

病变早期再出血率较低、症状轻、畸形团较小者，可行保守治疗，轻者可自愈。也可应用颈动脉压迫法，以促进血栓形成。压迫方法是用手或简单的器械压迫患侧颈总动脉，30分钟／次，3周可见效。压迫期间注意观察有无脑缺血引起的偏瘫及意识障碍。

2. 血管内治疗

血管内栓塞已成为主要的治疗途径，除颅前窝底区病变外，所有部位的硬脑膜动静脉畸形都可应用血管内栓塞方法治疗。栓塞途径有经动脉栓塞、经静脉栓塞和联合动静脉栓塞。经动脉栓塞适用于以颈外动脉供血为主，供血动脉与颈内动脉、椎动脉之间无危险吻合，或虽有危险吻合，但用超选择性插管可避开；颈内动脉或椎动脉的脑膜支供血，应用超选择性插管可避开正常脑组织的供血动脉，也可经动脉栓塞。经静脉栓塞的适应证是对窦壁附近硬脑膜动静脉畸形伴有多发动静脉瘘，动脉内治疗无效者；静脉窦阻塞且不参与正常脑组织引流者。

3. 手术切除

适用于有颅内血肿者；病变伴有软脑膜静脉引流或已形成动脉瘤样扩张，有破裂可能者；有颈内动脉和椎动脉颅内分支供血者；硬脑膜动静脉瘘和脑动静脉畸形共存者。开颅翻开骨瓣时要十分小心，因在头皮、颅骨及硬脑膜间有广泛异常的血管，或是硬脑膜上充满了动脉化的静脉血管，撕破后可引起大出血。

常用的手术方法有：①引流静脉切除术，适用于病变不能完全切除或病变对侧伴有主要引流静脉狭窄时。②畸形病变切除术，适用于颅前窝底、天幕等部位的硬脑膜动静脉畸形。③静脉窦切除术，适用于横窦－乙状窦区，且静脉窦已闭塞者。④静脉窦孤立术。⑤静脉窦骨架术等。

4. 放射治疗

常规放疗及立体定向放射治疗仅作为栓塞或手术后的辅助治疗，或用于手术或栓塞有禁忌或风险较大者；畸形团较小也可用放射治疗，放疗可引起血管团内皮细胞坏死、脱落、增生等炎症反应，使管壁增厚闭塞。

5. 联合治疗

硬脑膜动静脉畸形的供血常很复杂，有时单一的治疗方法很难达到目的，可采用联合治疗方法，如栓塞＋手术、栓塞＋放疗、手术＋放疗等。

6. 其他方法

包括颈外动脉注入雌激素使血管闭塞及受累静脉窦的电血栓形成。

三、海绵状血管瘤

海绵状血管瘤是由众多结构异常的薄壁血管窦聚集构成的团状病灶，也称海绵状血管畸形。可发生在中枢神经系统任何部位，但以大脑半球为最多见，72%～78%位于幕上，其中75%以上在大脑半球表面；20%左右位于幕下，7%～23%位于基底结、中脑及丘脑等深部结构；位于脑室系统者占3.5%～14%；也有位于脊髓的报道。在医学影像学应用之前，对该病的认识是在出现并发症而手术或尸检时发现。其发病率较低，可见于任何年龄，文献中报道，最小者是4个月，最大者是84岁，以20～40岁多见，无明显性别差异。海绵状血管瘤多数为多发，基因学和临床研究提示该病有家族史，并且家族性患者更易出现多发病灶，也可与其他类型的脑血管畸形同时存在。

（一）病理

海绵状血管瘤外观呈紫红色，为圆形或分叶状血管团，剖面呈海绵状或蜂窝状，血管壁无平滑肌或弹力组织，由单层内皮细胞组成，多数有包膜。病灶内可含有新旧出血、血栓、钙化或胶原间质，不含脑组织，有时病灶周边可呈分叶状突入邻近脑组织内，病灶周围脑实质常有含铁血黄素沉积、巨噬细胞浸润和胶质增生；少数可能有小的低血流供血动脉和引流静脉。病灶大小0.3～4.0 cm，也有报道其直径大于10 cm者。病灶大小可在很长时间内无变化，但也有报道病灶随时间而增大，并可能与病灶出血、血栓、钙化和囊肿有关。

（二）临床表现

1. 癫痫

癫痫是病灶位于幕上患者最常见的症状，发生率约为62%。病灶位于颞叶，伴钙化或严重含铁血黄素沉积者癫痫发生率较高。有报道估计，单发海绵状血管瘤的癫痫发生率为1.51%，多发者为2.48%。

各种癫痫类型都可出现。癫痫的发病原因多认为是由于病灶出血、栓塞和红细胞溶解，造成周围脑实质内含铁血黄素沉积和胶质增生，对正常脑组织产生机械或化学刺激而形成癫痫灶所致。

2. 出血

几乎所有的海绵状血管瘤病灶均伴亚临床微出血，有明显临床症状的出血相对较少，为8%～37%。幕下病灶、女性尤其孕妇、儿童和既往有出血史者有相对高的出血率。首次明显出血后再出血的概率明显增加，每人年出血率为4.5%，无出血者每人年出血率仅为0.6%。总的来看，每人年出血率为0.7%～1.1%。出血可局限在病灶内，但一般多在海绵状血管瘤周围脑实质内，少数可破入蛛网膜下隙或脑室内，可有头痛、昏迷或偏瘫。与脑动静脉畸形比较，海绵状血管瘤的出血多不严重，很少危及生命。

3. 局灶性神经症状

常表现为急性或进行性神经缺失症状，占16%～45.6%。位于颅中窝的病灶，向前可侵犯颅前窝，向后侵犯岩骨及颅后窝，向内可侵犯海绵窦、下丘脑、垂体和视神经，表现有头痛、动眼神经麻痹、展神经麻痹、三叉神经麻痹、视力减退和眼球突出等前组脑神经损伤的症状。患者可有肥胖、闭经、泌乳或多饮多尿等下丘脑和垂体损害的症状。

4. 头痛

不多见，主要因出血引起。

5. 无临床症状

无任何临床症状或仅有轻度头痛，据近年的磁共振扫描统计，无症状的海绵状血管瘤占总数的11%～14%，部分无症状者可发展为有症状的病变，Robinson等报道40%的无症状患者在半年至2年后发展为有症状的海绵状血管瘤。

（三）影像学检查

1. 颅骨 X 线平片

表现为病灶附近骨质破坏，无骨质增生现象。可有颅中窝底骨质吸收、蝶鞍扩大、岩骨尖骨质吸收及内听道扩大等；也有高颅压征象；部分病灶有钙化点，常见于脑内病灶。

2. 脑血管造影

由于海绵状血管瘤的组织病理特点，血管造影很难发现该病，可能与病灶内供血动脉细小血流速度慢、血管腔内血栓形成及病灶内血管床太大、血流缓慢使造影剂被稀释有关。多表现为无特征的泛血管病变，动脉相很少能见到供血动脉和病理血管；静脉相或窦相可见病灶部分染色。如果缓慢注射造影剂使动脉内造影剂停留的时间延长，可增强病变血管的染色而发现海绵状血管瘤。颅中窝底硬脑膜外的海绵状血管瘤常有明显的染色，很像是一个脑膜瘤，但从影像学特点分析，脑膜瘤在脑血管造影动脉期可早染色及可见供血动脉，有硬脑膜血管和头皮血管增多、扩张。

3. CT 扫描

脑外病灶平扫时表现为边界清楚的圆形或椭圆形等密度或高密度影，也可呈混杂密度影。有轻度增强效应，有时可见环状强化，周围无水肿。脑内病变多显示为边界清楚的不均匀高密度影，常有钙化斑注射对比剂后有轻度增强或不增强。如病灶较小或等密度可漏诊。在诊断海绵状血管瘤上 CT 扫描的敏感性和特异性低，不如磁共振成像。

4. MRI

具有较高的敏感性和特异性，是目前确诊和评估海绵状血管瘤的最佳检查方法。典型的表现是在 T2 加权像上有不均一高强度信号病灶，周围伴有低密度信号环，应用顺磁性造影剂后，病灶中央部分有强化效应，病灶周围无明显水肿，也无大的供血或引流血管。当伴有急性或亚急性出血时，显示出均匀高信号影。如有反复多次出血，则病灶周围的低信号环随时间而逐渐增宽。应注意的是有时海绵状血管瘤与脑动静脉畸形在鉴别诊断上很困难，一些磁共振影像上表现得非常典型的海绵状血管瘤病灶，实际上是栓塞的脑动静脉畸形或是具有海绵状血管瘤与脑动静脉畸形混合性病理特征的脑血管畸形。Zimmerman 等指出，海绵状血管瘤的出血一般不进入脑室或蛛网膜下隙，而隐匿性或小的脑动静脉畸形的出血常进入脑脊液循环系统。因为真正的脑动静脉畸形无包膜，出血常向阻力最小的方向突破而进入脑脊液，海绵状血管瘤出血常进入病灶中的血管窦腔内而不进入周围的脑组织或脑室系统，仔细观察出血的情况有助于诊断。

（四）治疗

1. 保守治疗

适用于偶然发现的无症状的患者；有出血但出血量较少不引起严重神经功能障碍者；仅发生过一次出血，且病灶位于深部或重要功能区，手术风险大者；以癫痫发作为主，用药能控制者；不能确定多发灶中是哪个病灶引起症状者以及年龄大体质弱者。在保守期间应注意症状及病灶的变化情况。

2. 手术切除

手术指征是有明显出血；有显著性局灶性神经功能缺失症状；药物不能控制的顽固性癫痫；单发的无症状的年轻患者，或是准备妊娠的青年女性，其病灶位置表浅或是在非重要功能区者。

3. 放射治疗

应用 γ-刀或 X-刀治疗，可使病灶缩小和减少血供，但易出现放射性脑损伤的并发症。目前仅限于手术难于切除的或位于重要功能区的有明显症状者，并应适当减少周边剂量以防止放射性脑损伤。

四、脑静脉畸形

脑静脉畸形又称为脑静脉性血管瘤或发育性静脉异常。认为在胚胎发育时的意外导致脑引流静脉阻塞，侧支静脉代偿增生，或为脑实质内的小静脉发育异常所致。可发生在静脉系统的任何部位，约 70% 位于幕上，多见于额叶，其次是顶叶和枕叶，小脑病灶占 27%，基底结和丘脑占 11%。好发年龄在 30～40 岁，男性略多于女性。

（一）病理

脑静脉畸形常合并脑动静脉畸形、海绵状血管瘤、面部血管瘤等。大体见病变主要位于脑白质，由许多异常扩张的髓样静脉和 1 条或多条扩张的引流静脉两部分组成，髓样静脉起自脑室周围区，贯通脑白质，在脑内有吻合；中央引流静脉向大脑表面浅静脉系统或室管膜下深静脉系统引流；幕下病灶多直接引流到硬膜窦。镜下见畸形血管完全由静脉成分构成，少有平滑肌和弹力组织，管壁也可发生透明样变而增厚；静脉管径不规则，常有动脉瘤样扩张。扩张的血管间散布有正常脑组织，这是该病的特点，不同于脑动静脉畸形和海绵状血管瘤，脑动静脉畸形的血管间为胶质化的脑组织，海绵状血管瘤的血管间无脑组织。

（二）临床表现

大多数患者很少有临床症状，症状的发生主要依病灶的部位而定。主要临床症状如下。

1. 癫痫

癫痫是最常见的症状，幕上病灶发生最多，主要表现为癫痫大发作。

2. 局限性神经功能障碍

可有轻度偏瘫，可伴有感觉障碍。

3. 头痛

以幕上病灶最常见。

4. 颅内出血

发生率为 16%～29%，蛛网膜下隙出血多于脑内血肿，幕下病变的出血率比幕上病变的出血率高，尤其小脑最多，并且易发生再出血。

（三）影像学检查

1. 脑血管造影

病灶在动脉期无表现，只在静脉期或毛细血管晚期显影，表现为数条细小扩张的髓静脉呈放射状汇聚成 1 条或多条扩张的引流静脉，引流静脉再经皮质静脉进入静脉窦，或向深部进入室管膜下系统。这种表现分别被描述为"水母头""伞状""放射状"或"星状"改变。动脉期和脑血流循环时间正常。如果不发生颅内血肿，不会引起血管移位。

2. CT 扫描

平扫的阳性率较低，最常见的影像是扩张的髓静脉呈现的高密度影。增强扫描后阳性率明显提高，引流静脉呈现为粗线状的增强影指向皮质和脑深部，其周周无水肿和团块占位，有时可表现为圆点状病灶。CT 扫描的特异性不高，诊断意义较小，但可于定位及筛选检查，对早期出血的诊断较磁共振优越。

3. 磁共振成像

表现类似 CT 扫描，但更清晰。在 T1 加权像上病灶呈低信号，在 T2 加权像上多为高信号，少数为低信号。

（四）治疗

大多数脑静脉畸形患者无临床症状，出血危险小，自然预后良好。对有癫痫和头痛者可对症治疗，如有反复出血或有较大血肿者，或难治性癫痫者应考虑手术治疗。该病对放射治疗反应不佳，经治疗后病灶的消失率低且可引起放射性脑损伤。

五、毛细血管扩张症

毛细血管扩张症又名毛细血管瘤，或毛细血管畸形，是一种临床上罕见的小型脑血管畸形，是由于毛细血管发育异常所引致。该病大多在尸检时被发现，其发现率为 0.04%～0.15%，无性别差异。

（一）病理

发病部位以脑桥基底部最常见，发生在小脑者多见于齿状核和小脑中脚处，其次是大脑半球皮质下或白质深部，亦可见于基底节。病灶表现为红色边界清楚的小斑块，无明显供血动脉。镜下见血管团是许多细小扩张的薄壁毛细血管，管腔面覆盖单层上皮，管壁无平滑肌和弹力纤维。管腔径大小不等，扩张的血管间有正常脑组织，是与海绵状血管瘤的根本区别。其邻近组织少有胶质增生，不含铁血黄素和钙沉积。

（二）临床表现

一般无临床症状，只有在合并其他脑血管病，如出血或癫痫时进行检查而被发现。多数表现是慢性少量出血，很少见大出血，但因其好发部位在脑桥，可产生严重症状，乃至死亡。

（三）影像学检查

脑血管造影，CT 扫描可无异常表现，磁共振成像上有学者报道表现为低信号，但也有的学者认为在不增强的磁共振成像上也无异常表现。目前看该病在影像学检查方面尚无特异性表现。

（四）治疗

一般无须治疗，若有出血或癫痫可视病情决定对症或手术治疗。

第三节 脑室内出血

脑室内出血是指由非外伤因素导致颅内血管破裂、血液进入脑室系统引起的综合征。其发病率很高，约占自发性颅内出血的 20%～60%。根据其出血部位来源分为原发性和继发性脑室内出血。

原发性脑室内出血是指出血部位在脑室脉络丛或室管膜下区 1.5cm 以内的出血，约占脑室出血的 7.4%～18.9%。引起原发性脑室内出血的原因依次为动脉瘤、高血压动脉硬化、烟雾病、脑动静脉畸形、肿瘤、梗死性出血、寄生虫和血液病等。

继发性脑室内出血是指室管膜下区 1.5cm 以外的脑实质出血破入脑室，约占脑室内出血的 93%。引起继发性脑室内出血的病因依次为高血压动脉硬化、动脉瘤、动静脉畸形、烟雾病、颅内肿瘤、血液病、肝病和梗塞后出血等。

不同部位的出血穿破脑室的路径不尽相同，蛛网膜下隙的出血，血液可通过第四脑室侧孔及正中孔逆流入脑室系统；丘脑出血多破入第三脑室；Willis 环处动脉瘤破裂出血以及壳核出血多破入侧脑室；小脑出血多破入第四脑室。另外，血肿可破坏胼胝体进入第三脑室。

一般脑室内出血的自然吸收、消失的时间要比脑实质血肿块，平均血肿消失时间 12 天，少数需较长时间。血肿可造成广泛蛛网膜粘连及蛛网膜颗粒阻塞，引起不同程度迟发交通性脑积水，多在发病后 1 周左右出现，发病后 1 个月左右逐渐消退，少数遗有持续性脑积水。

一、临床表现

多数患者在发病前有明显的诱因，如洗澡、情绪激动、用力活动、饮酒等。多为急性起病，少数可呈亚急性或慢性起病。

（一）一般表现

视出血部位及出血量多少而异，轻者可表现为头痛、头晕、恶心、呕吐、血压升高和脑膜刺激征等；重者表现为意识障碍、癫痫发作、高热、肌张力高、双侧病理反射等。晚期可出现脑疝、去脑强直和呼吸循环障碍以及植物神经系统紊乱。部分患者可伴有上消化道出血、急性肾功能衰竭、肺炎等并发症。

（二）原发脑室内出血

除具有一般表现外，与继发脑室内出血相比尚有以下特点：①可亚急性或慢性起病。②多以认识功能、定向力障碍和精神症状为常见。③意识障碍相对较轻。④定位体征不明显。

（三）继发脑室内出血

除具有一般表现外，还因原发出血部位不同其临床表现各异：①丘脑的出血，表现为意识障碍，偏瘫、一侧肢体麻木，双眼上视困难、高烧、尿崩症、病理反射阳性等。②位于内囊前肢的血肿，极易破入脑室，临床表现相对较轻。③位于内囊后肢前2/3的血肿，由于距脑室相对较远，当血肿穿破脑室时，脑实质破坏严重，临床表现为突然昏迷、偏瘫，主侧半球的血肿可有失语、病理反射阳性以及双眼球向病灶侧凝视。④位于内囊后1/3的血肿，多有感觉障碍和视野变化。⑤脑干出血，轻者表现为头痛剧烈、眼花、呕吐、后组颅神经损伤和颈项强直等，重者深昏迷、交叉瘫，双侧瞳孔缩小和呼吸衰竭等。⑥小脑的出血表现为头痛、头晕、恶心、呕吐、颈项强直、共济失调等，重者出现意识障碍、呼吸衰竭等。

（四）脑室出血的临床分级

脑室内出血的临床分级或分型对指导治疗和判断预后有着重要的意义。

二、辅助检查

（一）CT

为首选的检查方法，能准确证实出血部位和范围，以及脑室大小，并可重复检查，便于对出血的动态观察及随诊。

（二）脑血管造影

脑血管造影能显示出自发性脑室出血的病因，如动脉瘤、脑血管畸形、烟雾病和颅内肿瘤等，显示血肿破入脑室后的某些血管受压、移位的特征性表现。

（三）脑脊液检查及脑室造影

有一定的危险性，可能加重病情。目前已不做常规检查，除非无CT条件或某些特殊需要时方可施行，检查应在严格掌握适应证条件下谨慎从事。

三、治疗

选择恰当的治疗方法是直接关系到患者预后的一个关键问题。脑室内出血的治疗包括脑室穿刺引流术、开颅血肿清除术和内科治疗。

（一）脑室穿刺引流术

脑室穿刺引流术简单易行、安全有效，并发症少，对各类型的脑室内出血均实用。尤其是Ⅱ级患者效果最好。无特殊的禁忌证，故凡高龄，有心、肺、肝、肾等脏器严重疾患者，以及脑干血肿不能直接手术或脑疝晚期的患者，均可应用脑室穿刺引流术。尤其对有急性梗阻性脑积水的原发性脑室出血患者更为适用。手术宜尽早施行，一般7 h内手术效果最好。

手术并发症主要有术后再出血和颅内感染。注意事项包括：①预防感染，严格无菌操作，避免漏液和逆流，预防应用抗菌素。②引流管选择，宜选择质软、无毒、壁薄、腔大的导管，一般用内径为4 mm的橡胶管。③钻颅及置管的位置，一般可于含血量少的一侧或健侧引流，若室间孔阻塞时可同时行双侧引流。有时由于血块阻塞而致引流失败。近年来，有人向脑室内注尿激酶，引流血液，证实效果良好，但关于尿激酶的有效剂量、次数、时机和用药并发症，有待深入研究。④拔管时机，一般当脑脊液已变淡或颅内压已正常，特别是经CT复查脑室内血肿已消失即可拔管。总之，根据情况尽早拔管为原则。

（二）开颅血肿消除术

一般对Ⅲ级患者应考虑血肿清除术，但不同原因的脑室内出血手术适应证及手术方法不尽相同。

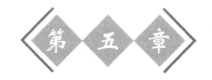

颅脑损伤

第一节　概述

颅脑损伤是一种常见的外伤形式，而且随社会现代化程度的不断提高，再加上各种运动损伤，使颅脑损伤的发病率呈继续增高的趋势。脑损伤多见于交通事故、工伤事故；自然灾害、坠落、跌倒、爆炸、火器伤，以及各种钝利器对头部的直接打击，常与身体其他部位的损伤合并存在。

颅脑损伤可分为头颅和脑两部分损伤，头颅部包括头皮、颅骨，脑部是泛指颅腔内容物而言，即脑组织、脑血管及脑脊液。根据损伤特点可将颅脑损伤分为局部和弥漫性损伤，在局部脑损伤中，创伤会导致脑挫伤和血肿的发生，从而出现颅内占位效应造成脑移位形成脑疝；在弥漫性脑损伤中，致伤力使得轴索膜功能障碍，同时膜两侧离子分布失衡，最终导致轴索持续去极化，失去神经传导功能，造成广泛神经功能障碍，此时引起的原发性昏迷可与局部脑损伤造成的继发性昏迷相鉴别。

一、颅脑损伤机制

颅脑损伤的病理改变是由致伤因素和致伤方式决定的。了解患者损伤机制，对推测脑损伤的部位、估计受损组织的病理改变，以及制定适当的治疗方案都有指导意义。

（一）直接暴力

外力直接作用于头部而引起损伤：

1. 加速性损伤

相对静止的头颅突然遭到外力打击，由静态转为动态。此时通常冲击性损伤严重，而对冲性损伤较轻。

2. 减速性损伤

运动着的头颅突然碰撞在外物上，迫使其在瞬间内由动态转为静态。其损伤效应主要是对冲性脑损伤，其次为局部冲击伤。如：枕部着地，常致额颞前端和脑底部挫裂伤，而顶部着地，可致额叶眶面、颞前叶和同侧枕叶内侧面损伤等。

3. 挤压性损伤

头颅在相对固定时，因两侧相对的外力挤压而致伤，尤指婴儿头部的产伤，由于没有加速性或减速性损伤效应，故脑组织往往没有显著损伤。

（二）间接暴力

外力作用于身体其他部位而后传递至颅脑：

1. 挥鞭样损伤

躯体突然为暴力驱动，作用力经颅颈连接部传至头部，迟动的头颅与颈椎间以及脑组织与颅腔之间，甚至脑实质内各不同结构的界面间出现剪应力。

2. 颅颈连接处损伤

颅颈连接处损伤又称脑传递样损伤坠落伤时，臀部或双足先着地，冲击力由脊柱向上传导致枕骨髁部，而引起损伤。

3. 胸部挤压伤

胸部挤压伤又称创伤性窒息，胸壁突然遭受巨大压力冲击，致使上腔静脉血流逆行入颅，可造成脑损伤。

综上所述，当患者伤情危急，而又高度怀疑存在颅内血肿时，需紧急钻孔探查清除血肿，钻孔的部位和顺序选择要参考头部着力部位、损伤性质、瞳孔变化及颅骨骨折等因素综合判断。

二、颅脑损伤临床分型

（一）临床应用分类

适用于临床诊断，以颅脑解剖部位和损伤病理形态改变为依据（图 5-1）。

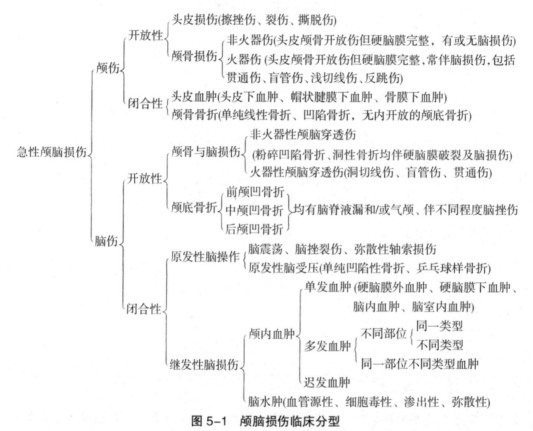

图 5-1 颅脑损伤临床分型

注意：脑损伤依据硬脑膜是否完整，分为开放性和闭合性颅脑损伤。前者的诊断主要依据为硬脑膜破裂，脑脊液外流，颅腔与外界交通。颅底骨折合并脑脊液漏者又称之为内开放性脑损伤。

（二）根据病情轻重分类

1960 年我国首次制定急性闭合性颅脑损伤的分型标准，经两次修订后已较为完善，被广泛应用至今。

1. 轻型

指单纯性脑震荡，可伴有或无颅骨骨折。

（1）昏迷 0 ~ 30 min。

（2）仅有轻度头昏、头痛等自觉症状。

（3）神经系统和脑脊液检查无明显改变。

2. 中型

指轻度脑挫裂伤，伴有或无颅骨骨折及 SAH，无脑受压者。

（1）伤后昏迷时间 12 h 以内。

（2）轻度神经系统阳性体征。

（3）生命体征（体温、血压、脉搏、呼吸）有轻度改变。

3. 重型

指广泛颅骨骨折，广泛脑挫裂伤及脑下损伤或颅内血肿。

（1）伤后昏迷时间 12h 以上，意识障碍加重或出现再度昏迷。

（2）有明显神经系统阳性体征。

（3）生命体征（体温、血压、脉搏、呼吸）有明显改变。

4. 特重型

（1）脑原发损伤重，伤后深昏迷，有去皮质强直或伴有其他部位的脏器损伤、休克等。

（2）已有晚期脑疝，包括双侧瞳孔散大，有生命体征严重紊乱或呼吸已近停止。

注：临床上又将伤后 3h 内立即出现双瞳散大、生命体征严重改变，深昏迷者称作特急性颅脑损伤。

（三）根据昏迷程度分类

格拉斯哥昏迷评分（Glasgow Coma Scale，GCS）仍然是最广泛和便于应用的临床分级标准。按照 GCS 评分简单划分为：GCS 13 ~ 15 分，伤后意识障碍在 20 min 以内为轻型；GCS 9 ~ 12 分，伤后意识障碍为 20 min 至 6 h 为中型；GCS 3 ~ 8 分，伤后昏迷或再昏迷时间在 6 h 以上为重型。

三、脑损伤的临床表现

（一）意识障碍

意识障碍是颅脑损伤最为常见的症状。

1. 根据意识障碍产生的时间可分为

（1）原发性意识障碍：伤后立即出现，通常由原发颅脑损伤造成，其机制为广泛皮质损伤、弥漫性轴索损伤等。

（2）继发性意识障碍：伤后存在一段时间的清醒期，或原发性意识障碍一度好转，病情再度恶化，意识障碍又加重。颅内血肿是继发性意识障碍的最常见原因。

2. 根据意识障碍的程度，由轻到重分为 5 级

（1）嗜睡：对刺激反应淡漠，可被唤醒，停止刺激随即入睡，回答简单问题基本正确，生理反射（瞳孔、角膜及吞咽反射）和生命体征正常。

（2）蒙眬：对刺激反应迟钝，可有轻度烦躁，能主动变换体位，不能正确回答问题，语无伦次，生理反射和生命体征无明显改变。

（3）浅昏迷：对语言刺激基本无反应，刺痛可躲避，深浅反射尚存。

（4）中昏迷：对语言刺激无反应，痛刺激反应迟钝，浅反射消失，深反射减退或消失，角膜和吞咽反射尚存，常有溺尿现象。

（5）深昏迷：对刺激无反应，深浅反射消失，瞳孔光反射迟钝或消失，四肢肌张力极低或强直，尿潴留，生命体征严重紊乱。

（二）头痛和呕吐

如患者全头剧烈胀痛，且逐渐加重，并伴有反复的呕吐，说明颅内压力进行性增高，应警惕颅内血肿的发生。

（三）瞳孔改变

（1）伤后一侧瞳孔立即散大，光反应消失，或同时伴有眼内直肌麻痹，眼球外斜，若合并意识障碍，则提示脑病的发生；若患者此时意识清醒，应考虑动眼神经原发损伤。

（2）伤后双侧瞳孔不等大，光反应灵敏，瞳孔缩小侧睑裂变窄，眼球内陷，同侧面部潮红，少汗，为同侧霍纳 Horner 征。

（3）双侧瞳孔大小不等，伴有眼球位置外斜，表示中脑受损。

（4）双侧瞳孔缩小，光反应消失，并伴中枢性高热，为脑桥损伤。

（5）一侧瞳孔先缩小后散大，光反应差，意识障碍加重，而对侧瞳孔早期正常，晚期亦随之散大，为典型小脑幕切迹疝。

（6）双侧瞳孔散大固定，光反应消失，多为濒危状态。

（四）锥体束征

（1）凡伤后早期没有表现锥体束征，继后逐渐出现，伴有躁动和意识障碍加重者，常为颅内继发血肿的信号。

（2）一侧肢体腱反射亢进并伴有恒定的锥体束征阳性，说明对侧大脑半球运动区有损伤。

（五）脑疝

1. 小脑幕切迹疝

包括小脑幕切迹上疝（小脑蚓部疝）和小脑幕切迹下疝（颞叶沟回疝），当出现幕上血肿或严重脑水肿时，颞叶内侧靠近小脑幕缘的结构，包括海马、沟回、海马旁回，由于幕上压力增高，而向幕下移动，压迫行经脚间池的动眼神经、大脑脚和大脑后动脉，并挤压脑干，出现明显的临床症状，包括瞳孔变化、意识障碍和枕叶皮层损伤。

2. 枕骨大孔疝

枕骨大孔疝又称小脑扁桃体下疝，是因后颅凹占位病变或因幕上占位病变导致全面颅内压增高的后果，造成脑脊液循环受阻并对延髓挤压。临床上可突然发生呼吸骤停而猝死。

（六）脑外伤的全身性改变

1. 生命体征

（1）通常单纯脑外伤后较少出现伤后早期休克现象，否则应怀疑伴有其他脏器损伤，如气胸、内脏大出血等。

（2）伤后早期生命体征紊乱，已经恢复正常，但随即出现血压升高、脉压加大、呼吸变缓，说明存在颅内压进行性升高，应怀疑继发颅内血肿。

2. 电解质代谢紊乱

（1）低钠血症：①两种理论。a. 抗利尿激素分泌综合征（SIADH）；b. 脑性耗盐综合征（CSW）。②治疗。对症补充氯化钠和盐皮质激素，伴有尿量增多时可予神经垂体素，若表现为高血容量的SIADH，应限制水的摄入量。

（2）高钠血症：治疗应及时复查血电解质，根据高血容量性低血容量性高钠分别调整输液成分。

3. 脑性肺水肿

（1）诊断：多见于严重颅脑损伤，起病急，早期出现呼吸困难，伴有大量血性泡沫痰，有广泛湿啰音，及时行X线胸片检查可确诊。

（2）治疗：原则与支气管哮喘相同，以支气管解痉为主。

4. 应激性溃疡

（1）诊断：呕吐咖啡色胃内容物，也可呕吐鲜血，可伴失血性休克。

（2）治疗：常规对严重颅脑损伤患者给予抑酸药，用凝血酶和冰盐水胃内灌洗，同时纠正低血容量。

5. 凝血机制障碍

（1）诊断：重型颅脑损伤约半数患者可出现凝血机制障碍，严重者表现为弥散性血管内凝血（DIC），凝血时间和凝血酶原时间延长，血清纤维蛋白降解产物（FDP）水平增高。

（2）治疗：积极输注新鲜血浆及其血液成分。

6. 脑死亡

需由专职组织判定：①对外界和体内各种刺激均无反应。②连续观察1h以上无自主呼吸和运动。③双瞳散大，固定，无光反应；角膜反射消失。④脑电图描记10 min以上，增益5μV/mm以上呈平波。必要时尚可采用脑血管造影、放射性核素血管扫描，CT增强扫描和经颅多普勒血管扫描等方法，进一步证实脑血循环是否已中止。

四、外伤神经系统检查

（一）神经系统一般检查

1. 头颅望诊

（1）颅底骨折的征象：①熊猫眼征。眼眶周围皮下淤血。②Battle 征。耳后乳突周围皮下淤血。③脑脊液鼻漏/耳漏。④鼓室积血或外耳道裂伤。

（2）颅面骨折的检查：①LeFort 骨折。面骨触诊不稳定。②眶缘骨折。可触及反常运动。③眶周水肿、眼球突出。

2. 颅颈听诊

（1）颈动脉听诊：杂音可能与颈动脉夹层动脉瘤有关。

（2）眼球听诊：杂音提示颈内动脉海绵窦瘘。

3. 癫痫的证据

单发、多发或持续癫痫状态。

（二）神经系统检查

1. 脑神经检查

（1）视觉功能：①如果意识清楚，最理想的方法是应用近视力检测卡，如果患者不能辨认，则进一步行数指检查；仍不成功则检查手动和视觉光感是否存在。儿童可以出现暂时性皮层盲，持续 1～2 d，一般见于枕部受到打击。②如果意识不清检查传入性瞳孔反射，应用强光照射（swinglng flashlight）试验，可以提示是否有视神经损伤。

（2）瞳孔：室内光线下的大小和对光反射。

（3）面神经：注意压分周围性和中枢性面瘫。

（4）眼底镜检查：检查是否存在视盘水肿、视网膜出血，视网膜脱离，视网膜的异常提示视神经前端的损伤。进步的详细检查要应用散瞳剂，但是造成一定时间内无法观察瞳孔变化，必须慎重应用。

2. 意识水平/精神状态

（1）格拉斯哥昏迷评分（GCS）可以定量评价昏迷患者的意识水平。

（2）对能语言交流的患者检查定向力。

3. 运动系统检查（检查从运动区皮层发出途经脊髓的运动传导束）

（1）患者合作：检查四肢肌力和肌张力。

（2）患者不合作：观察四肢对疼痛刺激的活动反应（要鉴别自主活动、姿态和脊髓反射），也有助于评价意识障碍患者的躯体感觉功能。

（3）疑有脊髓损伤：检查静息状态下肛门括约肌张力，如果患者合作检查肛门括约肌自主收缩功能；检查肛门反射和球海绵体肌反射。

4. 感觉系统检查

（1）合作患者：①检查躯干和四肢针刺觉，主要皮区的触觉（C_4，C_6，C_7，C_8，T_4，T_6，T_{10}，L_{24}，L_4，L_5，S_1，骶尾骨区）。②检查脊髓后索功能：如下肢关节位置觉。

（2）不合作患者：检查患者对疼痛刺激的中枢反应，即痛苦表情、对刺痛的定位等；而不是单纯的肢体屈曲回缩，这可能只是脊髓反射。

5. 反射

（1）肌肉牵张反射（腱反射）：反射存在表明肌肉的瘫痪是由于中枢神经系统的损伤而不是周围神经损害，反之亦然。

（2）足跖反射（Babinski 征）。

（3）疑有脊髓损伤：检查肛门反射和球海绵体肌反射。

五、颅脑损伤的救治原则

（一）急诊脑外伤患者接诊处置

监测生命体征，观察意识状态，尤其是神志瞳孔等重点体征变化，询问病情，确定 GCS 评分及分型。

全身检查，确定有无胸、腹、脊柱，四肢复合伤，及时行头颅 CT 检查，做出初步诊断以及适当的急诊处置。根据病情，决定就地抢救或直接进入手术室施行急诊手术。

（二）救治原则

抢救生命（心 - 肺 - 脑复苏），解除脑疝，止血，预防感染，复合伤的治疗。

（三）各种类型的急诊手术

头皮和颅骨损伤的清创手术，血肿钻孔引流术，标准开颅血肿清除术。

（四）综合治疗

正常颅内压见表 5-1。包括降低颅内压，改善脑循环，改善通气，糖皮质激素类制剂和止血药物的使用，预防性使用抗生素，水电解质平衡，全身营养与能量支持。

表 5-1　正常颅内压

年龄组	正常值范围（mmHg）
成人和大龄儿童	<10 ~ 15（<1.33 ~ 1.995 kPa）
小龄儿童	3 ~ 7（0.399 ~ 0.931 kPa）
婴儿	1.5 ~ 6（0.1995 ~ 0.798 kPa）

（五）危重患者抢救及监护

包括颅内压、脑血流和脑电图、心肺功能监护等。

（六）康复治疗

预防和对症治疗各种外伤后并发症，包括高压氧，锻炼神经功能和认知能力的恢复，精神心理治疗。

六、颅脑损伤的预后

（一）格拉斯哥结果分级（GOS）

1975 年 Jennett 和 Bond 提出伤后 0.5 ~ 1 年患者恢复情况的分级：

（1）Ⅰ级：死亡。

（2）Ⅱ级：植物状态，长期昏迷，呈去皮质强直状态。

（3）Ⅲ级：重残，需他人照顾。

（4）Ⅳ级：中残，生活能自理。

（5）Ⅴ级：良好，成年人能工作、学习。

（二）颅脑损伤的后期并发症

（1）外伤后癫痫。

（2）交通性脑积水：发生率约等于重型颅脑损伤的 3.9%。

（3）外伤后综合征（或脑震荡后综合征）。

（4）促性腺激素减低性性腺功能低下。

（5）慢性创伤性脑病。

（6）Alzheimer 病（AD）：多见于颅脑损伤，尤其是重型颅脑损伤，其发生机制与脑外伤促进神经组织淀粉样蛋白沉积。

第二节 头皮损伤

一、应用解剖

（一）额顶枕部

头皮是被覆于头颅穹隆部的软组织，头皮是颅脑部防御外界暴力的表面屏障，具有较大的弹性和韧性，对压力和牵张力均有较强的抗力。故而暴力可以通过头皮及颅骨传入颅内，造成脑组织的损伤，而头皮却完整无损或有轻微的损伤。头皮的结构与身体其他部位的皮肤有明显的不同，表层毛发浓密、血运丰富，皮下组织结构致密，有短纤维隔将表层、皮下组织层和帽状腱膜层连接在一起，三位一体不易分离，其间富含脂肪颗粒，有一定保护作用。帽状腱膜与颅骨骨膜之间有一疏松的结缔组织间隙，使头皮可赖以滑动，故有缓冲外界暴力的作用。当近于垂直的暴力作用在头皮上，由于有硬组织颅骨的衬垫，常致头皮挫伤或头皮血肿，严重时可引起挫裂伤；近于斜向的或切线的外力，因为头皮的滑动常导致头皮的裂伤、撕裂伤，但在一定程度上又能缓冲暴力作用在颅骨上的强度。解剖学上可分为5层。

（1）皮肤层较身体其他部位的厚而致密，含有大量毛囊、皮脂腺和汗腺。含有丰富的血管和淋巴管，外伤时出血多，但愈合较快。

（2）皮下组织层由脂肪和粗大而垂直的纤维束构成，皮肤层和帽状腱膜层均由短纤维紧密相连，是结合成头皮的关键，富含血管神经。

（3）帽状腱膜层覆盖于颅顶上部，为大片白色坚韧的腱膜结构，前连于额肌，后连于枕肌，侧方与颞浅筋膜融合，坚韧且有张力。该层与骨膜连接疏松，是易产生巨大帽状腱膜下血肿的原因。

（4）腱膜下层由纤细而疏松的结缔组织构成，其间有许多血管与颅内静脉窦相通。

（5）骨膜层紧贴于颅骨外板，在颅缝贴附紧密，其余部位贴附疏松，可自颅骨表面剥离。

（二）颞部

颞部头皮向上以颞上线与额顶枕部相接，向下以颧弓上缘为界。组织结构可分以下6层。

（1）皮肤颞后部皮肤与额顶枕部相同，前部皮肤较薄。

（2）皮下组织与皮肤结合不紧密，没有致密纤维性小梁，皮下组织内有耳颞神经、颞浅动、静脉经过。

（3）颞浅筋膜系帽状腱膜直接延续而成，在此处较薄弱。

（4）颞深筋膜被盖在颞肌表面，上起颞上线，向下分为深浅两层，分别附于颧弓的内外面，两层间合成一封闭间隙，内容脂肪组织。深层筋膜质地较硬，内含腱纤维，创伤撕裂后，手指触及裂缘，易误认为骨折。

（5）颞肌起自颞窝表面，向下以肌腱止于下颌骨喙突。颞肌表面与颞深筋膜之间有一间隙，内含脂肪，向下与颊脂体相延续。

（6）骨膜此处骨膜与骨紧密相结合，不易分开。

（三）颅顶软组织血管

1. 动脉

颅顶软组织的血液供给非常丰富，动脉之间吻合极多，所以头皮损伤愈合较快，对于创伤治疗十分有利。但是另一方面因为血管丰富，头皮动脉在皮下组织内受其周围的纤维性小梁的限制，当头皮损伤时血管壁不易收缩，所以出血极多甚至导致休克，必须用特殊止血法止血。

供应颅顶头皮的动脉，除眼动脉的2个终枝外，都是颈外动脉的分枝。

（1）眶上动脉和额动脉是眼动脉（发自颈内动脉）的终枝。自眶内绕过眶上缘向上分布于额部皮肤。在内眦部，眼动脉的分枝鼻背动脉与面动脉的终枝内眦动脉相吻合。

（2）颞浅动脉是颈外动脉的一个终枝，越过颧弓根部后，行至皮下组织内（此处可以压迫止血），随即分成前、后两枝。前枝（额枝）分布额部，与眶上动脉相吻合；后枝（顶枝）走向顶部与对侧同名动脉相吻合。

（3）耳后动脉：自颈外动脉发出后，在耳郭后上行，分布于耳郭后部的肌肉皮肤。

（4）枕动脉起自颈外动脉，沿乳突根部内侧向后上，在乳突后部分成许多小枝，分布顶枕部肌肉皮肤。另有脑膜枝经颈静脉孔和髁孔入颅，供应颅后窝的硬脑膜。

上述诸动脉的行走方向都是由下向上，呈放射状走向颅顶，故手术钻孔或开颅时，皆应以颅顶为中心做放射状切口，皮瓣蒂部朝下，以保留供应皮瓣的血管主干不受损伤。

2. 静脉

头皮静脉与同名动脉伴行，各静脉相互交通，额部的静脉汇成内眦静脉，进而构成面前静脉；颞部的静脉汇成颞浅静脉；枕部的静脉汇入颈外浅静脉。

颅外静脉还借导血管和板障静脉与颅内的静脉窦相交通。头颅部的静脉没有静脉瓣，故头、面部的化脓性感染，常因肌肉收缩或挤压而经此路径引起颅骨或颅内感染。

常见的颅内、外静脉交通有以下几支。

（1）内眦静脉经眼静脉与海绵窦交通在内眦至口角连线以内的区域发生化脓感染时，可通过此路径而造成感染性海绵窦栓塞，故此区有"危险三角区"之称。

（2）顶部导血管位于顶骨前内侧部，联结头皮静脉与上矢状窦。顶部帽状腱膜下感染可引起上矢状窦感染性栓塞。

（3）乳突部导血管经乳突孔联结乙状窦与耳后静脉或枕静脉。

（4）枕部导血管联结枕静脉和横窦。项部的痈肿有引起横窦栓塞的危险。

（5）经卵圆孔的导血管联结翼静脉丛和海绵窦，故面深部的感染引起海绵窦感染者也不少见。

正常情况下，板障静脉和导血管的静脉血流很不活跃，但当颅压增高时，颅内静脉血可经导血管流向颅外，所以在长期颅压增高的患者，板障静脉和导血管可以扩张变粗，儿童尚可见到头皮静脉怒张现象。

（四）淋巴

颅顶没有淋巴结，所有淋巴结均位于头颈交界处，头部浅淋巴管分别注入下述淋巴结。

（1）腮腺（耳前）淋巴结位于颧弓上下侧，咬肌筋膜外面，有颞部和部分额部的淋巴管注入。

（2）下颌下淋巴结在颌下腺附近，有额部的淋巴管注入。

（3）耳后淋巴结在枕部皮下斜方肌起始处，有颅顶后半部的淋巴管注入。

以上淋巴结最后注入颈浅淋巴结和颈深淋巴结。

（五）神经

除面神经分布于额肌、枕肌和耳周围肌外，颅顶部头皮的神经都是感觉神经。额部皮肤主要是三叉神经第一枝眼神经的眶上神经和滑车上神经分布。颞部皮肤主要由三叉神经第三枝下颌神经的耳颞神经分布。耳郭后面皮肤由颈丛的分枝耳大神经分布。枕部皮肤由第 2 颈神经的后枝枕大神经和颈丛的分枝枕小神经分布。枕大神经投影在枕外隆凸下 2 cm 距中线 2～4 cm 处，穿出斜方肌腱，分布枕部大部皮肤。枕大神经附近的瘢痕、粘连可引起枕部疼痛（枕大神经痛），常在其浅出处做枕大神经封闭治疗。

二、头皮损伤的类型及处理

颅脑损伤患者多有头皮损伤。头皮是一种特殊的皮肤，含有大量头发、毛囊、皮脂腺、汗腺及皮屑，往往隐藏污垢和细菌，一旦发生开放性损伤，容易引起感染，但头皮的血液循环十分丰富，仍有较好的抗感染能力。头皮损伤外科处理时的麻醉选择，要根据伤情及患者的合作程度而定。头皮裂伤清创缝合一般多采用局麻，对头皮损伤较重或范围较大者，仍以全身麻醉为佳。单纯头皮损伤通常不致引起严重后果，但有时也可因头皮损伤后大量出血导致休克，所以应妥善处理。另外，头皮损伤若处理不当，可诱发深部感染，因此对于头皮损伤应给予足够的重视。

（一）头皮擦伤

1. 临床表现

（1）头皮表层不规则轻微损伤。

（2）有不同深度的表皮质脱落。

（3）有少量出血或血清渗出。

2. 诊断要点

损伤仅累及头皮表层。

3. 治疗原则

处理时一般不需要包扎，只需将擦伤区域及其周围头发剪去，用肥皂水及生理盐水洗净，拭干，涂以红汞或甲紫即可。

（二）头皮挫伤

1. 临床表现

（1）头皮表面可见局限性的擦伤，擦伤处及其周围组织有肿胀、压痛。

（2）有时皮下可出现青紫、淤血。

（3）可同时伴有头皮下血肿。

2. 诊断要点

损伤仅累及头皮表层及真皮层。

3. 治疗原则

将损伤局部头皮消毒包扎即可，亦可在涂以红汞或甲紫后采用暴露疗法，注意保持伤口干燥。

（三）头皮血肿

头皮富含血管，遭受各种钝性打击后，可导致组织内血管破裂出血，从而形成各种血肿。头皮出血常发生在皮下组织、帽状腱膜下或骨膜下并易于形成血肿。其所在部位和类型有助于分析致伤机制，并能对颅骨和脑的损伤做出估计。

1. 皮下血肿

头皮的皮下组织层是头皮血管、神经和淋巴汇集的部位，伤后易发生出血、水肿。

（1）临床表现：由于头皮下血肿位于头皮表层和帽状腱膜，受皮下纤维隔限制而有其特殊表现：①体积小、张力高。②疼痛十分显著。③扪诊时中心稍软，周边隆起较硬，往往误为凹陷骨折。

（2）诊断要点：采用X线切线位拍片的方法或在血肿缘加压排开组织内血液和水肿后，即可辨明有无凹陷骨折。有助于排除凹陷骨折，以明确皮下血肿的诊断。

（3）治疗原则：皮下血肿无须特殊治疗，早期给予冷敷以减少出血和疼痛，24～48 h后改为热敷以促进其吸收。

2. 帽状腱膜下血肿

帽状腱膜下层是一疏松的结缔组织层，其间有连接头皮静脉和颅骨板障静脉以及对脑神经。原发性颅脑损伤静脉窦的导血管。当头部遭受斜向暴力时，头皮发生剧烈的滑动，可引起导血管撕裂，出血较易扩散，常形成巨大血肿。

（1）临床表现：①血肿范围宽广，严重时血肿边界与帽状腱膜附着缘一致，前至眉弓，后至枕外粗隆与上项线，两侧达颞弓部，恰似一顶帽子戴在患者头上。②血肿张力低，波动明显，疼痛较轻，有贫血外貌。③婴幼儿巨大帽状腱膜下血肿，可引起失血性休克。

（2）诊断要点：采用影像学检查结合外伤史及临床表现诊断。

（3）治疗原则：帽状腱膜下血肿的处理，对较小的血肿亦可采用早期冷敷、加压包扎，24～48 h后改为热敷，待其自行吸收。若血肿巨大，则应在严格皮肤准备和消毒下，分次穿刺抽吸积血后加压包扎，尤其对婴幼儿患者，须间隔1～2 d穿刺1次，并根据情况给予抗生素，必要时尚需补充血容量的不足。多次穿刺仍复发的头皮血肿，应考虑是否合并全身出血性疾病，并做相应检查，有时需要切开止血或皮管持续引流。头皮血肿继发感染者，应立即切开排脓，放置引流，创口换药处理。

3. 骨膜下血肿

颅骨骨膜下血肿，除婴儿可因产伤或胎头吸引助产所致者外，一般都伴有颅骨线形骨折。出血来源多为板障出血或因骨膜剥离而致，血液积聚在骨膜与颅骨表面。

（1）临床表现：血肿周界限于骨缝，这是因为颅骨在发育过程中，将骨膜夹嵌在骨缝之内，故很少有骨膜下血肿超过骨缝者，除非骨折线跨越2块颅骨，但血肿仍将止于另一块颅骨的骨缝。

（2）诊断要点：采用影像学检查结合临床表现诊断。

（3）治疗原则：骨膜下血肿的处理，早期仍以冷敷为宜，但忌用强力加压包扎，以防积血经骨折缝流入颅内，引起硬脑膜外血肿。血肿较大时，应在严格备皮和消毒情况下施行穿刺，抽吸积血1~2次即可恢复。对较小的骨膜下血肿，亦可采用先冷敷，后热敷待其自行吸收的方法。但婴幼儿骨膜下血肿易发生骨化形成骨性包壳，难以消散，对这种血肿宜及时行穿刺抽吸并加压包扎。

4. 新生儿头皮血肿及其处理

（1）胎头水肿（产瘤）：新生儿在分娩过程中，头皮受产道压迫，局部血液、淋巴循环障碍，血浆外渗，致使产生头皮血肿。表现为头顶部半圆形包块、表皮红肿，触之柔软，无波动感透光试验阴性。临床不需特殊处理，3~5d后可自行消失。

（2）帽状腱膜下血肿：出血量较大，血肿范围广。头颅明显肿胀变形，一般不做血肿穿刺而行保守治疗。血肿进行性增大，可试行压迫颞浅动脉，如果有效，可结扎该动脉。患儿如出现面色苍白、心率加快等血容量不足表现，应及时处理。

（3）骨膜下血肿（头血肿）：由于骨外膜剥离所致。多见于初产妇和难产新生儿，约25%可伴有颅骨骨折。血肿多发于头顶部，表面皮肤正常，呈半圆形、光滑、边界清楚，触之张力高，可有波动感。以后由于部分血肿出现骨化，触之高低不平。常合并产瘤，早期不易发现。一般2~6周逐渐吸收，如未见明显吸收，应在严格无菌条件下行血肿穿刺抽出积血，以避免演变成骨囊肿。

5. 并发症及其防治

（1）头皮感染：急性头皮感染多为伤后初期处理不当所致，常发生于皮下组织，局部有红、肿、热、痛，耳前、耳后或枕下淋巴结有肿大及压痛，由于头皮有纤维隔与帽状腱膜相连，故炎症区张力较高，患者常疼痛难忍，并伴全身畏寒、发热等中毒症状，严重时感染可通过导血管侵入颅骨及（或）颅内。治疗原则是早期给予抗菌药物及局部热敷，后期形成脓肿时，则应施行切开引流，持续全身抗感染治疗1~2周。

（2）帽状腱膜下脓肿：帽状腱膜下组织疏松，化脓性感染容易扩散，但常限定在帽状腱膜的附着缘。脓肿源于伤后头皮血肿感染或颅骨骨髓炎，在小儿偶尔可因头皮输液或穿刺引起。帽状腱膜下脓肿患者常表现头皮肿胀、疼痛、眼睑水肿，严重时可伴发全身性中毒反应。帽状腱膜下脓肿的治疗，除抗菌药物的应用外，均应及时切开引流。

（3）骨髓炎颅盖部位的急性骨髓炎：多表现为头皮水肿、疼痛、局部触痛，感染向颅骨外板骨膜下扩散时，可出现波特水肿包块。颅骨骨髓炎早期容易忽略，X线平片也只有在感染2~3周之后始能看到明显的脱钙和破坏征象。慢性颅骨骨髓炎则常表现为经久不愈的窦道，反复溃破流脓，有时可排出脱落的死骨碎片。此时X线平片较易显示虫蚀状密度不均的骨质破坏区，有时其间可见密度较高的片状死骨影像，为时过久的慢性颅骨骨髓炎，也可在破坏区周围出现骨质硬化和增生，通过X线平片可以确诊。颅骨骨髓炎的治疗，应在抗菌治疗的同时施行手术，切除已失去活力和没有血液供应的病骨。

（四）头皮裂伤

头皮裂伤后容易招致感染，但头皮血液循环十分丰富，虽然头皮发生裂伤，只要能够及时施行彻底的清创，感染并不多见。在头皮各层中，帽状腱膜是一层坚韧的致密结缔组织，它不仅是维持头皮张力的重要结构，也是防御浅表感染侵入颅内的屏障。当头皮裂伤较浅，未伤及帽状腱膜时，裂口不易张开，血管断端难以收缩止血，出血较多。若帽状腱膜断裂，则伤口明显裂开，损伤的血管断端易于随伤口收缩、自凝，反而较少出血。

1. 头皮单纯裂伤

（1）临床表现：常因锐器的刺伤或切割伤，裂口较平直，创缘整齐无缺损，伤口的深浅多随致伤因素而异。除少数锐器直接穿戳或劈砍进入颅内，造成开放性颅脑损伤者外，大多数单纯裂伤仅限于头皮，有时可深达骨膜，但颅骨常完整无损，也不伴有脑损伤。

（2）诊断要点：详细询问伤情，并结合临床表现，必要时进行头颅影像学检查排除其他伤情。

（3）治疗原则：应尽早施行清创缝合，即使伤后逾 24 h，只要没有明显的感染征象，仍可进行彻底清创一期缝合，同时应给予抗菌药物及 TAT 注射。

清创缝合方法：剃光裂口周围至少 8 cm 以内的头皮，在局麻或全麻下，用灭菌盐水冲洗伤口，然后用消毒软毛刷蘸肥皂水刷净创口和周围头皮，彻底清除可见的毛发、泥沙及异物等，再用生理盐水冲洗，冲净肥皂泡沫，继而用灭菌干纱布拭干以碘酒、乙醇消毒伤口周围皮肤，对活跃的出血点可用压迫或钳夹的方法暂时控制，待清创时再一一彻底止血。常规铺巾后由外及里分层清创，创缘修剪不可过多，以免增加缝合时的张力。残存的异物和失去活力的组织均应清除，术毕缝合帽状腱膜和皮肤。若直接缝合有困难时可将帽状腱膜下疏松组织层向周围潜行分离，施行松解后缝合；必要时亦可将裂口做 S 形或瓣形延长切口，以利缝合。一般不放皮下引流条。

2. 头皮复杂裂伤

（1）临床表现：常为钝器损伤或因头部碰撞所致，裂口多不规则，创缘有挫伤痕迹，创口间尚有纤维组织相连，没有完全断离。伤口的形态常能反映致伤物的大小和形状。这类创伤往往伴有颅骨骨折或脑损伤，严重者可引起粉碎性凹陷骨折，故常有毛发或泥沙等异物嵌入，易致感染。

（2）诊断要点：详细询问伤情，并结合临床表现，必要时进行头颅 X 线片或 CT 检查排除其他伤情。

（3）治疗原则：清创缝合方法是术前准备和创口的冲洗，清创方法已如上述。对复杂的头皮裂伤进行清创时，应做好输血的准备。机械性清洁、冲洗应在麻醉后进行，以免因剧烈疼痛刺激引起的心血管不良反应。对头皮裂口应按清创需要有计划地适当延长，或做附加切口，以便创口能够一期缝合或经修补后缝合。创缘修剪不可过多，但必须将已失去血供的挫伤皮缘切除，以确保伤口的愈合。对头皮残缺的部分，可采用转移皮瓣的方法，将创面闭合，供皮区保留骨膜，以中厚皮片植皮。

3. 头皮撕裂伤

（1）临床表现：大多为斜向或切线方向的暴力作用在头皮上所致，撕裂的头皮往往呈舌状或瓣状，常有一蒂部与头部相连。头皮撕裂伤一般不伴有颅骨和脑损伤，极少伴有颅骨骨折或颅内出血。这类患者失血较多，有时可达到休克的程度。

（2）诊断要点：详细询问伤情，并结合临床表现，头颅影像学检查可排除其他伤情。

（3）治疗原则：清创缝合方法是原则上除小心保护残蒂之外，应尽量减少缝合时的张力，可采用帽状腱膜下层分离，松解裂口周围头皮，然后予以分层缝合。由于撕裂的皮瓣并未完全撕脱，常能维持一定的血液供应，清创时切勿将相连的蒂部扯下或剪断。有时看来十分窄小的残蒂，难以提供足够的血供，但却能使整个皮瓣存活。若缝合时张力过大，应首先保证皮瓣基部的缝合，然后将皮瓣前端部分另行松弛切口或转移皮瓣加以修补。

（五）头皮撕脱伤

强大暴力拉扯头皮，将大片头皮自帽状腱膜下层或连同骨外膜撕脱，甚至将肌肉、一侧或双侧耳郭、上眼睑一并撕脱。

1. 现场急救处理

（1）防止失血性休克，立即用大块无菌棉垫、纱布压迫创面，加压包扎。

（2）防止疼痛性休克，使用强镇痛剂。

（3）注射破伤风抗毒素。

（4）在无菌、无水和低温密封下保护撕脱头皮并随同伤者一起，送往有治疗条件的医院。

2. 头皮撕脱伤的治疗

原则是根据创面条件和头皮撕脱的程度，选择显微外科技术等最佳手术方法，以达到消灭创面、恢复和重建头皮血运的目的，从而最大限度地提高头皮存活率。

（1）撕脱头皮未完全离体，有良好血液供应：剃发彻底清创、消毒后，将撕脱头皮直接与周围正常皮肤缝合，留置皮管负压引流，创面加压固定包扎。

（2）撕脱头皮完全离体，无血液供应：①撕脱头皮无严重挫伤，保护良好，创面干净，血管无严重扯拉损伤。此种情况，应立即行自体头皮再植术。撕脱头皮的头发尽量地剪短，不刮头皮，避免损伤头皮和遗留残发不易清除，消毒后放入冰肝素林格液中清洗，寻找头皮主要血管（眶上动静脉、滑车动静脉、颞浅动静脉、耳后动静脉）并做出标记，选择直径较大动静脉 1 ~ 2 条，在显微镜下行血管端端吻合。吻合动脉直径必须大于 1 mm，吻合部位必须是从正常头皮中分离而出，血管内膜无损伤，否则吻合成功率明显降低。为减少头皮热缺血时间，应争分夺秒先吻合 1 支头皮动脉，然后再逐一吻合其他血管。如果头皮静脉损伤严重，吻合困难，可采用自体大隐静脉移植，必须保证至少一条静脉吻合通畅。如果撕脱头皮颜色转红，创面出现渗血，说明吻合口通畅，头皮血液供应恢复。缝合固定头皮时，应避免吻合血管扭曲和牵拉。留置皮管负压引流，轻压包扎。应慎重选择吻合血管，以免吻合失败后，创面失去一期植皮的机会。②因各种原因无法进行头皮血管显微吻合术，头部创面无明显污染，骨膜完整。此种情况，可将撕脱头皮削成薄层或中厚皮片一期植皮。皮片与周围正常皮肤吻合固定，加压包扎以防止移位。皮片越薄，成活率越高，皮片越厚，成活率越低，但存活后皮片越接近正常皮肤。③头皮连同骨膜一起撕脱，颅骨暴露，血管显微吻合失败。在创面小的情况下，可利用旋转皮瓣或筋膜转移覆盖暴露的颅骨，同时供应区皮肤缺损行一期植皮。筋膜转移区创面择期行二期植皮。④颅骨暴露范围大而无法做皮瓣和筋膜转移者，可行大网膜移植联合植皮术。剖腹取自体大网膜，结扎切断左胃网膜动静脉，保留右胃网膜动静脉以备血管吻合。将离体大网膜置于利多卡因肝素液中，轻轻挤揉，然后铺盖颅骨表面，四周吻合固定。将右胃网膜动静脉与颞浅动静脉吻合，如果颞浅静脉损伤，取自体大隐静脉一条，长 8 ~ 10 cm，做右胃网膜静脉和颈外静脉搭桥。大网膜血液循环恢复后，立即取自体中厚皮片一块，覆盖大网膜表面，四周与正常皮肤吻合固定，轻压包扎。⑤对于上述诸种手术均失败，且伴大面积颅骨暴露者。切除颅骨外板或在颅骨表面每间隔 1 cm 钻孔直达板障层。待肉芽生长后二期植皮。

3. 头皮、创面严重挫伤和污染

（1）撕脱头皮严重挫伤或污染，而头部创面条件较好者，可从股部和大腿内侧取薄层或中厚皮片，行创面一期植皮。

（2）头部创面严重挫伤或污染而无法植皮者，彻底清创消毒后可以利用周围正常头皮做旋转皮瓣覆盖创面，皮瓣下留置引流管。供皮区头皮缺损一期植皮。

（3）创面已感染者，应换药处理。待创面炎症控制，肉芽生长良好时行二期植皮。

（六）头皮缺损

1. 小面积头皮缺损的处理

头皮缺损小于 1.0 cm，沿原创口两侧，潜行分离帽状腱膜下层各 4 ~ 5 cm，使皮肤向中心滑行靠拢，而能直接缝合伤口。

2. 中等面积头皮缺损的处理

头皮缺损小于 6.0 cm，无法直接缝合，需做辅加切口，以改变原缺损形态，减少缝合张力，以利缝合。

（1）椭圆形或菱形头皮缺损：利用 S 形切口，沿伤口轴线两极做反方向弧形延长切口后，分离伤口两侧帽状腱膜下层，再前后滑行皮瓣，分两层缝合伤口。

（2）三角形头皮缺损：利用三臂切口，沿伤口 3 个角做不同方向的弧形延长切口，长度根据缺损大小确定，充分分离切口范围的帽状腱膜下层，旋转滑行皮瓣，分两层缝合伤口。

3. 大面积头皮缺损的处理

不规则和大面积头皮缺损，利用转移皮瓣修复。常用辅加切口有弧形切口和长方形切口。切口长度和形态需要经过术前计算和设计。双侧平行切口因为影响伤口血液供应而目前已少用。术中通过皮瓣移位和旋转覆盖原头皮缺损区，供皮区出现的新鲜创面应有完整骨膜，可行一期植皮。皮瓣转移后，在基底部成角处多余皮肤形成"猫耳"，不可立即切除，以免影响皮瓣血液供应，应留待二期处理。临床常用头皮瓣有：颞顶后或颞枕部皮瓣向前转移修复顶前部创面；枕动脉轴型皮瓣向前转移修复颞顶部创面；颞顶部和颞枕部皮瓣向后转移修复顶枕部创面。

第三节 脑损伤

脑损伤是指暴力作用于头部造成的脑组织器质性损伤。根据致伤物、受力程度等因素不同，将伤后脑组织是否与外界相通而分为开放性和闭合性脑损伤；前者多由锐器或火器直接造成，均伴有头皮裂伤、颅骨骨折、硬脑膜破裂和脑脊液漏；后者为头部受到钝性物体或间接暴力所致，往往头皮颅骨完整，或即便头皮、颅骨损伤，但硬脑膜完整，无脑脊液漏，为闭合性脑损伤。

根据脑损伤发生的时间，可将顿脑损伤分为原发性和继发性脑损伤，前者主要是指暴力作用在脑组织的一瞬间所造成损伤，即神经组织和脑血管的损伤，表现为神经纤维的断裂和传出功能障碍，不同类型的神经细胞功能障碍甚至细胞的死亡，包括脑震荡、脑挫裂伤等；后者指受伤一定时间后出现的脑损伤，包括脑缺血、颅内血肿、脑肿胀、脑水肿和颅内压升高等。

一、脑震荡

脑震荡又称轻度创伤性脑损害，头部受力后在临床上观察到有短暂性脑功能障碍，系由轻度脑损伤所引起的临床综合征，其特点是头部外伤后短暂意识丧失，旋即清醒，除有近事遗忘外，无任何神经系统缺损表现。脑的大体标本上无肉眼可见到的神经病理改变，显微病理可有毛细血管充血、神经元胞体肿大、线粒体和轴索肿胀。

（一）临床表现

1. 意识改变

受伤当时立即出现短暂的意识障碍，对刺激无反应，可完全昏迷，常为数秒或数分钟，大多不超过半个小时。个别出现为期较长的昏迷，甚至死亡。

2. 短暂性脑干症状

伤情较重者在意识改变期间可有面色苍白、出汗、四肢肌张力降低、血压下降、心动徐缓、呼吸浅慢和各生理反射消失。

3. 无意识凝视或语言表达不清

4. 语言和运动反应迟钝

回答问题或遵嘱运动减慢。

5. 注意力易分散

不能集中精力，无法进行正常的活动。

微信扫码
◆ 临床科研
◆ 医学前沿
◆ 临床资讯
◆ 临床笔记

6. 定向力障碍

不能判断方向、日期、时间和地点。

7. 语言改变

急促不清或语无伦次，内容脱节或陈述无法理解。

8. 动作失调

步态不稳，不能保持连贯的行走。

9. 情感夸张

不适当的哭泣，表情烦躁。

10. 记忆缺损

逆行性遗忘，反复问已经回答过的同一问题，不能在 5min 之后回忆起刚提到的 3 个物体的名称。

11. 恢复期表现

头痛、头昏、恶心、呕吐、耳鸣、失眠等症状。通常在数周至数月内逐渐消失，有的患者症状持续数月甚至数年，即称为脑震荡后综合征或脑外伤后综合征。

12. 神经系统检查

可无阳性体征。

（二）辅助检查和神经影像检查

1. 实验室检查

腰椎穿刺颅内压正常；脑脊液无色透明，不含血，白细胞正常。

2. 神经影像检查

头颅 X 检查，有无骨折发现。

（三）诊断

主要以受伤史、伤后短暂意识障碍、近事遗忘，无神经系统阳性体征作为依据。目前尚缺乏客观诊断标准，常需参考各种辅助方法，如腰穿测压、颅骨平片。

（四）治疗

1. 观察病情变化

伤后短时间内可在急诊科观察，密切注意意识、瞳孔、肢体运动和生命体征的变化。对于离院患者，嘱其家属在当日密切注意头痛、恶心、呕吐和意识障碍，如症状加重即来院检查。

2. 无需特殊治疗

卧床休息，急性期头痛、头晕较重时，嘱其卧床休息，症状减轻后可离床活动。多数患者在 2 周内恢复正常，预后良好。

3. 对症治疗

头痛时可给予罗通定等镇痛剂。对有烦躁、忧虑、失眠者可给予地西泮，三溴合剂等药物。

二、弥漫性轴索损伤

弥漫性轴索损伤（DAI）是指头部遭受加速性旋转暴力时，在剪应力的作用下，脑白质发生的以神经轴索断裂为特征的一系列病理生理变化。

病理改变主要以位于脑的中轴部（胼胝体、脑白质、脑干上端背外侧及小脑上脚等处）的挫伤、出血或水肿为主。大体改变：组织间裂隙及血管撕裂性出血灶。镜下检查可见神经轴索断裂、轴浆溢出，并可见轴索断裂形成的圆形轴缩球及血细胞溶解后的含铁血黄素。

（一）临床表现

1. 意识障碍

意识障碍是其典型的表现，通常 DAI 均有脑干损伤表现，且无颅内压增高。受伤当时立即出现昏迷，且昏迷时间较长。神志好转后，可因继发性脑水肿而再次昏迷。

2. 瞳孔变化

如累及脑干，可有一侧或双侧瞳孔散大。对光反应消失，或同向性凝视。

（二）辅助检查

1. 血常规检查

了解应激状况。

2. 血生化检查

鉴别昏迷因素。

3. 头颅 CT 扫描

可见大脑皮质与髓质交界处、胼胝体、脑干、内囊区或第三脑室周围有多个点或片状出血灶，常以脑挫伤改变作为诊断标准。

4. 头颅 MRI 扫描

可精确反映出早期缺血灶、小出血灶和轴索损伤改变。

（三）诊断

（1）创伤后持续昏迷 6h 以上。

（2）CT 显示脑白质、第三脑室、胼胝体、脑干以及脑室内出血。

（3）颅内压正常但临床状况差。

（4）无颅脑明确结构异常的创伤后持续植物状态。

（5）创伤后弥漫性脑萎缩。

（6）尸检 DAI 可见的病理征象。

（四）治疗及预后

（1）对 DAI 的治疗仍沿用传统的综合治疗方式，无突破性进展。此病预后差，占颅脑损伤早期死亡的33%。

（2）脱水治疗。

（3）昏迷期间加强护理，防止继发感染。

三、脑挫裂伤

暴力作用于头部时，着力点处颅骨变形或发生骨折，同时脑组织在颅腔内大幅度运动，导致脑组织着力点或冲击点损伤，均可造成脑挫伤和脑裂伤，由于两种改变往往同时存在，故又统称脑挫裂伤。前者为脑皮质和软脑膜仍保持完整；而后者，有脑实质及血管破损、断裂，软脑膜撕裂。脑挫裂伤的显微病理表现为脑实质点片状出血，水肿和坏死。脑皮质分层结构不清或消失，灰质与白质分界不清。脑挫裂伤常伴有邻近的局限性血管源性脑水肿和弥漫性脑肿胀。

外伤性急性脑肿胀又称弥漫性脑肿胀（DBS），是指发生在严重的脑挫裂伤和广泛脑损伤之后的急性继发性脑损伤，以青少年多见。治疗以内科为主。

（一）临床表现

1. 意识障碍

受伤当时立即出现，一般意识障碍时间均较长，短者半小时、数小时或数日，长者数周、数月，有的为持续昏迷或植物状态。

2. 生命体征改变

常较明显，体温多在38℃左右，脉搏和呼吸增快，血压正常或偏高。如出现休克，应注意全身检查。

3. 局灶症状与体征

受伤当时立即出现与伤灶相应的神经功能障碍或体征，如运动区损伤的锥体束征、肢体抽搐或瘫痪，语言中枢损伤后的失语以及昏迷患者脑干反应消失等。颅压增高：为继发脑水肿或颅内血肿所致。尚可有脑膜刺激征。

4. 头痛、呕吐

患者清醒后有头痛、头晕，恶心呕吐、记忆力减退和定向力障碍。

（二）检查

1. 实验室检查

（1）血常规：了解应激状况。

（2）血气分析：可有血氧低、高二氧化碳血症存在。

（3）脑脊液检查：脑脊液中有红细胞或血性脑脊液。

2. 神经影像学检查

（1）头颅 X 平片：多数患者可发现有颅骨骨折。

（2）头颅 CT：了解有无骨折、有无中线移位及除外颅内血肿。

（3）头颅 MRI：不仅可以了解具体脑损伤部位、范围及其周围脑水肿情况，而且尚可推测预后。

（三）常规治疗

（1）轻型脑挫裂伤患者，通过急性期观察后，治疗与弥漫性轴索损伤相同。

（2）抗休克治疗：如合并有休克的患者首先寻找原因，积极抗休克治疗。

（3）重型脑挫裂伤患者，应送重症监护病房。

（4）对昏迷患者，应注意维持呼吸道通畅。

（5）对来院患者呼吸困难者，立即行气管插管连接人工呼吸机进行辅助呼吸。对呼吸道内分泌物多，影响气体交换，且估计昏迷时间较长者（3～5d以上），应尽早行气管切开术。

（6）对伴有脑水肿的患者，应适当限制液体入量，并结合脱水治疗。

（7）脱水治疗颅内压仍在40～60 mmHg（5.32～7.98 kPa）会导致严重脑缺血或诱发脑疝，可考虑行开颅去骨瓣减压和 / 或脑损伤灶清除术。

（8）手术指征：对于脑挫裂伤严重，局部脑组织坏死伴有脑水肿和颅内压增高的患者，经各种药物治疗无效，症状进行性加重者。具体方法：清除挫伤坏死的脑组织及小的出血灶，再根据脑水肿、脑肿胀的情况进行颞肌下减压或局部去骨瓣减压。

（四）其他治疗

（1）亚低温治疗，维持体温33～34℃，多针对重型或特重型脑外伤患者。

（2）药物治疗：糖皮质激素、改善脑细胞代谢、止血剂等。

（3）高压氧疗法（HBO）。

四、脑干损伤

脑干原发损伤在头、颈部受到暴力后可以立即出现，多不伴有颅内压增高表现。病理变化有脑干神经组织结构紊乱、轴索断裂、挫伤和软化。由于脑干内除脑神经核团、躯体感觉运动传导束外，还有网状结构和呼吸、循环等生命中枢，故其致残率和死亡率均较高。

原发性脑干损伤的病理变化常为脑挫伤伴灶性出血和水肿，多见于中脑被盖区，脑桥及延髓被盖区次之。继发性脑干损伤常因严重颅内高压致脑疝形成，脑干受压移位，变形使血管断裂可引起出血和软化等继发病变。

（一）临床表现

1. **典型表现**

多为伤后立即陷入持续昏迷状态，生命体征多有早期紊乱，表现为呼吸节律紊乱，心跳及血压波动，双瞳大小多变，眼球斜视，四肢肌张力增高，去皮质强直状态，伴有锥体束征。多有高热、消化道出血、顽固性呃逆、甚至脑性肺水肿。

2. **中脑损伤表现**

意识障碍突出，瞳孔可时大时小双侧交替变化，去皮质强直。

3. **脑桥损伤表现**

除持久意识障碍外，双瞳常极度缩小，角膜反射及嚼肌反射消失，呼吸节律不整，呈现潮式呼吸或抽泣样呼吸。

4. **延髓损伤表现**

主要为呼吸抑制和循环紊乱，呼吸缓慢、间断，脉搏快弱、血压下降，心眼反射消失。

（二）辅助检查

1. **腰椎穿刺**

脑脊液多呈血性，压力多为正常或轻度升高，当压力明显升高时，应除外颅内血肿。

2. **头颅 X 线平片**

往往多伴有颅骨骨折。

3. **头颅 CT 扫描**

在伤后数小时内检查，可显示脑干有点片状高密度区，脑干肿大，脚间池、桥池、四叠体池及第四脑室受压或闭塞。

4. **头颅及上颈段 MRI 扫描**

有助于明确诊断，了解伤灶部位和范围。

5. 脑干诱发电位

波峰潜伏期延长或分化不良。

（三）治疗

（1）一般治疗措施同脑挫裂伤。

（2）对一部分合并有颅内血肿者，应及时诊断和手术。对合并有脑水肿或弥漫性轴索损伤及脑肿胀者，应用脱水药物和激素等予以控制。

（3）伤后1周，病情较为稳定时，为保持患者营养，应由胃管进食。

（4）对昏迷时间较长的患者，应加强护理，防止各种并发症。

（5）有条件者，可行高压氧治疗，以助于康复。

五、下丘脑损伤

单纯下丘脑损伤少见，多伴有严重脑干损伤和/或脑挫裂伤，可引起神经-内分泌紊乱和机体代谢障碍。其损伤病理多为灶性出血、水肿、缺血、软化及神经细胞坏死，偶可见垂体柄断裂和垂体内出血。

（一）临床表现

（1）意识与睡眠障碍。

（2）循环及呼吸紊乱。

（3）体温调节障碍，中枢性高热，高达41℃甚至42℃。

（4）水电解质代谢紊乱，尿崩。

（5）糖代谢紊乱。

（6）消化系统障碍。

（7）间脑发作。

（二）诊断

通常只要有某些代表丘脑下部损伤的征象，即可考虑伴有此部位的损伤。

（三）治疗

与原发性脑干损伤基本相同。需加强监测。

脑与脊髓先天性疾病

第一节　颅缝早闭

颅缝早闭(craniosvnostosis)又称狭颅症,新生儿发病率约为0.6/1000。婴儿第一年脑重量增加近1.5倍,头围增加0.5倍,在10～12岁停止增长,颅缝主要由致密的结缔组织联系。正常颅缝约在儿童6岁左右开始骨化,30～50岁完成。如果颅缝在1岁内早期融合,就会在一定方向上限制了头颅的生长方向,由于脑组织的发育代偿性的引起其他部位的生长,形成相应的畸形。

一、一般临床表现

主要为头颅畸形. 其程度与颅缝闭合的早晚而不同。多数患儿产前就有畸形存在,单纯产后的颅缝早闭并不多见。除人字缝早闭无法触及外,其他早闭的颅缝可触及局限的骨质隆起（骨嵴）,两侧的颅骨活动度小。颅缝闭合越早,程度越重,临床症状越严重,可以出现颅高压表现,视力下降,呼吸道受阻和烦躁不安等。智力发育迟缓可以是颅缝早闭的结果,也可能是合并其他疾病的表现。多颅缝早闭者智力发育迟滞较单发者明显。但是90%单发矢状缝或冠状缝早闭者智商可能正常。合并脑积水者并不多见,以交通性脑积水常见,可以出现破壶音。头围等测量值在颅骨变形情况下仍可正常。一些代谢性疾病容易出现颅缝早闭,如克汀病、维生素D缺乏症、黏多糖病。

二、辅助检查

（一）X线平片

显示骨缝早闭的中心缺乏正常透光性,而其他未闭合的颅缝可能增宽,甚至分离。但一些骨缝局部形成骨刺. X线（甚至CT）检查可正常。颅内压增高者可出现颅缝分离和鞍部骨质吸收。

（二）CT

有助于显示颅骨轮廓,颅缝早闭处颅骨增厚,和（或）形成骨嵴,可显示脑积水,额部蛛网膜下隙扩大,三维CT可更好地显示颅骨异常。

（三）放射性核素骨扫描

上述方法仍不能诊断者,可行此项检查。生后第一周任何颅缝均不能摄取同位素,过早闭合的颅缝比其他（正常）颅缝摄取能力增高,完全闭合的颅缝不能摄取同位素。

（四）MRI

通常仅用于诊断伴随颅内其他病变的患者,骨质改变显示的效果不如CT和X线平片。

三、鉴别诊断

注意与小头畸形进行鉴别,后者是由于脑组织发育不良而出现头颅停止增大,如无脑、积水性无脑畸形或脑发育不良。其颅缝闭合是继发的，导致颅骨发育不良。很多头形异常而怀疑为颅缝早闭者是由于平卧体位所致（如枕部）。应嘱其父母避免患儿平躺体位，并于 6 ~ 8 周后复查。体位所致者头形改善，否则即为颅缝早闭。注意区别半侧颜面短小或单侧冠状缝早闭所致的斜头畸形。

四、治疗方法

（一）对孕妇

一些致畸因素可以促使颅缝早闭，如苯妥英钠引起特异性的矢状缝和冠状缝闭合。一些导致胎儿骨质缺损的因素与颅缝早闭可能有关，如甲氨蝶呤。因此要避免接触此类物质。

（二）手术

治疗目的在于使颅腔适应于脑组织的增长，并且矫正畸形。首选手术，多以整容为目的，并能避免由颅面畸形带来的严重心理障碍。总之，多颅缝早闭的颅骨阻碍了脑发育，常导致颅内压增高。单一颅缝早闭患者，颅内压增高发生率 11%。冠状缝早闭可导致弱视，单一颅缝早闭者多可通过颅缝骨缘切除获得治疗。多颅缝或颅底骨缝早闭的治疗通常需要神经外科和颅面外科医师协作完成，某些需分期治疗。如果患儿一般情况允许，确诊后应及早手术，对于多个颅缝早闭的患儿应在 1 周内手术，1 ~ 2 个颅缝早闭者可以延至生后 1 ~ 2 个月，手术风险包括主要为出血、败血症、皮下积液和癫痫。有时一次手术并不能完全解决问题，需要分阶段多次手术。

五、不同类型颅缝早闭的临床表现和治疗

（一）矢状缝早闭

1. 临床表现

最常见的颅缝早闭，占 40% ~ 70%，80% 为男性。闭合后头颅左右方向生长受阻，主要向前后方向生长，导致长头或舟状头畸形伴额部隆起，枕部突出，可触及骨嵴。头围（枕额）基本正常，但双顶径（BPD）显著减小。

2. 治疗

可采取纵向或横向皮肤切口。自冠状缝至人字缝之间的矢状缝行线形切开. 在生后 3 ~ 6 个月内手术效果较好。切开宽度至少 3 cm，无证据表明使用人工材料（如硅胶包裹顶骨骨缘）可延长复发时间。必须注意避免硬膜撕裂损伤矢状窦。6 个月以下的患儿的颅骨融合应再次手术。1 岁以上的患者需要更为广泛的颅骨塑形。

（二）冠状缝早闭

1. 临床表现

占颅缝早闭的 18% ~ 40%，女性多见。多为双侧，形成前额扁平，为宽头畸形；合并额蝶缝和额筛缝早闭，可出现尖头畸形，可以出现前颅窝缩短，上颌骨发育不良，眶部过浅和进行性眼部突出。单侧冠状缝早闭少见，约 4%，引起斜头畸形，前额患侧眼部以上平坦或凹陷，眶上线高于健侧。眼眶转向健侧，可导致弱视，如不加以治疗，颜面平坦加重和鼻向健侧移位（鼻根部旋转变形），在 Crouzon 综合征还伴有蝶骨、眶骨和面颅异常（颜面中部发育不良），Apert 综合征则伴并指（趾）畸形。

2. 外科治疗

单纯对受累骨缝行切开常可取得良好的整容效果。但有学者认为仅采用这种治疗是不够的。目前常行单侧或双侧额颅切除术；同时切除眼眶骨来抬高眼外眦。

（三）额缝早闭

不多见，占 5% ~ 10%，自前囟至鼻根形成骨嵴，向前突出，严重者前额正中隆起突出，如包块，形成三角头畸形。多有 19p 染色体异常和发育迟滞。

（四）人字缝早闭

原报道发病率低，占 1%～9%，近期报道为 10%～20%，男：女 =4∶1，70% 为右侧受累。常于生后 3～18 个月发病，最早在 1～2 个月。

1. 临床表现

单侧或双侧枕骨平坦。单侧病变有时称作人字形斜头畸形，严重者同侧前额隆起致颅骨呈"菱形"，同侧耳位于对侧耳的前下方。对侧眼眶和额部可以变平。

2. 诊断方法

颅骨 X 线和 CT 上，76% 病例可出现人字缝两侧骨缘硬化，约 70% 出现明显的额部蛛网膜下隙增宽，2% 的患者出现脑组织异常，如灰质异位、脑积水和胼胝体发育不良。此外，行骨扫描检查时，1 岁以内人字缝对同位素摄取增加，3 个月时为高峰。

3. 治疗

对严重的颅面变形或颅内压增高者应该早期手术。也有采用保守治疗，多数患者病情稳定或随时间推移和简单的保守治疗后病情改善。但约有 15% 颜面畸形进一步发展。

（1）非手术治疗：尽管病情常可改善，某些仍有不同程度的颜面畸形。85% 患者改换体位的治疗有效，将患儿置于健侧或俯卧位。先天性斜颈致枕部平坦的婴儿应进行积极的物理治疗，并且应在 3～6 个月内消失。

（2）手术治疗：只有约 20% 需要手术治疗。理想手术年龄为 6～18 个月。患者俯卧位，头部头托固定（抬高面部，麻醉师每 30 分钟轻轻按摩防止压伤）。手术方法的选择包括由单纯一侧颅缝颅骨切除到复杂的颅面外科重建。对年龄在 12 周内无严重颜面变形者行矢状缝至星点的线形颅骨切除已足够，必须注意避免星点附近硬膜撕裂，因为此处有横窦经过，切除的骨缝可见内嵴，手术年龄越早效果越好，6 个月以上的患儿可能需更为彻底的手术治疗。术中一般失血 100～200 mL，因而常需要输血。

第二节 寰枕畸形

一、概述

枕骨、枕大孔或第一、二颈椎的先天性或获得性骨质异常使下脑干与颈段脊髓的活动空间有所缩小，有可能造成小脑、后组脑神经和脊髓的症状。

由于脊髓有一定的柔顺性，易感受间歇的压迫，颅颈交界处的若干类型的病变可以产生一些症状，后者不但在不同病例中各不相同，而且还可时隐时现。当寰椎与枕骨发生融合，齿状突后枕大孔前后直径 < 19 mm 时，可以引起颈段脊髓病变。平底颅是可引起或不引起临床症状的颅底扁平畸形；在侧位头颅 X 线摄片上，斜坡平面与前颅凹平面的相交角 >135°。颅底凹陷（齿状突伸入枕大孔）产生短颈项，伴有小脑、脑干、后组脑神经与脊髓体征组合而成的各种临床表现。Klippel-Feil 畸形（颈椎骨的融合）除颈部畸形与颈椎活动受限外，通常不引起神经症状。寰枢椎脱位（寰椎相对向前移位）可引起急性或慢性脊髓压迫症。

（一）病因

先天性异常包括齿状突小骨，寰椎吸收或发育不全，与 Arnold-Chiari 畸形（小脑扁桃体或蚓部向下伸入颈段椎管脑部畸形）。软骨发育不全可造成枕大孔变窄，产生神经压迫。Down 综合征，Morquio 综合征（Ⅳ型黏多糖沉积病）以及成骨不全都能引起寰枢椎不稳与脊髓压迫症。

获得性异常可由外伤或疾病造成。当枕骨－寰椎－枢椎复合结构受到损伤时，在出事现场发生的死亡率很高。原因为骨质的损伤（骨折），韧带的损伤（脱位），或复合伤（C₂ 半脱位，经枢椎的颈髓延髓交界处损伤与骨韧带的破裂）。半数是由车祸引起，25% 由跌跤造成，10% 由娱乐活动引起，特别是跳水意外。原来有颅颈交界处异常的患者在发生轻微颈部损伤后可以激发程度不等的进展性症状和体征。颈椎的类风湿关节炎和转移性疾病可引起寰枢椎脱位。颅颈交界处的缓慢生长的肿瘤(如脊膜瘤,脊索瘤)通过对脑干与脊髓的压迫也可产生症状。类风湿性关节炎与 Paget 病可造成颅底凹陷伴脊髓与脑干压迫、类风湿关节炎是颅颈不稳定性最为常见的病因,外伤、肿瘤侵蚀或 Paget 病也可引起颅颈不稳定。

(二)临床表现

由于骨质与软组织异常可以通过各种不同的配合对颈段脊髓,脑干,脑神经、颈神经根或它们的血液供应产生压迫,因此,发病征象变动不定。头部异常的姿势属常见,在某些病例中颈短或呈蹼状。最常见的临床表现是颈部疼痛与脊髓受压(脊髓病变)。运动传导束的受压引起上肢和(或)下肢的无力、强直与踺反射亢进。下运动神经元被累及则引起臂部与手部肌肉萎缩与无力。感觉障碍(包括关节位置感觉与振动觉的异常)往往反映脊髓后柱的功能障碍,患者可能诉说在屈颈时出现沿背脊向下往往直达腿部的放射性发麻感(Lhermitte 征)。脊髓丘脑束被累及(例如痛觉与温度觉的丧失)的情况不常见,但某些患者有手套 – 袜子型感觉异常或麻木。脑干与脑神经障碍包括睡眠呼吸暂停,核间性眼肌麻痹,向下的眼球震颤,声音嘶哑以及吞咽困难。常见向上臂扩展的颈部疼痛,与向头顶放射的枕下部头痛。头部的动作可使症状加重,咳嗽或躯体前倾可引发症状。疼痛是由于 C_2 神经根与枕大神经受压与局部骨骼 – 肌肉的功能障碍。

血管性症状包括晕厥,倾倒发作,眩晕,间歇的精神错乱或意识障碍,阵发性无力以及短暂的视觉障碍。身体移动或头位改变可以引发椎 – 基底动脉缺血。

(三)诊断

遇到涉及下脑干、上颈段脊髓或小脑的神经障碍,不论是固定的或进展性加重的,都应当考虑到颅颈交界处异常的可能。

进行 X 线平片检查(头颅侧位片连带颈椎在内,颈椎前后位与左、右斜位片)有助于明确可能影响治疗的一些因素、这些因素包括异常情况的可复位性(可恢复正常的骨质弧度,从而解除对神经结构的压迫),骨质的侵蚀,压迫的力学机制,以及有无异常的骨化中心或伴有畸形发育的骨骺生长板。CT 椎管造影可对神经结构的异常以及伴发的骨质变形提供解剖学方面的细节。矢状面 MRI 能很好地显示伴发的神经病变(脑干和颈髓受压情况,合并下疝畸形、脊髓空洞症以及血管性异常),MRI 能将骨质与软组织的病理学联系起来,并明确显示畸形与伴发神经缺陷(如 Arnold-Chinri 畸形、脊髓空洞症)的水平与范围。椎动脉造影或 MRA 可选择性地用于明确固定的或动态的血管受压情况。

(四)治疗

某些颅颈交界处异常(例如急性损伤性寰枢椎脱位与急性韧带损伤)只需要通过头位的调整就可以得到整复。大多数病例需要应用帽形光环状支架做骨骼牵引,牵引重量逐步增加至 3.6 ~ 4 kg 以达到复位。

牵引通常能在 5 ~ 6 d 内奏效。如能达到复位目的,需用光环连带的马甲背心维持固定 8 ~ 12 周;然后做 X 线摄片复查以证实复位的稳定性。如果复位仍不能解除神经结构的受压,必须进行手术减压,采用腹侧或背侧入路。如果减压后有不稳定现象出现,则需要做后固定术。对其他一些异常(例如类风湿关节炎),单纯进行外固定不大可能达到永久的复位,需要后固定(稳定术)或前减压加稳定术。

颅颈交界部位的融合手术有多种方式,对所有不稳定的部位都必须予以融合。

对转移性疾病,放射治疗与硬的颈托常有帮助。对 Paget 病,降钙素、二磷酸盐有帮助。

二、扁平颅底和颅底凹陷

(一)概述

颅底凹陷是指枕大孔周围的颅底骨向上方凹陷进颅腔,并使之下方的寰枢椎,特别是齿状突升高甚至进入颅底。这种畸形极少单独存在,常合并枕大孔区其他畸形,如寰椎枕骨化、枕骨颈椎化、枕大孔狭窄及齿状突发育畸形等。颅底凹陷通常分为 2 类:原发性与继发性,前者指先天性畸形,较常见。常合并寰枢椎畸形、寰枕融合、寰椎前弓、后弓或侧块发育不良、齿状突发育异常,以及 Klippel-Fcil 综合征等。有时也可因为严重的佝偻病、骨质软化症、骨质疏松症、肾性骨病等因素造成颅底凹陷、因骨质变软，受头颅重力作用而下沉，引起颅底凹陷，称为继发性。本型极少见，其临床重要性远不如先天性重要。扁平颅底是指后颅窝发育位置较高，即由蝶鞍中心至枕大孔前缘与鼻根至蝶鞍两线交角的基底角增大导致整个颅底平坦。在正常成年人为 132°～140°。基底角减少无临床意义，而增大则表示颅底发育畸形。

（二）临床表现

先天性颅底凹陷常在中年以后逐渐出现神经系统症状，通常在 20～30 岁以后，常因轻微创伤、跌倒，促使脑十或脊髓受损。虽然幼童也可能发病，然而多数患者往往因年龄增长，椎间关节退变及韧带松弛，逐渐发展而引起症状。

先天性颅底凹陷易累及小脑、脑干、及前庭功能。不仅表现四肢运动及感觉障碍和共济失调．还可能出现眩晕、眼震及第 5、9、10、11 脑神经受损的症状与体征，性功能障碍，括约肌功能异常以及椎 - 基底动脉供血不足的临床症状。

呼吸肌功能衰减常常使患者感觉气短，说话无力，严重者可能出现不同程度的中枢性呼吸抑制、睡眠性呼吸困难等。

（三）诊断

本病常合并寰枢椎畸形，或 Arnold-Chiari 畸形，此时神经受损的表现更为复杂。

先天性扁平颅底或颅底凹陷在未出现神经症状之前不易诊断，但部分患者伴有低发际，头面部发育不对称，斜颈或短颈畸形，这些表现常常引导医师做进一步的 X 线检查。

以寰椎为中心颅颈侧位 X 线片可以做以下测量。

Chamberlain 线：由枕大孔下缘至硬腭后极的连线。齿状突顶点位此线之上超过 3 mm 为异常。有时枕大孔下缘在 X 线平片上显示不清，也可因颅底凹陷后缘也随之内陷，影响测量结果。

McGregor 线：枕大孔鳞部的最低点至硬腭后极的连线。正常时齿状突顶点位于此线之上，但小于 4.5 mm。大于此值则说明颅底凹陷。此线避免了 Chamberlain 线的缺点。

McRac 线：枕大孔下缘至斜坡最低点的连线。此线无助于诊断，而用以表明齿状突凸入枕大孔程度。据 McRac 观察，齿突位于此线之下时很少出现症状；反之则多有症状。

断层摄片及 CT 扫描对了解该部位骨性结构的形态、相互关系，确定其发育缺陷有一定的帮助。CTM（脊髓造影加 CT）及 MRI 对了解神经受压的部位和程度是必要的。MRI 尚可以观察神经结构内部的病损状况，有时可以代替 CTM 及脊髓造影。

（四）治疗

无症状的颅底凹陷不需要治疗，但应定期随诊。有神经压迫症状者则需手术治疗。枕大孔后缘压迫则需行后路路枕大孔扩大减压术，若同时行寰椎后弓切除则以同时行枕颈融合术。然而，脑干或脊髓腹侧受压比较常见，并且常伴有先天性寰枕融合或齿状突畸形。此时以前方减压为宜。口腔经路显露，可以在直视下切除寰椎前弓、齿状突，必要时可将枢椎椎体及斜坡下部一并切除。但该手术途径显露并不十分清晰，还需特殊的自动拉钩、光源、气动钻等特殊器械，由于减压在前方，破坏较多的稳定结构，通常需要先行后路枕颈融合术。

三、小脑扁桃体下疝

小脑扁桃体下疝又称 Arnold-Chiari 畸形，这是一种常与颅底凹陷畸形伴发的中枢神经系统发育异常。

（一）病理改变

小脑扁桃体下疝是由于后颅凹中线结构在胚胎期的发育异常，其主要病理变化为小脑扁桃体呈舌状向下延长，与延髓下段一并越出枕大孔而进入椎管内，与其延续的脑桥和小脑蚓部亦随之向下移位，亦可能造成中脑导水管和第四脑室变形，枕大孔与椎管起始部的蛛网膜下隙狭窄等一系列变化。扁桃体下疝有的低至枢椎或更低水平。重型者，可见部分下蚓部也疝入椎管内，由于上述的改变，使舌咽、迷走、副、舌下神经等脑神经，上部颈脊髓神经根被牵下移；枕大孔和颈上段椎管被填塞引起脑积水。本病若与脊髓脊膜膨出、其他枕大孔区畸形伴发，则症状出现较单纯者早而重。依据病理变化可分为 A 型（合并脊髓空洞症）及 B 型（单纯扁桃体下疝）。

（二）临床表现

由于脑干、上颈段脊髓受压，神经组织缺血，脑神经、脊神经受累和脑脊液循环受阻，通常出现下列症状。

1. 延髓、上颈段脊髓受压症状

表现为某一侧或四肢运动及感觉有不同程度的障碍，腱反射亢进，病理反射阳性，膀胱及肛门括约肌功能障碍，呼吸困难等。

2. 脑神经、上颈段脊神经症状

表现为面部麻木、复视、耳鸣、听力障碍、发音及吞咽困难，枕下部疼痛等。

3. 小脑症状

表现为眼球震颤、步态不稳或共济失调等。

4. 颅内高压征

由于脑干和上颈段脊髓受压变扁，周围的蛛网膜粘连增厚，有时可形成囊肿；延髓和颈段脊髓可因受压而缺血及脑脊液压力的影响，形成继发性空洞病变、颈段脊髓积水等。

（三）诊断

为明确诊断和鉴别诊断需要，可做 MRI，CT 扫描，椎动脉造影。对有顿内压增高的患者，检查时要注意突然呼吸停止，故应谨慎从事并有应急措施。目前，最好的检查手段是 MRI 检查，在矢状位上可以清楚地看到小脑扁桃体下疝的具体部位，有无延髓及第四脑室下疝，脑干的移位，脊髓空洞症及脑积水等。

（四）治疗

本病并非一经诊断都需手术治疗，因为有相当多的病例，临床症状并不严重。对于年龄较小或较长者，应密切观察。仅对症状和体征严重者，方可施行手术。手术的目的是解除对神经组织的压迫，重建脑脊液循环通路，并对不稳定的枕颈关节加以固定。

手术适应证：①延髓、上颈段脊髓受压。②小脑和脑神经症状进行性加重。③脑脊液循环障碍，颅内压增高。④寰枢椎脱位或不稳定。

手术方法主要为枕骨部分切除以扩大枕大孔，以及寰椎后弓切除减压术。硬脑脊膜应广泛切开，分离粘连，探查第四脑室正中孔，如粘连闭塞，应小心分离扩张，使之通畅。不能解除梗阻者则应考虑重建脑脊液循环通路的分流手术。对不稳定的寰枢椎脱位，则行枕骨和颈椎融合术。

第三节　狭颅症

一、概述

狭颅症是一种先天性发育畸形，指婴幼儿颅骨缝闭合时间过早，以致脑的发育受到已无扩张余地的骨性颅腔的限制，故本病亦称颅缝早闭或颅缝骨化症。患儿主要表现为头颅狭小、颅内压增高和智力发育迟缓等，多伴有其他骨骼的发育异常。本病病因尚未明确，可能与胚胎期中胚叶发育障碍有关，亦可能系骨缝膜性组织异位骨化所致。在新生儿中，发生本病的概率为 0.07% ~ 0.1%。颅缝早闭的时间、早闭颅缝的位置及数量等，与头颅外形及患儿智力受影响的程度有关。早期诊断和治疗颅缝早闭，对预后至关重要。临床上通常以颅缝闭合类型进行分类。在单颅缝早闭中，尤以矢状缝早闭、冠状缝早闭、单侧冠状缝或人字缝早闭等为常见；而多颅缝早闭，常见者为双侧冠状缝早闭、冠状缝和矢状缝早闭、额蝶筛缝和额缝早闭、全颅缝早闭等。头形改变方向常与早闭的颅缝线垂直。

二、临床表现

1. 症状与体征

（1）矢状缝早闭：矢状缝早闭占全部颅缝早闭的 50% ~ 60%。患儿多为男性，个别病例有家族史。矢状缝如果在出生前闭合，胎儿脑部的发育会受到严重限制，产生头颅部显著畸形。颅顶从前到后变窄、变长，呈现为舟状头或称楔状头，从侧面观酷似哑铃状，显示颅穹隆高而横径短，沿矢状缝可触及隆起的骨嵴。此类患儿颅内压增高和视盘水肿并不多见；少数患儿有智力发育迟缓。

（2）冠状缝早闭：当左右冠状缝同时早闭，患儿表现为尖头畸形，即颅顶高，额部低。从后面看为尖头；从前面看则为塔形头。头颅前后径变短，前额和顶部隆起，前囟前移，头围变小而颅高增加。闭合的冠状缝上可触及骨嵴。患儿前脑发育受到严重影响，多伴有颅内压增高的症状，可有斜视，眼底检查可见视盘水肿或萎缩。

（3）单侧冠状缝及人字缝早闭：颅骨一侧的冠状缝与人字缝早闭，可出现斜头畸形。发生率占所有颅缝早闭的 8% ~ 19%。男性发病多于女性，以左侧凹陷为多见，常伴有其他骨的畸形发育。患者表现为一侧额面部凹陷，头颅不对称发育而成斜头畸形。一侧冠状缝早闭可在额骨中部扪及骨嵴。患侧额头扁平，两眼眶高低不等，患侧眼眶高于健侧，可伴有眶距过宽。额部狭窄，表现为"侧偏颅"或"扭曲脸"。本病可合并其他畸形如腭裂、眼裂畸形、泌尿系统畸形和前脑畸形等。

（4）双侧冠状缝早闭伴额蝶缝、额筛缝早闭：属多颅缝早闭，表现为短头畸形。若双侧冠状缝在眼眶外侧与额蝶缝和额筛缝均发生早闭，则头颅前后径及头围较正常明显变小，双颞径增加，前额和枕骨扁平，前囟前移，眼眶变浅，眶容积缩小引起轻度突眼。偶伴中面部发育不良。智力发育迟缓较单侧冠状缝早闭为多。

（5）额缝早闭：额缝早闭可致三角头畸形，后者有两种类型，一种为眶上缘正常，一种为眶上缘后缩。前额正中呈龙骨嵴状。从头顶观前额部三角头畸形尤为明显，可扪及额部正中早闭颅缝嵴。可伴有眶距过狭症和内眦赘皮。部分患者有慢性颅内压增高征象。

（6）全颅缝早闭：如全部颅骨骨缝均发生提前闭合，有现为小头畸形，颅顶扁平。颅矢状径、颅冠状径、头围、乃至整个头颅均显著小于同龄上常人。多伴有其他部位的发育异常。因脑部发育严重受限，患儿智力发育较差。

狭颅症常合并身体其他部位畸形，最常见者为对称性并指（趾）症；此外，还可能有面骨畸形、蝶骨小翼过度生长、鼻骨塌陷、后鼻孔闭锁及鼻咽腔梗阻、硬腭增高、腭裂、唇裂、脊柱裂、先天性心脏病及外生殖器异常等。

2. 影像学检查

头颅 X 线正侧位片，可见早闭的颅缝及眶顶，以及额颅部的相应结构改变。尚可见由于慢性颅内压增高而引起的指压切迹（图 6-1）。CT 平扫可见颅前窝及眶顶前后径变短、脑室变小等。

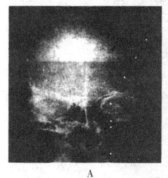 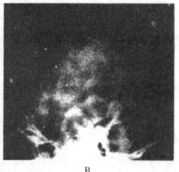

A   B

图 6-1 颅缝早闭颅骨 X 线平片

A、B 正侧位片，可见人字缝，其他颅缝均已闭合；脑回压迹明显；蝶鞍显示骨质吸收；

头颅前后径增大，近于舟状头畸形

三、手术技术

手术的目的是通过切开原已闭合的骨缝、或重新建立新的骨沟，使颅腔能有所扩大，以保证脑的正常发育。

1. 适应证与禁忌证

头颅畸形明显，伴有眼球突出、智力低下、视力下降及颅内压增高征象者，均需手术治疗。一般认为在出生后 6 ~ 12 个月，手术治疗效果较好。1 岁以后颅内压增高症状或视力减退明显者，亦应行手术治疗。重度营养不良，有明显贫血，体内重要脏器损害且功能不正常，或头皮有感染者，应视为禁忌。

2. 术前准备

拍摄颅骨正、侧位片，确定颅缝骨化早闭的位置及其范围。测量并记录头颅各径线长度，以便术后观察对比。

3. 手术入路与操作

手术方式包括颅缝再造术及颅骨切开术 2 种。

（1）颅缝再造术：颅缝再造术是手术切开已骨化早闭的颅缝。手术在基础麻醉加局部麻醉下进行。术中注意仔细止血，保持输血、输液的通畅，以预防休克。①矢状缝早期闭合：手术主要切开原矢状缝。取中线切口，前起冠状缝前 1 cm，后至人字缝尖后 1 cm，于中线旁做颅骨钻孔，咬除 1.5 cm 宽的骨沟，同时切除两旁骨膜，切除范围应较骨沟宽 2 ~ 3 cm。充分止血后，按层缝合伤口。此法缺点为术中易出血。为避免出血，亦可采用在矢状线旁平行地咬除骨质，形成两条骨沟的方法。②冠状缝早期闭合：在耳前做冠状切口直达两侧颧弓，切除已闭合的冠状缝。手术方法同前。③全部颅缝闭合：婴儿手术采用顶部冠状切口，分 2 期进行。第 1 期将头皮翻向前，沿冠状缝咬出一条骨沟，并咬除矢状缝的前半部，必要时，再辅以颞肌下减压术。在伤口愈合及患儿完全恢复后进行第 2 期手术，原切口切开后，头皮翻向后，咬开后半部欠状缝、颞部及人字缝。儿童分期手术时，需分别在顶前、顶后做两个冠状切口。两切口间距离应较宽，以免头皮发生坏死。颅骨切除方法同前。

（2）颅骨切开术：颅骨切开术是通过手术广泛地切开颅骨，而不沿原封闭或骨化的颅缝切开（图 6-2）。对全颅缝早期封闭或骨化者，效果较好。手术在左右两侧分两期进行。间隔时间为 3 ~ 4 周。一般先做右侧。切口始于一侧额颞部发际，沿额骨粗隆中央向后、经矢状缝至人字缝尖，再由此呈弓形向下、与人字缝平行至后上部，止于距耳郭 2 cm 处，形成一个大的头皮瓣，越过颞肌上缘并翻向颞侧。沿头皮切口线内缘 1 cm 处做颅骨钻孔，以避免头皮切口线与骨沟位于同一平面。钻孔间的距离一般不超过 3 ~ 4 cm。矢状窦旁钻孔应距离中线约 2 cm，颞部钻孔应位于颞肌上缘。钻孔处常可见硬脑膜紧张或膨出，因此，颅骨切开前，最好先行腰椎穿刺，缓慢放出一定量的脑脊液至出现脑搏动为止。然后用咬骨钳在各钻孔间咬开宽约 1.5 cm 的骨沟后，即形成一椭圆形的额、顶、枕骨骨瓣。在经顶骨粗隆向中线垂直咬开一骨沟达对侧中线旁，骨瓣基底前后各保留一宽 0.5 ~ 1 cm 的骨桥。骨膜切除处理同前。切口按层缝合。术后 15 d 至 1 个月，在对侧进行同样手术。

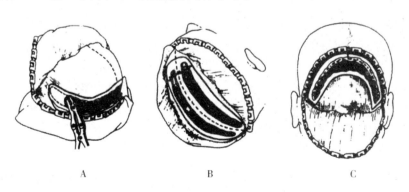

　　　　A　　　　　　　　　B　　　　　　　　　C

图 6-2 颅缝再造术示意图

A. 冠状缝再造；B. 矢状缝再造；C. 人字缝再造

4. 术中注意事项

由于术后骨缝常很快愈合. 1 岁以下的患儿颅骨切开后有时在 3 个月内切开部位即可连接，6 ~ 12 个月即发生骨性愈合，因而影响其远期效果，需再次手术。为防止术后骨沟的愈合，手术时需切除骨沟两侧各 2 ~ 3 cm 宽的骨膜，骨沟边缘可用电凝烧灼，曾试用各种异物如钽片或聚乙烯膜等置于人造骨缝之间，也有报道将固定液（Zenker 液，除去其醋酸成分，以减少癫痫的发生），涂于骨沟边缘和显露的硬脑膜表面，持续 3 ~ 5 min，可以减少或延缓其愈合，避免再次手术。术中尽可能减少出血，并应纠正失血。手术中应特别注意避免损伤静脉窦，由于窦壁十分薄弱，一旦破损不易修补，易造成大量失血。在临床上，矫正过度偶见，矫正不足却较常遇到。实际上，轻度的过度矫正，效果最好。

5. 术后处理注意事项

头皮包扎宜适度。术后随着头颅体积的增大，头皮张力可能较大，所以术后包扎不能太紧，以预防头皮缺血与坏死。预防低血容量性休克，引流液如是血性，渗出虽非大量，但在婴儿仍有可能引起休克，故应及时补充血容量。

四、并发症及其防治

狭颅症是颅缝早闭的直接结果，它主要是限制了大脑的正常发育。因此，常见的严重并发症是颅内高压症，继而导致视神经萎缩，出现视功能异常，严重者可致失明。同样由于大脑发育受限，可致智力低下。

1. 颅内压增高

在婴儿发育过程中，最危险的并发症是颅内压增高。这种颅内压增高与颅内占位性病变（如肿瘤）所造成的颅内压增高不同，前者属于一种慢性过程。由于颅内压增高，可造成视神经萎缩，导致失明和大脑萎缩性痴呆。正常人大脑在出生后 2 年内发育最旺盛，脑发育和颅腔容积的矛盾在这个时期也更加突出，造成颅内高压或脑疝的机会也最多。由于婴幼儿不能表达出有头痛、视力变化等症状，而且呕吐也不常见，因而在婴幼儿发育期颅内压增高的发现和诊断相当困难。患儿对检眼镜（眼底镜）检查视盘水肿极难配合，故视神经萎缩亦较难检出。在患儿发育早期，大脑发育较快，故颅内压呈逐渐升高趋势。当达到一定年限，脑组织发育速度减慢或停止发育时，颅内压可出现下降趋势。通常认为，狭颅症患儿在 6 岁以后，大脑的发育几近停止。

手术是解除颅内压增高最直接的方法。术后狭颅症患儿颅内压一般均有下降，尤以术后 6 个月起颅内高压改善最为明显。

2. 视力减退

视力减退起因于视盘水肿和眼部静脉回流受阻而导致的视神经萎缩。由于视神经管很少因颅缝早闭而发生狭窄，故原发性视神经萎缩较少见。常规的颅缝再造术及颅骨切开术在降低了颅内高压的同时，对改善视力也起到了作用。需排除因眼眶部畸形本身所造成的视力变化，包括斜视和弱视。这些异常，可通过眼眶畸形矫正手术予以部分纠正。

3. 神经及心理障碍

狭颅症患儿由于颅缝早闭产生的头部发育畸形，以及由此引起的智力发育低下，常表现出高级神经心理活动的异常。此外，患儿长期受到周围社会的歧视和疏远，得不到同等良好的教育，也是其智力、情感、人格发生变化的重要原因之一。大多数患儿在长大以后，显示出孤僻、不合群的性格特征，对其婚姻、社交、工作等方面都会有较大的负面影响。因此，早期矫正手术很有必要。神经心理测试对了解患儿的学习和记忆能力、人格特征、智力水平极为有用。适时地进行临床心理咨询与治疗，对改善患儿的心理状态，增强其社会适应力也非常重要。

第四节　小儿脑瘫

小儿脑性瘫痪（cerebral palsy，CP）是指发生在妊娠到新生儿期期间，由各种原因引起的以脑的非进行性病变为基础，形成永存的、但可以变化的运动和姿势异常，常有不同程度的智能低下、癫痫、行为异常等症状。患儿多在 2 岁以前发病。

一、病因

脑性瘫痪的直接病因为脑损伤和脑发育缺陷，高危因素有多种，可以大致分为以下几种。

（一）孕妇年龄过大

研究表明，母亲年龄 40 岁以上的小儿脑瘫患病率是 25 ～ 34 岁产妇的 3 倍。

（二）多胎妊娠比单胎妊娠发生脑瘫的危险性更大

是由于多胎妊娠时胎盘功能相对不足，特别是某些多胎胎盘所特有的病理情况，如胎儿间的输血综合征，会出现供血胎儿贫血、低体质量，受血胎儿血容量过高、水肿、心衰等。此外，单双胎和多胎妊娠比单胎妊娠更可能减少妊娠期，也易使胎儿宫内发育迟缓。

（三）孕妇宫内感染

因孕妇宫内感染而致脑瘫的情况约占脑瘫的 1/3，1987 年 Nahnrias 首先把先天性宫内感染引起围产儿畸形的病原体概括为 TORCH（T：弓形虫，R：风疹病毒，C：巨细胞病毒，H：单纯疱疹病毒，O：其他病原体如 EB 病毒、梅毒螺旋体等），即火炬综合征。孕妇一旦感染，可通过胎盘、产道传染给胎儿，直接损伤胚胎组织细胞，特别损害发育过程的中枢神经系统，出生后表现为脑瘫。

（四）早产儿

早产儿的脏器特别是中枢神经系统尚未发育完善，生发基质处小血管上皮层脆性大，血管周围又缺少支撑物，纤维蛋白溶解活力高，再加上凝血因子缺少，稍有压力改变或损伤就容易发生生发基质 – 脑室内出血，继而导致脑室周围出血性梗死。而脑室周围血管的发育程度与胎龄有关，胎龄越小脑室深部的血管分支发育越差。早产儿的脑血管缺少动脉吻合支，且脑中的大小动脉管壁又缺少肌层，对压力变化的适应能力较差，一旦发生血压下降就可使大脑血流减少，脑室周围动脉边缘区域和脑白质终末区域发生缺血，继而发生脑室周围白质软化。据报道，当出现低氧、高碳酸血症或绒毛膜羊膜炎、羊膜早破等情况时，均会促使脑室周围白质软化的发生，增加早产儿脑部损伤的危险性。

此外早产儿由于机体抵抗力差，各种脏器发育不完善，功能尚不健全，因此很容易出现感染、硬肿症、呼吸窘迫、呼吸暂停等并发症，而这些并发症形成的碳酸血症以及治疗并发症时可能出现的补液过快、呼吸机应用不当、高浓度氧吸入等均可引起脑血流的波动，导致或加剧脑室内出血或脑室周围白质软化，如此又增加了造成脑损伤的危险性。

（五）新生儿窒息

Blennow 等报道，窒息特别是严重窒息时新生儿脑脊液中谷氨酸、天冬氨酸两种兴奋性氨基酸浓度较对照组明显为高，而且它们的浓度是随缺氧缺血性脑病的严重程度而增高的，兴奋性氨基酸对低氧缺血环境中未发育好的神经元可能起损害作用。此外窒息时次黄嘌呤大量蓄积，当复苏给氧后次黄嘌呤氧化成尿酸，并释放出游离氧基，而大量游离氧基也会对新生儿的神经元产生损伤。

（六）核黄疸

核黄疸是引起小儿脑瘫的重要病因。间接胆红素超过 306 μ mol/L，即可引起核黄疸，导致脑损伤，引起脑瘫。可由新生儿 Rh 或 ABO 溶血病、败血症、新生儿肝炎、胆汁黏稠综合征、先天性胆道闭锁等引起。由于围产医学的进步，核黄疸引起小儿脑瘫比例明显下降。

（七）低体重儿

StanleY F. J. 认为，出生体重低于 1 500 g 的新生儿脑瘫发生率是正常出生体重儿的 25 ～ 31 倍。

Veelken 等人对 371 例出生体重小于 1 500 g 婴儿进行了回顾性调查，发现脑瘫 55 例（占 14.8%）；轻度智力低下 41 例（占 11%）；中度智力低下 30 例（占 8%）；重度智力低下 19 例（占 5%）；失明者 4 例（占 1.5%）。

（八）遗传因素

近年来的研究认为，遗传因素在脑瘫中的影响越来越重要。生过脑瘫患儿的妇女，随后所生的子女脑瘫再发风险增加，提示有与之相联系的遗传学基础。Monreal 在一项对比研究中发现，近亲有癫痫、脑瘫及智能低下中的 2 种因素者占脑瘫的 65%。日本报道，出生体重 >2 500 g，无产时及分娩后异常的脑瘫患儿中，父母属近亲结婚者占 17.6%。

（九）环境因素

据报道，孕妇暴露于原子弹爆炸后的放射线环境下可以导致胎儿脑瘫、小脑畸形和智力障碍，在日本由于工业废物污染，鱼肉食品中含有甲基汞，在孕期食用这种食品可以引起痉挛性四肢瘫。

此外，孕妇患妊高征、心衰、大出血、贫血、休克或吸毒、药物过量等均可导致胎儿脑缺血、缺氧而致脑瘫。

二、脑瘫的病理变化

脑瘫患儿脑病变主要累及脑干、基底节、小脑、大脑皮层运动区等神经元聚集的部位，也累及白质纤维。脑瘫的基本病理特点主要有以下 8 个方面。

（1）中枢神经系统的先天性畸形：①脑结构的缺如。如在胎儿发育中由于神经管闭合不全引起大脑半球、间脑的缺如等。②脑结构的畸形。如前脑分化障碍导致的两大脑半球未分开、小脑发育不全等。③神经细胞的异位聚集。指在胎儿神经系统发育的过程中，成神经细胞在迁移时发生停顿或移位，致使神经细胞聚集在异位，形成大小不一的异位灰质块或结节。

（2）脑出血。

（3）神经元细胞变性、坏死。

（4）脑室周围白质软化。

（5）脑室周围出血性梗死。

（6）脑组织的炎性改变：如由于孕妇早期感染风疹病毒，通过胎盘感染胎儿引起的脑瘫，其大脑可呈局限性脑膜脑炎改变。

（7）胶质细胞增生。

（8）脑实质内空洞形成：大多脑瘫患儿的病变为小灶性，无论是脑干神经核，还是皮质区，或小脑、丘脑都如此，白质区依然。下橄榄核病变虽较广泛，但亦为部分区域，基底节虽较弥漫，但仍有健康区存在。因此，此类患者不应放弃治疗，运动训练仍能改善其功能，否则症状进行性加重。

三、临床分类及表现

（一）临床分类

根据 1988 年在佳木斯召开的第一届全国小儿脑瘫研讨会上制定的分类标准，脑瘫的分类如下。

1. 按瘫痪的部位分类

（1）四肢瘫：指双上肢、下肢及躯干都发生瘫痪，多为重症患儿。

（2）双瘫：为四肢瘫的一种类型，指双下肢瘫痪重、躯干与上肢较轻，为脑瘫的典型类型。

（3）偏瘫：指一侧的上肢、下肢瘫痪。

（4）重复偏瘫：为四肢瘫的一种特殊类型，指一侧上、下肢障碍重于另一侧上、下肢。

（5）截瘫：指双下肢局限性瘫痪。代表性的为脊髓损伤时的脑瘫，障碍局限于下肢。

（6）单瘫：指只有一个肢体的瘫痪，临床较少见。

（7）三肢瘫：指患儿 3 个肢体均有障碍。

（8）双重瘫：是四肢瘫的一种特殊类型，指双侧上肢障碍重于双侧下肢的瘫痪。这种类型多见于手足徐动性脑瘫。

2. 按肌紧张、姿势及运动模式分类

（1）痉挛性脑瘫：主要病变在锥体系，是临床上最常见的脑瘫类型，以肌紧张亢进、运动功能障碍为主要特征，可分为轻、中、重3级。主要表现为上肢肘关节屈曲，腕关节掌屈，手握拳，拇指内收，髋关节屈曲、内收、内旋，膝关节屈曲，足跖屈成尖足。当扶腋下提起患儿时，其双下肢交叉，步行时成剪刀步态。立位时呈头背屈，下颌突出，颈椎前凸，胸椎后凸，腰椎前凸，呈屈髋、屈膝、尖足的特征性姿势。随年龄的增长可发生关节挛缩变形。

由于受累部位不同，痉挛性脑瘫又可分为单瘫、双瘫、四肢瘫和偏瘫等不同类型。

一般新生儿窒息与低体重儿易患该型脑瘫，约占脑瘫患儿的60%～70%。

（2）手足徐动型脑瘫：主要病变在大脑深部基底核及锥体外系，以不随意运动为主要临床特征。婴儿常表现为头不能竖直呈低张力状态，随年龄的增长肌紧张逐渐增强，颜面、手、足等部位出现难以用意志控制的不随意运动，精神越紧张症状越重，安静时不随意运动减少，入睡后消失。

该型脑瘫由于损伤范围广，颜面肌肉、舌肌、发音器官肌肉都有不同程度的受累，故患儿常伴有发声、构音及语言障碍；有的患儿表现张口、流涎及摄食障碍；有的患儿因颜面肌肉不规则地局部收缩，可表现为面部表情怪异。

（3）强直型脑瘫：主要病变在锥体外系，临床特点为肌张力增强，被动运动时有抵抗，呈均匀的铅管状或齿轮状状态。

（4）失调型脑瘫：病变主要在小脑、脑干，以平衡功能障碍为特征。患儿常表现为运动发育落后，有意向性震颤，张口流涎，躯干摇摆多动，上肢功能障碍明显。患儿的指鼻试验、对指试验及跟膝胫试验都难以完成。

（5）肌张力低下型脑瘫：临床主要表现为缺乏抗重力伸展能力，患儿呈低紧张状态，自主运动功能低下，抬头、坐位都很困难。由于肌张力低下，患儿常取仰卧位，四肢外展、外旋，形成蛙姿位。

此型脑瘫较少见，多为某些类型脑瘫的早期表现，以后肌张力逐渐增强，可变为痉挛性脑瘫或手足徐动型脑瘫。

（6）震颤型脑瘫：主要病变在锥体系及小脑，以身体的某一部分在一个平面内呈不随意的、节律性的摇动为特征。临床主要表现为静止性震颤，粗大而有节律，有意识动作时可暂时被抑制，多见于上肢。有时为动作性震颤，动作时加重，有眼球震颤。

单纯的震颤型脑瘫罕见，多与其他型混合存在。

（7）混合型脑瘫：在患儿身上同时有两种类型以上脑瘫的特点。临床上最多见于痉挛型脑瘫与手足徐动型脑瘫的混合型脑瘫。

（8）分类不明型脑瘫：临床上不符合以上任何一种类型的脑瘫。

（二）脑瘫并发症状

1. 精神发育迟滞

脑瘫患儿常伴有智力低下。文献报道，脑瘫患儿伴精神发育迟滞的发生率可高达75%。有学者对1984—1992年门诊及住院的小儿脑瘫患者进行了智商测定，发现415例脑瘫患儿中，智商小于70的患儿占78.79%；Bice统计1 000例脑瘫患儿，其中智商小于70的约56%；藤田整理了包括Bice在内的23个报告提出脑瘫的智能分布，智商小于70的几乎占到半数。

但有学者经过调研发现上述的统计与临床实际观察不符。他们认为由于大多数有关智能发育的评价测验都是以运动的完成为基础，所以在脑瘫患儿测得的结果往往与实际有差距，常常比精神发育迟滞儿低。此外，脑瘫患儿除脑损伤致运动障碍外，还可能有视听觉障碍、语言障碍，使其常难以做出合适的应答或表现自己；又因运动障碍使其成长中本应具备的潜能发育受阻，使发育过程中的生活实践受阻，影响了精神发育。另外，除躯体因素外尚有心理障碍，致使智测更不可靠，实际智力常被低估。他们认为对脑瘫患儿，父母的观察与理解、以及医师自己的仔细观察，常有助于患儿智力总体评价，不能将脑瘫智测结果等同于精神发育迟滞来对待。如果脑瘫患儿运动改善，实践增多，各个方面的发育水平会明显提高。

2. 语言障碍

据报道，约 1/3 ~ 2/3 的脑瘫患儿有不同程度的语言障碍。其表现形式可以是发音不清、构音困难、语言表达障碍，甚至失语。

发生语言障碍的原因为：

（1）由于脑组织损伤，语言中枢的发育受到影响。

（2）脑性瘫痪后，颜面肌、舌肌、发音器官肌肉受累，构音障碍所致。

（3）脑瘫患儿由于四肢运动障碍、视听障碍或智力障碍等也会导致或促进语言障碍的发生。

手足徐动型及失调型脑瘫患儿常伴有语言障碍，其次是痉挛性四肢瘫、双瘫的脑瘫患儿也可伴有语言障碍。

3. 视力障碍

脑瘫患儿常合并斜视，其中以内斜为多见，其他可见眼震、凝视障碍、近视、远视等，严重者可见白内障、视神经萎缩，甚至全盲。

斜视是痉挛性脑瘫最常见的眼球位置异常，视神经萎缩在重症脑损伤、伴有重度智能低下的痉挛型四肢瘫中发病率高。

4. 口面功能障碍及牙齿疾病

由于颜面部肌肉及口腔、舌部肌肉的肌张力异常，导致患儿咀嚼、吸吮和吞咽困难，口腔闭合不好及流涎。脑瘫患儿常见龋齿病，其原因主要是牙质本身的异常及口腔的不卫生。因核黄疸或其他围产期损害可使牙釉质形成不全，牙齿容易发生钙化不全，牙齿本身易呈龋齿状态。

5. 听觉障碍

脑瘫患儿多为从内耳到中枢部损害而致的感音性听觉障碍。脑瘫患儿常因伴有智力低下、语言发育落后、运动障碍等而表现出对音响的反应不良，其听觉障碍常被忽略。因此为了减少致残，应早期对患儿进行听力的有关检查，以便及早发现，及早治疗。

6. 癫痫

癫痫是脑瘫患儿常见的并发症之一，常以各种惊厥为表现形式。惊厥不仅妨碍脑瘫的治疗，而且反复惊厥可加重脑损伤，因此必须重视脑瘫患儿的惊厥，予以正确的诊断和治疗。

四、辅助检查

（一）头颅 CT、MRI 检查

1. 头颅 CT 检查

头颅 CT 是脑组织形态学变化的影像学反映，脑瘫患儿头颅 CT 检查常有异常，其 CT 表现因脑瘫的类型、不同致病原因及合并症而不同。

（1）头颅 CT 异常的主要表现：分为非脑畸形表现及脑畸形表现。非脑畸形表现主要有脑萎缩，脑室扩大，脑沟增宽、增深，脑软化灶、脑积水，空洞形成等。脑畸形多由于胚胎期神经系统发育异常及神经元移行异常所致，主要有脑裂畸形、巨脑回畸形、灰质异位及脑穿通畸形等。

（2）不同致病原因头颅 CT 的不同表现：有窒息史者 CT 异常主要表现为脑萎缩，皮质、皮质下软化灶及室旁脑白质软化灶，侧脑室扩大。室旁白质软化灶是早产儿及其相关合并症导致的缺血缺氧损伤的典型表现。母亲患妊娠中毒症者，患儿常可见到脑的中间部异常如胼胝体缺损。产伤所致者可出现一侧低密度区，也可伴脑室扩大或出现硬膜下积液表现。新生儿早期颅内感染者主要表现为脑积水和硬膜下积液。

（3）不同类型脑瘫头颅 CT 的不同表现：①痉挛型脑瘫头颅 CT 的异常率最高，主要表现为脑萎缩或皮质及皮质下软化灶，其病变部位、大小与临床肢体瘫痪基本一致。②徐动型表现为第三脑室扩大，基底节区病变。③失调型表现为第四脑室扩大及小脑低吸收区为主，并可见小脑萎缩及蛛网膜囊肿。④低张型表现为侧脑室扩大，脑积水及胼胝体发育不全，而出现侧脑室扩大，预示将来可发展成痉挛型。⑤混合型其表现多种多样，大多较严重，常在侧脑室扩大基础上伴第三脑室扩大、脑萎缩、脑积水或实质内脑软化灶等。

（4）不同肢体功能障碍头颅 CT 的不同表现：痉挛型双瘫者，可见到对称性侧脑室扩大。痉挛型偏瘫者，可见对侧侧脑室扩张及低密度影，四肢瘫表现为脑发育畸形、基底节病变、脑软化、脑积水、空洞样改变等。

2. 头颅的 MRI 检查

头颅磁共振成像（MRI）检查较 CT 更为敏感，具有多方向切层、多参数成像的特点，能更精确地显示病变部位、范围大小及组织学特性，是发现脑内部结构病变的首选方法，但价格较为昂贵。

（二）脑超声检查

婴儿前囟未闭，这为超声检测提供了一个天窗。婴儿随着年龄的增大其脑室也渐增大，因此，不同年龄的婴儿应有不同的侧脑室正常值。据此可以判断不同年龄婴儿脑室扩张情况。相关资料表明，脑室改变与发病原因有关，尤其与颅内出血相关，与病型及并发症无关。脑超声检查的优点是对脑室改变较 CT 灵敏，对脑室周围白质软化的诊断优于 CT 及 MRI。它主要用于脑损伤的筛查及连续观察病情变化，且无损伤，经济方便。但对皮质、髓质萎缩的鉴别逊于头颅 CT。

（三）神经诱发电位检查

诱发电位通常是指利用计算机将神经系统对感觉性刺激所产生的瞬间电反应进行平均处理，从而获得一种恒定反应电位波图形的电生理检测技术。通过对反应潜伏期、波幅和其他参数的判定，了解感觉传导通路完整性及其邻近区域的相关损害。由于刺激的感受器不同而分为脑干听觉诱发电位、视觉诱发电位和体感觉诱发电位。这些检查可选择性地观察特异性传入神经通路的功能状态，可用于各种感觉的客观检查。

1. 脑干听觉诱发电位（脚）检查

BAEP 检查是反映由声音刺激引起的神经冲动在脑干听觉通路上传导功能的一项检查。目前尚无统一的诊断标准。郑州市儿童医院的孔峰等在参照潘映福标准的基础上，按小儿不同年龄组有关的 PL 波作为正常参考值，将 BAEP 分为 4 级：①正常范围为Ⅰ－Ⅴ波波形稳定整齐，各波 PL 正常。②轻度异常为Ⅰ－Ⅴ波存在，但部分 PL 和 IPI。延长均超过平均值 +2.5 个标准差。③中度异常为仅Ⅰ、Ⅴ波存在，全部间期延长，波形不整。④高度异常为Ⅰ－Ⅴ波分化不清或消失。首都儿研所的杨健等则以阈值增高、Ⅰ波潜伏期延长和Ⅴ/Ⅰ波幅比值小于 0.5 占多数为异常。

脑干听觉诱发电位的诊断意义：一般认为Ⅰ波源于听神经，Ⅱ波源于耳蜗核，Ⅲ波源于上橄榄复合体，Ⅳ波源于外侧丘系核，Ⅴ波源于中脑下丘，而Ⅵ波、Ⅶ波则分别代表着内侧膝状体及听放射的电位。因此上述这些部位的异常就可表现出听觉诱发电位的变化。

脑瘫患儿常不合作，因此传统的听力检查往往容易漏诊，因而延误治疗时机。有报道脑瘫患儿约有 2/3 存在有周围或中枢听路损害（尤其是前者），提示其病变主要涉及耳蜗和听神经远端纤维，极少数属单纯中枢性。由于脑瘫患儿主要表现对高音频听力丧失，不同程度保留一般讲话中低频音响反应，致使一些家长误认为患儿没有听力异常，而延误诊治。BAEP 正是在高音频为主的短声刺激下诱发一系列反应波，因而能相当敏感地发现脑瘫患儿听觉神经通路中的损害，是超早期脑瘫诊断的重要标准之一，对尽早开展矫治具有重要意义，是头颅 CT 无法替代的检查。

2. 视觉诱发电位检查

视觉诱发电位检查可应用于脑性瘫痪儿伪盲及癔病、视网膜病、前视路病变、视交叉部病变的鉴别，特别提示视神经萎缩。

3. 体感诱发电位（SEP）检查

感觉通路和运动传导通路分别属于传入神经和传出神经，无论在中枢部位或在外周神经，两种神经传导束走行都很接近。运动传导通路的损害可能影响到感觉传导通路的完整性。另外，正常运动功能产生与感觉传导功能，尤其与深感觉密切相关。因此，脑瘫患者虽然以四肢的运动与姿势异常为特点 SEP

检查仍可对脑瘫的早期诊断有重要的临床价值。

临床所做的 SEP 检查一般是检测上肢正中神经的体感诱发电位。浙江残疾儿童康复中心的陈星所选取的 SEP 异常标准为：①各波绝对潜伏期异常。②某一波成分的消失或波幅较对侧低 50% 以上。天津市儿童医院的孔洁等确立 SEP 的异常判断标准为：以对照组为依据，凡 PL 及 IPL 大于对照组均值加上 2.5 个标准差者为延迟；N20 波形缺失、分化不清或波幅峰值低于正常 50% 为异常。

（四）脑电图与脑地形图检查

1. 脑电图检查

（1）脑电图（EEG）的主要特征：义献报道，弥散性低电压性节律失调是脑瘫患儿脑电图表现的特征之一。第四军医大学西京医院的杨欣伟认为：脑瘫患儿的脑电图改变主要表现为 EEG 的"不成熟现象"，基本频率变慢，规律性变差，慢波明显增多，多呈两侧弥漫性出现，伴有癫痫发作者可有癫痫波的存在。Gibbs 报道，本病常为低电压低波幅驼峰波，低波幅睡眠纺锤波或驼峰波与睡眠纺锤缺如。

（2）脑电图在脑瘫诊断上的意义：脑电图检查对于脑瘫的诊断具有辅助作用，它的异常改变对预测脑瘫是否已合并癫痫、智能障碍等有重要价值。

2. 脑地形图（BEAM）检查

脑地形图是由脑电图和诱发电位等生物电形成的，较之脑电图更为敏感些，它对于脑瘫的诊断也是一个敏感的辅助检查指标。

五、诊断与鉴别诊断

（一）诊断

1. 诊断方法

根据病史、患儿的临床症状、体征，结合脑电图、神经诱发电位、脑超声及头颅 CT、MRI 等相关检查，可进行明确诊断。

2. 早期诊断

（1）脑瘫早期诊断的概念：一般认为出生 0～6 个月内做出诊断者为早期诊断，其中在出生 0～3 个月诊断者为超早期诊断。

（2）脑瘫早期诊断的意义：脑和神经系统在 3 岁以前发育最快，尤其是 6 个月以内的婴儿，神经系统正处于迅速生长发育分化阶段，脑的代偿能力和可塑性强。脑瘫患儿在 6 个月以内，其脑的损伤还处于初级阶段，异常姿势和异常运动还没有固定，因此其恢复能力较强，治疗后能得到最好效果。而早期诊断是早期治疗的必要条件，早期诊断越来越受到人们的重视。

（3）脑瘫早期诊断的方法。

1）询问病史：主要针对脑瘫的高危因素进行询问。患儿家族中是否有神经系统遗传病史，其父母是否为近亲结婚；患儿母亲妊娠时是否伴有高血压、糖尿病、贫血等疾病，是否接触过放射性物质，是否有宫内感染；婴儿出生时是否有窒息、产伤、惊厥，是否为早产、双胎或多胎，生后是否患过高胆红素血症、严重感染性疾病等。

2）观察患儿的早期临床表现。常见的有以下几点：①喂养困难，吸吮及吞咽动作不协调。②烦躁，易惊，易激惹。③对周围环境反应差。④有凝视、斜视。⑤头不稳定，四肢活动少，躯干、四肢发软。⑥张口伸舌，身体发硬、打挺，动作不协调，不对称。⑦运动发育延迟，与正常儿相比落后至少 3 个月。

3）体格检查：①原始反射检查：手抓握反射、紧张性迷路反射出生 4 个月后仍存在，而吸吮反射、紧张性颈反射于出生后 6 个月仍不消失。② Vojta 姿势反射异常。③肌张力检查：患儿肌张力可表现为过高、降低或呈动摇性。

4）结合相关物理检查：如脑电图、脑地形图、神经诱发电位、脑超声及头颅 CT、MRI。

（二）鉴别诊断

脑瘫的临床表现非常复杂，很容易与其他症状相似的疾病相混淆。因此，必须认真加以鉴别，以使患儿得到正确、有效的治疗。

1. 中枢神经系统感染性疾病

以各种病毒、细菌、真菌及寄生虫等致病微生物感染引起的脑炎、脑膜炎（新生儿期除外）、脊髓炎为常见。这些疾病往往起病急，可有发热及各种神经系统症状，症状呈进行性，进展速度较快，正确诊断、及时治疗后一般无运动障碍。若治疗不及时，遗有神经系统受损症状时，可依靠询问病史进行鉴别。

2. 颅内肿瘤

颅内肿瘤的患儿，其症状呈进行性，并有颅内高压的表现，可作头颅 CT 及 MRI 检查明确诊断。

3. 代谢性疾病

（1）苯丙酸酮尿症：该病是一种较常见的氨基酸代谢病，属于常染色体隐性遗传病。主要由于肝内苯丙氨酸羟化酶（PAH）的缺陷，不能将苯丙氨酸（PA）变为酪氨酸，致使 PA 及其代谢物蓄积体内，引起一系列功能异常。临床主要表现为智力低下、多动、肌痉挛或癫痫发作，病程为进行性，CT 和 MRI 检查可见弥漫性脑皮质萎缩，易与脑瘫混淆。但该病患儿因黑色素合成不足，常见皮肤苍白、头发淡黄等。通过检测患儿血中 PA 水平和酪氨酸的生化定量以确诊。早期给予低苯丙氨酸饮食治疗可使智力发育接近正常。

（2）中枢神经海绵样变性：该病属于常染色体隐性遗传。成纤维细胞内天冬氨酸酰基转移酶缺乏。病理改变主要见于脑白质，其内充满含有液体的囊性空隙，似海绵状。患儿初生时正常，生后 2～4 个月开始出现智力发育迟缓，肌张力低下，头不能竖直。生后 6 个月开始有明显的进行性头围增大，以后肌张力逐渐增高，出现癫痫发作、视神经萎缩。脑脊液正常。该病与脑瘫鉴别点为呈进行性神经功能衰退、巨头征、视神经萎缩。CT 和 MRI 可见脑白质有囊样改变。生化检查可见尿中 N-乙酰天冬氨酸增多。患儿多在 5 岁内死亡。

（3）异染性脑白质营养不良：该病又名硫酸脑苷酯沉积病，属常染色体隐性遗传性疾病。由于髓磷脂代谢障碍，使大量半乳糖硫酸脑苷酯在中枢神经系统、周围神经和一些脏器内贮积。患儿出生时表现为明显的肌张力低下，随病情的发展逐渐出现四肢痉挛、肌张力增高、惊厥、共济失调、智力进行性减退等。其与脑瘫的鉴别要点在于病情呈进行性发展，检测血清、尿或外周血白细胞中芳香硫酸酯酶 A 的活性可确诊。

4. 神经系统变性疾病

（1）进行性脊髓性肌萎缩：该病是一种常染色体隐性遗传病，是由脊髓前角细胞和脑干运动神经核的退变而引起继发性神经根和肌肉的萎缩，大多数患儿出生时活动正常，到 3～6 个月或更晚时才出现症状。

躯干、肩胛带、骨盆带及下肢均呈对称性无力，以近端较重。仰卧时髋关节外展，膝关节屈曲，如蛙腿姿势，病程呈进行性，最后呈完全弛缓性瘫痪．可累及呼吸肌而死亡。肌电图可检出肌纤维纤颤电位，肌肉活组织检查显示明显肌萎缩和神经变性。该病一般智力正常，腱反射消失，肌电图和肌肉活组织检查异常，可与脑瘫相鉴别。

（2）少年型家族性进行性脊肌萎缩症：该病属常染色体隐性或显性遗传，病变仅累及脊髓前角，而不侵及锥体束。多发于儿童和青少年，表现为四肢近端肌萎缩、肌无力，步态不稳似鸭步，渐发展至远端肌肉萎缩。腱反射减弱或消失，但智力正常。肌电图检查可见肌纤颤电位，肌肉活检可见横纹肌纤维萎缩。

（3）扭转性肌张力不全：该病是一组较常见的锥体外系疾病，其特点是在开始主动运动时，主动肌和拮抗肌同时发生持续性不自主收缩，呈现特殊的扭转姿势或体位。可为常染色体显性或隐性遗传或 X 连锁遗传。神经生化检查可见脑的神经递质分布异常。本病为慢性进行性，起病年龄因遗传型而不同，早期症状多以某一肢局部位的肌张力不全症状开始。显性型者，早期多表现为中轴肌肉的异常姿势，特别是斜颈，也有的以躯干或骨盆肌的扭曲姿势为主要特征。隐性遗传型者多以一侧下肢的步态异常或手的姿势异常为首发表现，走路时呈内翻足体位，书写困难，最后可进展至全身性肌张力不全。与脑瘫的鉴别点为该病有家族史，围产期正常，无智力低下，无惊厥发作，无锥体束征，无感觉障碍。

5. 神经肌肉接头及肌肉疾病

（1）重症肌无力：该病是由于神经肌肉接头传递障碍所致。临床以与眼球运动、颜面表情、咀嚼、吞咽、呼吸等有关的肌肉易疲劳，经休息或应用抗胆碱酯酶药物后缓解为特征。做肌电图检查和新斯的明试验可与脑瘫鉴别。

（2）进行性肌营养不良：该病是一种遗传性神经肌肉性疾病，多发于儿童和青少年。患儿独立行走较迟，往往 3 ~ 4 岁时还不能跑跳。由于肌张力低，患儿走路呈鸭子步态。其从仰卧位起立时须先翻身呈俯卧位，然后用双上肢支撑下肢，逐渐将躯干伸直而站起，临床上称为 Gower 征。检查有腱反射消失、肌萎缩、假性肌肥人，智力正常，血清肌酸肌酶增高，肌活检可见肌纤维肥大呈玻璃样变，这些可与脑瘫鉴别。

6. 其他疾病

（1）风湿性舞蹈病：典型症状为全身或部分肌肉呈不自主的运动，以四肢动作最多，还可出现皱眉、耸肩、闭眼及缩颈，动作大多为双侧，也可限于一侧，在兴奋或注意力集中时加剧，入睡后消失。肌力和感觉常无障碍。好发年龄多在 6 岁以后，女孩多见，常在链球菌感染后 2 ~ 6 个月出现，一般病程为 1 ~ 3 个月。与脑瘫的鉴别点在于该病发病年龄较晚，伴风湿活动，病程呈自限性，无智力及其他运动障碍。

（2）良性先天性肌张力低下症：出生时即有肌张力低下，随年龄增长肌张力低下得到改善，延迟到 2 ~ 2.5 岁才开始站立、走路，半数在 8 ~ 9 岁时几乎与正常儿童相仿。无家族史，无中枢神经系统及末梢神经病变，反射正常，无异常姿势，肌肉活检和肌电图正常，智力正常，预后良好。

六、治疗

（一）治疗原则

1. 早期发现和早期治疗

婴儿运动系统正处发育阶段，早期治疗容易取得较好的疗效。

2. 促进正常运动发育

抑制异常运动和姿势。

3. 采取综合治疗手段

除针对运动障碍外，同时控制其癫痫发作，以阻止脑损伤的加重。对同时存在的语言障碍、关节脱位、听力障碍等也需同时治疗。

4. 医师指导和家庭训练相结合

以保证患儿得到持之以恒的正确治疗。

（二）主要治疗措施

物理治疗主要通过制定治疗性训练方案来实施，常用的治疗技术包括：软组织牵拉、抗异常模式的体位性治疗、调整肌张力技术、功能性运动强化训练、肌力和耐力训练、平衡和协调控制、物理因子辅助治疗等等。

（三）药物治疗

目前还没发现治疗脑瘫的特效药物，可用小剂量安坦缓解手足徐动症的多动，改善肌张力；注射肉毒素 A 可缓解肌肉痉挛，配合物理治疗可治疗痉挛性脑瘫。

（四）手术治疗

脑瘫一旦出现异常姿势与活动，特别是不能站立与行走的时候，需要手术治疗。对于痉挛性脑瘫患儿来说，手术治疗有可能改善肢体功能。手术治疗的原则，是减少痉挛，恢复和改善肌力平衡，矫正肌肉、关节或骨骼的挛缩畸形，为功能恢复创造条件。

1. 术前准备

（1）全面和细心检查患者，反复认真分析病情，了解改善肢体功能的各种措施、适应证、禁忌证，并按具体情况灵活运用。

（2）以积极、耐心的态度对待患者和家属，解释手术前后的体育疗法、物理疗法以及有效的功能训练对功能改善的重要性，并指导患者与家属坚持进行。

（3）对各组肌力进行全面测定，特别是对造成畸形的肌肉及其对抗力的测定，必要时进行肌电图检查测定。

（4）全面了解肢体各关节的功能与形态，如头与躯干的姿势，有无骨骼畸形或关节脱位，然后选择相应的手术方法。治疗痉挛性脑性瘫痪的手术可分为：肌腱骨关节方面的手术，其中包括肌腱手术（肌腱切断术、肌腱延长术、肌腱移位术等）和骨关节手术；神经方面的手术，包括末梢神经分支切断术和高选择性神经后根切断术。

2. 手术指征

（1）年龄：下肢手术适宜手术年龄在 4 岁以上，上肢手术在 7 岁以上。此基于两种考虑，一是年龄过小，患儿术后不能进行主动的肌训练，无法与医务人员和家长配合进行功能训练；二是过早手术，术后随着身体生长发育的影响，肢体畸形有可能复发，需再次、多次手术。但年龄过大，软组织长期处于挛缩状态，肢体各关节将出现僵硬，甚至出现瘫痪性脱位等严重畸形，失去治疗和康复的机会。现在许多独生子女家长要求给患儿提前手术，临床上也适当放宽手术年龄，下肢手术可提前至 3 岁多进行。

（2）智力情况：要求智力较好，体现在患儿能懂人意，会讲话，对周围事物有反应，能主动控制大小便。几乎所有学者都强调智力的好坏与术后的疗效成正比。智力是人类特有的、大脑最为复杂的综合性高级活动的体现，如果大脑发生病损，根据病变范围的大小，必将产生轻重不同的智力障碍。手术仅为疾病的康复提供了条件，术后需要许多持久的功能锻炼。智力过于低下，术后无法配合肌肉锻炼，即使年龄增大肢体的功能也不会有太大的改善。但要准确测定脑瘫患儿的智力是比较困难的，专家提出智商在 70 以上具有手术适应证。可依据患儿能否讲话、主动控制大小便能力、理解人意等诸因素将智商分为低能、中等和较好三类，后两类患儿符合手术指征。

（3）术前瘫痪程度：每个痉挛型脑瘫患儿的瘫痪程度各不相同，单侧瘫痪，或虽累及多个肢体，但痉挛程度相对较轻，应当能获得满意的手术效果；四肢严重痉挛瘫痪的患儿，受累的肌肉或肌组多，无法独自站立，而且这些病儿同时伴有较难控制的癫痫和大小便失控，这给手术增加了难度，术后也难以建立新的肌肉平衡，手术疗效较差。但亦不应贸然放弃手术治疗的机会，如果有安全可靠的麻醉，术后有进行功能锻炼的条件，对患儿进行全面仔细的检查后，制定出较为妥善的手术方案，仍能取得一定的手术效果。

3. 手术种类的选择

常用脑瘫矫形手术主要有 3 类。

（1）神经手术：主要行运动神经分支切断术，常用的有闭孔神经前支切断术、比目鱼肌神经分支切断术。

（2）肌肉肌腱手术：有肌肉和（或）肌腱切断术、肌腱移位术、肌腱延长术，例如内收肌腱切断术，跟腱延长术等。

（3）截骨术和关节融合术：如股骨旋转畸形的截骨矫正术，大龄儿童的三关节融合术。

对具体的某个患者采用何种手术，不能简单而论，术前应仔细全面检查究竟属哪一块或哪一组肌肉造成的畸形，以及它的对抗肌的肌力，了解患肢各关节的整体态势，才能确定手术方法。手术要求适度减少肌张力，建立新的肌平衡，不可矫枉过正，以致造成新的畸形，例如，纠正屈膝畸形单纯采用部分腘绳肌切断术会造成膝反屈畸形，这是不恰当的。智力低下、肌力弱，主动运动功能较差者，手足徐动、共济失调等瘫痪类型，或脊柱有严重畸形患儿，视为手术禁忌证。由于该手术还缺乏远期疗效的追踪资料，对于术后肢体功能究竟能改善到何种程度以及确切的手术适应证、禁忌证尚难定论，尤其是对于术后脊柱稳定性和脊柱发育等问题均有待临床观察验证。

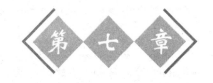

感染性疾病

第一节 脑蛛网膜炎

脑蛛网膜炎是一种继发于颅内非化脓性感染的组织反应性改变，以蛛网膜增厚、粘连和囊肿形成为主要特征。脑蛛网膜因浆液性炎症发生增厚、粘连和囊肿，引起对脑和颅神经的压迫和供血障碍。好发于中青年。其主要病理改变是局限性或弥漫性蛛网膜与软脑膜的慢性反应性炎症，蛛网膜增厚、粘连，部分脑组织、脑血管、室管膜和脉络丛也可有不同程度的炎症改变。因此，以往文献中又称浆液性脑膜炎、局限性粘连性蛛网膜炎、假性脑瘤和良性颅内压增高症。

一、病因与分型

（一）病因

1. 感染

（1）颅内感染细菌、真菌、病毒和各种寄生虫病等引起的各种类型脑膜炎、脑脊髓膜炎脓肿等均可引起蛛网膜炎，其中最常见为结核性感染。

（2）颅脑邻近病灶感染蝶窦、额窦等的感染灶易引起视交叉部位的蛛网膜炎，中耳炎与乳突炎易引起颅后窝蛛网膜炎，尚有扁桃体炎、上呼吸道感染等，亦可引起蛛网膜炎。

（3）全身感染可由感冒、风湿热、盆腔炎、败血症等引起。

2. 外伤

颅脑损伤、颅脑手术后等。

3. 颅内原发病灶并发症

如脱髓鞘疾病、脑血管硬化等血管病变及脑表浅肿瘤。

4. 医源性因素

鞘内注射某些药物，如抗生素、抗肿瘤药物、造影剂、麻醉剂等均可引起蛛网膜炎。

（二）分型

1. 根据不同病程中组织形态学改变分为 3 型

（1）炎症型：主要在急性期，表现为炎性细胞浸润，有轻度纤维增殖。

（2）纤维型：多见于亚急性期，主要以网状层纤维增殖为主要表现。

（3）增殖型：主要为内皮细胞增殖，多见于慢性期，此型多见。

2. 根据手术所见分为 3 型

（1）斑点型：蛛网膜上散在白色斑点或花纹。

（2）粘连型：蛛网膜呈不规则增厚，并与软脑膜、脑表面及血管、神经呈片状或条索样粘连。

（3）囊肿型：在蛛网膜粘连的基础上形成囊肿，内含无色透明脑脊液，或黄绿色囊液，囊内可有间隔，囊肿增大可出现占位效应。

上述三型可同时存在，或以某一型为主要表现。

二、临床表现

（一）起病方式

可呈急性、亚急性和慢性起病。

（二）炎症表现

急性、亚急性的患者可有不同程度的发热、全身不适及脑膜刺激征等症状，慢性起病者炎症表现不明显。

（三）脑部受损表现

脑蛛网膜炎的部位不同，临床表现也不同。

1. 视交叉区蛛网膜炎

这是颅底蛛网膜炎最常见的受累部位，表现为额部及眶后疼痛，视力、视野障碍，视盘呈炎性改变、水肿，原发性或继发性萎缩，累及丘脑下部时可有垂体机能异常，如嗜睡、轻度尿崩、性机能减退等。多数颅内压正常。

2. 颅后窝蛛网膜炎

约占脑蛛网膜炎的1/3，又分为三亚型。

（1）中线型：最常见，侵犯枕大池区，粘连阻塞中孔、侧孔或枕大孔，引起梗阻性脑积水导致颅内压增高症，病程发展快，一般病情较重。累及延髓时可发生真性球麻痹。

（2）小脑凸面型：病程可达 1～3 年，表现为慢性颅内压增高征及小脑体征。

（3）桥小脑角型：出现桥小脑角综合征，如眩晕、眼震、病侧耳鸣及耳聋、周围性面瘫、颜面疼痛及感觉减退、共济失调等。如累及颈静脉孔区，可出现病变侧颈静脉孔综合征，即同侧舌咽、迷走及副神经受累。

颅内压增高较少。病程较缓慢，可长达数年。

3. 大脑半球凸面蛛网膜炎

病变发展慢，可反复发作，可长达数月或数年，主要累及大脑半球凸面及外侧裂，表现为头痛、精神症状及癫痫发作。无或轻度偏瘫、偏侧感觉障碍及失语等。

4. 混合型

以上各型蛛网膜炎可混合存在，如大脑凸面、颅底和环池等广泛粘连，引起交通性脑积水，主要表现颅内压增高征，局灶性体征不明显。

（四）脊髓受损表现

脑蛛网膜炎可并发脊髓蛛网膜炎，出现相应的脊髓症状。

三、辅助检查

（一）腰椎穿刺

早期可压力正常，多数患者脑脊液压力有轻度升高，有脑积水者压力多显著增高。急性期脑脊液细胞数多稍有增加（50×10^6/L 以下），以淋巴细胞为主，慢性期可正常。蛋白定量可稍增高。

（二）CT 扫描

可显示局部囊性低密度改变，脑室系统缩小、正常或一致性扩大。通过扫描可排除其他颅内占位性病变。

（三）MRI 扫描

对颅底、颅后窝显示比 CT 更清晰，排除颅内占位性病变，有助于本病的诊断。

四、诊断

单独依靠临床表现诊断不易，须结合辅助检查、综合分析才能明确诊断。在诊断时，应了解患者是否有引起蛛网膜炎的原发病因如颅内外感染、颅脑损伤及手术、蛛网膜下隙出血等病史。症状常有自发缓解或在感冒、受凉和劳累时加重或复发，局灶体征轻微或呈多灶性，症状多变等特点。

五、鉴别诊断

（一）颅后窝中线区肿瘤

颅后窝中线型蛛网膜炎须与该区肿瘤相鉴别，包括小脑蚓部肿瘤、第四脑室肿瘤。该区肿瘤儿童多见，且常为恶性髓母细胞瘤，症状发展快、病情严重，可出现脑干受压征、小脑体征、脑积水及双侧锥体束征。

（二）桥小脑角区肿瘤

桥小脑角型蛛网膜炎应与该区肿瘤相鉴别，该区肿瘤多为听神经瘤、脑膜瘤及表皮样囊肿。听神经瘤及脑膜瘤，可早期出现听神经损害症状，随后出现面神经、三叉神经及小脑损害症状；表皮样囊肿早期多出现三叉神经痛症状。颅骨 X 线片，听神经瘤可出现内听道口破坏与扩大，脑膜瘤可有岩骨破坏及钙化。

CT 或 MRI 扫描可确定诊断。

（三）鞍区肿瘤

视交叉部位的蛛网膜炎须与该区肿瘤相鉴别，该区最常见肿瘤为垂体腺瘤、颅咽管瘤及脑膜瘤。垂体腺瘤绝大多数早期出现内分泌障碍，眼底及视野改变比较典型；颅咽管瘤多见于儿童，X 线平片鞍上可有钙化；鞍结节脑膜瘤，表现为视神经慢性受压的视力减退和视野障碍，后期出现原发性视神经萎缩。这些病变经 CT 和 MRI 扫描，各有病变特点，鉴别不难。

（四）大脑半球凸面肿瘤

大脑半球凸面蛛网膜炎与大脑半球表浅胶质瘤、血管瘤、转移瘤及结核球等病变相鉴别，这些病变绝大多数可通过 CT 或 MRI 扫描，做出明确诊断。

六、治疗

（一）非手术治疗

1. 抗感染治疗

可根据感染灶的部位和感染性质，选择恰当的抗生素治疗。对于结核引起的蛛网膜炎应常规给予抗结核药物治疗。激素也有明显的抗炎作用，并且对预防和治疗蛛网膜粘连均有较好的疗效，尤其在蛛网膜炎的早期，在应用抗生素的同时，应给予激素治疗，包括适量鞘内应用地塞米松。

2. 降低颅内压力

根据颅内压增高的程度，选择口服或静脉应用脱水剂。重复腰椎穿刺，每次缓慢放液 10 ~ 20 mL，也有降低颅内压与减轻蛛网膜粘连的作用。

3. 其他药物

适当选择改善脑组织营养及血运的药物，如 ATP、辅酶 A、维生素 B_6、维生素 C、烟酸、地巴唑、654-2、维脑路通等。

（二）手术治疗

1. 开颅蛛网膜粘连松解切除术

对颅后窝中线型蛛网膜炎有第四脑室正中孔和小脑延髓池粘连者，可手术分离、松解、切除，疏通正中孔，必要时可切开下蚓部，保证正中孔通畅。对脑桥小脑角和小脑半球的蛛网膜粘连和囊肿，可行剥离松解、切除。对于视交叉部位的蛛网膜炎，经非手术治疗效果不佳或病情恶化者，可开颅行粘连及囊肿分离，切除绞窄性纤维带和压迫神经的囊肿，有效率为 30% ~ 40%，故术后仍应继续各种综合治疗。

2. 脑脊液分流术

对于枕大池广泛粘连，无法剥离，可试行第四脑室－枕大池分流术，或先行枕肌下减压术，最后再作脑室－腹腔分流术。弥漫性蛛网膜炎导致梗阻性或交通性脑积水明显者，可行脑室－腹腔分流术。

3. 单纯蛛网膜囊肿切除术

适用于蛛网膜囊肿引起癫痫、颅内压增高或其他神经功能障碍者。

4. 腰椎穿刺

术后应反复腰椎穿刺释放脑脊液，并应用激素。每次 10 ～ 20 mL，亦可同时注入滤过氧或空气 10 ～ 20 mL。

七、预后

各种治疗方法均有一定疗效，但病灶完全消退者少见。可自行缓解或治疗后好转又复发。因此，患者可能长期存在一些症状，时轻时重。一般不会影响生命。

第二节　脑脓肿

脑脓肿是指各种病原菌侵入颅内引起感染，并形成脓腔，是颅内一种严重的破坏性疾患。脑脓肿由于其有不同性质的感染、又生长于不同部位，故临床上表现复杂，患者可能是婴幼儿或老年，有时有危重的基础疾病，有时又有复杂的感染状态。因此，对脑脓肿的判断，采用什么方式治疗，以何种药物干扰菌群等，许多问题值得探讨。

一、流行病学趋向

在 21 世纪开始之初，有人将波士顿儿童医院的神经外科资料，对比了 20 年前脑脓肿的发病、诊断和疗效等一些问题，研究其倾向性的变化。他们把 1981—2000 年的 54 例脑脓肿病例和 1945—1980 年的病例特点进行了比较，发现婴儿病例从 7% 增加到 22%，并证实新出现以前没有的枸橼酸杆菌和真菌性脑脓肿，前者现在见于新生儿，后者则是免疫抑制患者脑脓肿的突出菌种。过去的鼻窦或耳源性脑脓肿从 26% 下降到现在的 11%，总的病死率则呈平稳下降，从 27% 降至 24%。

过去罕见的诺卡菌脑脓肿、曲霉菌脑脓肿发病率也有增加，而免疫缺陷（AIDS）患者的神经系统弓形虫病则报道更多，其中少数也形成脑脓肿，甚至多发性脑脓肿。这表明一些原属于机会性或条件性致病菌（病原生物）现在变得更为活跃。另一方面，在广谱抗生素和激素的广泛使用中，耐药人群普遍增加，同时，大量消耗病、恶性病患者的免疫功能受损、吸毒人群增加等，脑脓肿的凶险因素在增加，脑脓肿菌群变化的几率也在上升。

二、病原学

（一）脑脓肿病菌的变化

脑脓肿的病原生物虽有细菌、真菌和原虫，但主要病原是细菌。在过去 50 年中，脑脓肿的致病菌有较大的变化，抗生素应用以前，金黄色葡萄球菌占 25% ～ 30%，链球菌占 30%，大肠杆菌占 12%。20 世纪 70 年代葡萄球菌感染下降，革兰氏阴性杆菌上升，细菌培养阴性率达 50% 以上。认为此结果与广泛应用抗生素控制较严重的葡萄球菌感染有关。国内的这方面变化也类似。天津科研人员调查，从 1980—2000 年的细菌培养阳性率依次为链球菌 32%，葡萄球菌 29%，变形杆菌 28%，与 1952—1979 年的顺序正好相反，这主要与耳源性脑脓肿减少有关。

其次，20 世纪 80 年代以来厌氧菌培养技术提高，改变了过去 50% 培养阴性的结果。北京研究人员曾统计脑脓肿 16 例，其中厌氧菌培养阳性 9 例，未行厌氧菌培养 7 例，一般细菌培养都阴性。厌氧菌培养需及时送检，注意检验方法。目前，实际培养阳性率仍在48%～81%。

（二）原发灶与脑脓肿菌种的关系

原发灶的病菌是脑脓肿病菌的根源。脑脓肿的菌种繁多，南非最近一组121例脓液培养出细菌33种，50%混合型。但各种原发灶的病菌有常见的范围。耳鼻源性脑脓肿以链球菌和松脆拟杆菌多见；心源性则以草绿色链球菌、厌氧菌、微需氧链球菌较多；肺源性多见的是牙周梭杆菌、诺卡菌和拟杆菌；外伤和开颅术后常是金黄色葡萄球菌、表皮葡萄球菌及链球菌（详见表7-1）。事实上，混合感染和厌氧感染各占30%～60%。

表7-1 原发灶、病原体、入颅途径及脑脓肿定位

原发灶、感染途径	主要病菌	脑脓肿主要定位
一、邻近接触为主		
1. 中耳炎、乳突炎；邻近接触；血栓静脉炎逆行感染	需氧或厌氧链球菌、松脆拟杆菌（厌氧）、肠内菌群	颞叶（多）、小脑（小）（表浅、单发多）；远隔脑叶或对侧
2. 筛窦炎、额窦炎（蝶窦炎）	链球菌、松脆拟杆菌（厌氧）、肠内菌群、金色葡萄球菌、嗜血杆菌	额底、额板（垂体、脑干、颞叶）
3. 头面部感染（牙、咽等）	牙周梭杆菌、松脆拟杆菌（厌氧）、链球菌	额叶多（多位）
二、远途血行感染		
1. 先天性心脏病（心内膜炎）	草绿链球菌、厌氧菌、微需氧链球菌（金色葡萄球菌、溶血性链球菌）	大脑中动脉分布区（可见各种部位）深部，多发，囊壁薄
2. 肺源性感染（支扩、脓胸等）	牙周梭杆菌、放线菌拟杆菌、星形诺卡菌	同上部位
3. 其他盆腔、腹腔脓肿	肠内菌群、变形杆菌混合	同上部位
三、脑膜开放性感染		
1. 外伤性脑脓肿	金色葡萄球菌、表皮葡萄球菌	依异物、创道定位
2. 手术后脑脓肿	链球菌、肠内菌群、梭状芽孢杆菌	脑脊液瘘附近
四、免疫源性脑脓肿		
1. AIDS、恶性病免疫抑制治疗等	诺卡菌、真菌、弓形虫、肠内菌群	似先心病
2. 新生儿	枸橼酸菌、变形杆菌	单或双额（大）
五、隐源性脑脓肿	链球菌、葡萄球菌、初油酸菌	大脑、鞍区、小脑

（三）病原体入颅途径和脑脓肿定位规律

1. 邻近结构接触感染

（1）耳源性脑脓肿：中耳炎经鼓室盖、鼓窦、乳突内侧硬膜板入颅，易形成颞叶中后部、小脑侧叶前上部脓肿最为多见。以色列一组报道中提到，15年28例中耳炎颅内并发症8种，依次是脑膜炎、脑脓肿、硬膜外脓肿、乙状窦血栓形成、硬膜下脓肿、静脉窦周脓肿、横窦和海绵窦血栓形成。表明少数可通过逆行性血栓性静脉炎，至顶叶、小脑蚓部或对侧深部白质形成脓肿。

（2）鼻窦性脑脓肿：额窦或筛窦炎易引起硬膜下或硬膜外脓肿，或额极、额底脑脓肿。某医院1例小儿筛窦炎引起双眶骨膜下脓肿，后来在MRI检查发现脑脓肿，这是局部扩散和逆行性血栓性静脉炎的多途径入颅的实例。蝶窦炎偶尔可引起垂体、脑干、颞叶脓肿。

（3）头面部感染引起：颅骨骨髓炎、先天性皮窦、筛窦骨瘤、鼻咽癌等可直接伴发脑脓肿；牙周脓肿、颌面部蜂窝织炎、腮腺脓肿等可以通过面部静脉与颅内的吻合支；板障静脉或导血管的逆行感染入颅。斯洛伐尼亚1例患者换乳牙时自行拔除，导致了脑脓肿。

2. 远途血行感染

（1）细菌性心内膜炎，由菌栓循动脉扩散入颅。

（2）先天性心脏病，感染栓子随静脉血不经肺过滤而直接入左心转入脑。

（3）发绀型心脏病，易有红细胞增多症，血黏度大，感染栓子入脑易于繁殖。此类脓肿半数以上为多发、多房，少数呈痛性，常在深部或大脑各叶，脓肿相对壁薄，预后较差。

（4）肺胸性感染，如肺炎、肺脓肿、支气管扩张、脓胸等，其感染栓子扩散至肺部毛细血管网，可随血流入颅。

（5）盆腔脓肿，可经脊柱周围的无瓣静脉丛，逆行扩散到椎管内静脉丛再转入颅内。最近，柏林1例肛周脓肿患者，术后1周出现多发性脑脓肿，探讨了这一感染途径。

3. 脑膜开放性感染

外伤性脑脓肿和开颅术后脑脓肿属于这一类。外伤后遗留异物或脑脊液时，偶尔会并发脑脓肿，常位于异物处、脑脊液瘘附近或在创道的沿线。

4. 免疫源性脑脓肿

自从1981年发现AIDS的病原以来，其普遍流行的程度不断扩大，影响全球。一些AIDS患者继发的机会性感染，特别是细菌、真菌、放线菌及弓形虫感染造成的单发或多发性脑脓肿日渐增多，已见前述。这不仅限于AIDS，许多恶性病和慢性消耗病如各种白血病、中晚期恶性肿瘤、重型糖尿病、顽固性结核病等，其机体的免疫力低下，尤其在城市患者的耐药菌种不断增加，炎症早期未能控制，导致脑脓肿形成的观察上升。

5. 隐源性脑脓肿

临床上找不到原发灶。此型有增加趋势。天津一组长期对照研究，本型已从过去10%上升到42%，认为与抗生素广泛应用和标本送检中采取、保存有误有关。一般考虑还是血源性感染，只是表现隐匿。另外，最近欧美、亚洲都有一些颅内肿瘤伴发脑脓肿的报道，似属隐源性脑脓肿。

鞍内、鞍旁肿瘤合并脓肿，认为属窦源性；矢状窦旁脑肿瘤，暗示与窦有关；1例颞极脑膜瘤的瘤内、瘤周白质伴发脓肿，术后培养出B型链球菌和冻链球菌，与其最近牙槽问题有关，可能仍为血行播散；小脑转移癌伴发脓肿，曾有2例分别培养出初油酸菌、凝固酶阴性型葡萄球菌，其中1例，尸检证实为肺癌。

三、病理学基础

脑脓肿的形成因细菌毒力不同有很大差异。斯坦福大学的Britt、Enrmann等分别以需氧菌（α-溶血性链球菌）和厌氧混合菌群（松脆拟杆菌和能在厌氧条件下生长的表皮葡萄球菌）做两种实验研究，并以人的脑脓肿结合CT和临床进行系统研究。认为脑肿瘤的分期系自然形成，各期紧密相连而重点有别，但影响因素众多，及早而有效的药物可改变其进程。

（一）需氧菌脑脓肿四期的形成和发展

1. 脑炎早期（1~3d）

化脓性细菌接种后，出现局限性化脓性脑炎，血管出现脓性栓塞，局部炎性浸润，中心坏死，周围水肿，周围有新生血管。第3天CT强化可见部分性坏死。临床以急性炎症突出，卧床不起。

2. 脑炎晚期（4~9d）

坏死中心继续扩大，炎性浸润以吞噬细胞，第5天出现成纤维细胞，并逐渐成网包绕坏死中心。第7天，周围新生血管增生很快，围绕着发展中的脓肿。CT第5天可见强化环，延迟CT，10~15min显强化结节。临床有缓解。

3. 包囊早期（10~13d）

10天形成薄囊，脑炎减慢，新生血管达最大程度，周围水肿减轻，反应性星形细胞增生，脓肿孤立。延迟CT的强化环向中心弥散减少。

4. 包囊晚期（14d以后）

包囊增厚，囊外胶质增生显著，脓肿分5层：①脓腔。②成纤维细胞包绕中心。③胶原蛋白囊。④周围炎性浸润及新生血管。⑤星形细胞增生，脑水肿。延迟强化CT增强剂不弥散入脓腔。临床突显占位病变。

（二）厌氧性脑脓肿的三期

从厌氧培养的专门技术发现，脑脓肿的脓液中厌氧菌的数量大大超过需氧菌。松脆拟杆菌是最常见的责任性厌氧菌，是一个很容易在人体内形成脓肿和造成组织破坏的细菌。过去从鼻副窦、肺胸炎症、腹部炎症所造成的脑脓肿中分离出此细菌，但最多是从耳源性脑脓肿中分离出来的，其毒力很大，显然不同于上述需氧性链球菌。

1. 脑炎早期（1 ~ 3 d）

这一厌氧混合菌组接种实验动物后，16 只狗出现致命感染，是一种暴发性软脑膜炎，甚至到晚期都很重。其中 25% 是广泛性化脓性脑炎，其邻近坏死中心的血管充血及血管周围出血，或血栓形成，周围积存富含蛋白的浆液及脑炎早期的脑坏死和广泛脑水肿。

2. 脑炎晚期（4 ~ 9 d）

接着最不同的是坏死，很快，脑脓肿破入脑室占 25%（4 ~ 8 d），死亡达 56%（9/16），这在过去链球菌性脑脓肿的模型中未曾见到，表明其危害性和严重性。

3. 包囊形成（10 d 以后）

虽然在第 5 天也出现成纤维细胞，但包囊形成明显延迟，3 周仍是不完全性包囊，CT 证实，故研究人员在包囊形成阶段不分早晚期，研究的关键是失控性感染。另外，松脆拟杆菌属内的几个种，能产生 β - 内酰胺酶，可以抗青霉素，应引起临床医师的重视。

四、临床表现

脑脓肿的症状和体征差别很大，与原发病的病情，脑脓肿的病期，脑脓肿的部位、数目，病菌的毒力，宿主的免疫状态均有关。

（一）原发病的变化

脑脓肿都是在常见原发病的基础上产生的，故在耳咽鼻喉、头面部、心、肺及其他部位的感染，或脓肿后出现脑膜刺激症状，就应提高警惕，特别应该引起重视的如原来流脓的中耳炎突然停止流脓，应注意发生有脓入颅内的可能性。

（二）急性脑膜脑炎症状

任何脑脓肿都是从脑膜脑炎开始，最早可表现为头痛伴发高热，甚至寒战等全身不适和颈部活动受限。突出的头痛可占 70% ~ 95%，常为病侧更痛，局部叩诊时有定位价值，更多的是全头痛，药物难以控制。半数患者可伴颅内压增高，表现尚有恶心、呕吐，常有嗜睡和卧床不起。

（三）脑脓肿的局灶征

在脑脓肿取代脑膜脑炎的过程中，体温下降，精神好转，不数日，因脓肿的扩大，又再次卧床不起。一方面头痛加重、视盘水肿、烦躁或反应迟钝；另一方面局灶性神经体征突出，50% ~ 80% 出现偏瘫、语言障碍、视野缺损、锥体束征或共济失调的小脑病变特征。依脓肿所在部位突出相应额、顶、枕、颞的局灶征，少部分患者出现癫痫，极少数脑干脓肿可表现在本侧颅神经麻痹、对侧锥体束征。发生率依次为脑桥、中脑、延脑。近年增多的不典型"瘤型"脑脓肿可达 14%，过去起伏 2 周的病期，可延缓至数月，大部分被误诊为胶质瘤，值得注意。

（四）脑脓肿的危象

1. 脑疝综合征

脑疝是脑脓肿危险阶段的临界信号，都是脑脓肿增大到一定体积时脑组织横形或纵形移位，脑干受压使患者突然昏迷或突然呼吸停止而致命。关键是及早处理脑脓肿，识别先兆症状和体征，避免使颅内压增高的动作，避免不适当的操作，特别要严密和善于观察意识状态。必要时应积极锥颅穿刺脓肿或脑室，迅速减压。

2. 脑脓肿破裂

脑脓肿的脑室面脓肿壁常较薄，在不适当的穿刺或穿透对侧脓壁时，可自发性破裂，破入脑室或破入蛛网膜下隙。出现反应时，伴有头痛、高热、昏迷、角弓反张等急性室管膜炎或脑膜炎症状，应及时脑室外引流，积极抢救，以求逆转症状。

五、特殊检查

（一）CT 和 MRI

1. 脑炎早晚期（不足 9 d）

CT 平扫，1 ~ 3 d，就出现低密度区，但可误为正常。重复 CT 见低密度区扩大。CT 增强，3 d 后即见部分性强化环。MRI 长 T2 的高信号较长 T1 的低信号水肿更醒目。4 ~ 9 d，CT 见显著强化环。延迟 CT（30 ~ 60 s）强化剂向中心弥散，小的脓肿显示强化结节。

2. 包囊晚期（超过 10 天）

CT 平扫，低密度区边缘可见略高密度的囊壁，囊外为水肿带。MRIT1 见等信号囊壁，囊壁内外为不同程度的长 T1；T2 的低信号囊壁介于囊壁内外的长 T2，之间，比 CT 清晰。CT 增强，见强化囊壁包绕脓腔。延迟 CT（30 ~ 60 s），强化环向中央弥散减少，14 d 以后不向中央弥散。T1 用 Gd-DTPA 增强时，强化囊壁包囊绕脓腔比 CT 反差更明显。

3. 人类脑脓肿的 CT 模式

早年 8 例不同微生物所致人类脑脓肿的 CT 模式可供参考。上述图型各取自系列 CT 扫描之一，但处于脑脓肿的不同阶段。①不同微生物：细菌性脑脓肿（A、D、E、G、H）；真菌性脑脓肿（C、F）；原虫性脑脓肿（B）。②不同时期：脑炎早期（A、B、C）；脑炎晚期（D）；包囊早期（E、F）；包囊晚期（G、H）。③不同数量：单发脑脓肿（D ~ G）；多发脑脓肿（A ~ C、H）。④各种脑脓肿：星形诺卡菌脑脓肿（A）；弓形虫性脑脓肿（B）；曲霉菌脑脓肿（C）；肺炎球菌脑脓肿（D）：微需氧链球菌脑脓肿（E）；红花尖镰孢霉菌脑脓肿（F）；牙周梭杆菌脑脓肿（G）；分枝杆菌、绿色链球菌、肠菌性多发性后颅凹脑脓肿（H）。

（二）DWI 及 MRS

1. 弥散加权磁共振扫描（DWI）

脑脓肿的诊断有时与囊性脑瘤混淆。近年来，有多篇报道用 DWI 来区别。土耳其一组研究人员收集脑脓肿病例 19 例，其中 4 例 DWI 是强化后高信号，由于水分子在脓液和囊液的弥散系数（ADC）明显不同，脓液的 ADC 是低值，4 例平均为（0.76±0.12）mm/s；8 例囊性胶质瘤和 7 例转移瘤的 DWI 是低信号，ADC 是高值，分别为（5.51±2.08）mm/s 和（4.58±2.19）mm/s，（P=0.003）。当脓液被引流后 ADC 值升高，脓肿复发时 ADC 值又降低。

2. 磁共振波谱分析（MRS）

这是利用磁共振原理测定组织代谢产物的技术。脑脓肿和囊肿都可以检出乳酸，许多氨基酸是脓液中粒细胞释放蛋白水解酶，使蛋白水解成的终产物；而胆碱又是神经脂类的分解产物，因此，MRS 检出后两种即标志着脓肿和肿瘤的不同成分。印度一组研究显示，42 例脑部环状病变，用 DWI、ADC 和质子 MRS（PMRS）检查其性质。29 例脑脓肿的 ADC 低值小于（0.9±1.3）mm/s，PMRS 出现乳酸峰和其他氨基酸峰（琥珀酸盐、醋酸盐、丙氨酸等）；另 23 例囊性肿瘤的 ADC 高值（1.7±3.8）mm/s，PMRS 出现乳酸峰及胆碱峰。结果表明脓肿和非脓肿显然不同。

（三）其他辅助检查

1. 周围血象

白细胞计数、血沉、C-反应蛋白升高，属于炎症。

2. 脑脊液

白细胞轻度升高，蛋白升高显著是一特点。有细胞蛋白分离趋势。

3. X 线 CR 片

查原发灶。过去应用的脑血管造影、颅脑超声波、同位素扫描等现已基本不用。

六、诊断及特殊类型脑脓肿

典型的脑脓肿诊断不难，一个感染的病史，近期有脑膜脑炎的过程，发展到颅内压增高征象和局灶性神经体征，加上强化头颅 CT 和延时 CT 常可确诊。必要时可做颅脑 MRI 及 Gd-DTPA 强化，对"瘤型"脑脓肿，在条件好的单位可追加 DWI、MRS 进一步区别囊型脑瘤。条件不够又病情危重则有赖于直接穿刺或摘除，以达诊治双重目标。脑结核瘤，都有脑外结核等病史，可以区别。耳源性脑积水、脓性迷路炎都有耳部症状，无脑病征，CT 无脑病灶。疱疹性局限性脑炎，有时突然单瘫，CT 可有低密度区，但范围较脓肿大，CSF 以淋巴增高为主，无中耳炎等病灶，必要时活检区别。

鉴于病原体的毒力、形成脑脓肿快慢、病员的抵抗力等有很大差异，特别是近年一些流行病学的新动向，简单介绍几种特殊类型的脑脓肿，便于加深对某些特殊情况的考虑和鉴别。

（一）硬脑膜下脓肿

脑膜瘤是脑瘤的一种，硬脑膜下脓肿也应该是脑脓肿的一种，但毕竟脓肿是在硬膜下腔，由于这一解剖特点脓液可在腔内自由发展，其速度更快，常是暴发性临床表现，很快恶化，在 1949 年前悉数死亡，是脑外科的一种严重急症。

硬膜下脓肿 2/3 由鼻窦炎引起，多见于儿童。最近，澳洲一组报道显示 10 年内颅内脓肿 46 例，儿童硬膜下脓肿 20 例（43%），内含同时伴脑脓肿者 4 例。

典型症状是鼻窦炎、发热、神经体征的三联征。鼻窦炎所致者眶周肿胀（$P=0.005$）和畏光（$P=0.02$）。意识变化于 24～48 h 占一半，头痛、恶心、呕吐常见，偏瘫、失语、局限性癫痫突出，易发展到癫痫持续状态，应迅速抗痫，否则患者病情很快恶化。诊断基于医生的警觉，CT 可能漏诊，MRI 冠状位、矢状位能见颅底和突面的新月形 T2 高信号灶更为醒目。英国 66 例的经验主张开颅清除，基于：①开颅存活率高，该文开颅组 91% 存活，钻颅组 52% 存活。②钻颅残留脓多，他们在 13 例尸检中 6 例属于鼻窦性，其中双侧 3 例，在纵裂、枕下、突面、基底池周围 4 个部位残留脓各 1 例。另 1 例耳源性者脓留于颅底、小脑桥脑角和多种部位。③开颅便于彻底冲洗，他们提出，硬膜下脓液易凝固，超 50% 是厌氧菌和微需氧链球菌混合感染，用含氯霉素 1 g/50 mL 的生理盐水冲洗效果较好。另外，有医师认为症状出现后 72 h 内手术者，终残只有 10%；而 72 h 以后手术者，70% 非残即死。有一种亚急性术后硬膜下脓肿，常在硬膜下血肿术后伴发感染，相当少见。

（二）儿童脑脓肿

儿童由于其抵抗力弱，一旦发生脑脓肿较成人更危险。一般 15 岁以下的小儿占脑脓肿总数的 1/3 或小半。据卡拉其、Atig 等的报道儿童脑脓肿的均龄在 5.6±4.4 岁。北京一组病例显示平均为 6.68 岁，小于 10 岁的可占 4/5，两组结果类似。以上两组均以链球菌为主。

儿童脑脓肿的表现为发烧、呕吐，头痛和癫痫的四联征。北京组查见视盘水肿占 85%，显示儿童的颅内压增高突出，这与小儿病程短（平均约 1 个月）、脓肿发展快、脓肿体积大有关（3～5 cm 占 50%，大于 5～7 cm 占 32%，大于 7 cm 占 18%）。另外，小儿脑脓肿多见的是由发绀型先天性心脏病等血行感染引起，可占 37%。加上儿童头面部吻合静脉逆行感染及肺部感染，或败血症在 Atig 组就占 23%。故总的血源性脑脓肿超过 50%，因而多发性脑脓肿多达 30%～42%，这就比较复杂。总之，由于小儿脑脓肿的自限能力差，脓肿体积大，颅内压高，抵抗力又弱等特点，应强调早诊早治。方法以简单和小儿能承受的为主。手术切除在卡拉其的 30 例中占 6 例，但 5 例死亡。故决定处理方式应根据经验、技术条件、患者情况等全面考虑。

（三）新生儿脑脓肿

新生儿脑脓肿在 100 年前已有报道，但在 CT 启用后发现率大增。巴黎研究人员一次报道新生儿脑脓肿 30 例，90% 为变形杆菌和枸橼酸菌引起。有人认为此种新生儿脑脓肿是上述两菌所致的白质坏死性血管炎，脑坏死是其特殊表现。另外，此种新生儿脑脓肿 67%（20/30）伴广泛性脑膜炎，43%（13/30）伴败血症。由于脑膜炎影响广泛，所以较一般新生儿脑脓肿（链球菌、肠内菌引起）更为严重。

新生儿脑脓肿在生后 7 d 发病占 2/3（20/30），平均 9 天（1～30 d）。癫痫为首发症状占 43%，感染为首发症状占 37%，而急性期癫痫增多达 70%（21/30），其中呈持续状态占 19%（4/21），说明其严重性。脑积水达 70%（14/20），主要是脑膜炎性交通性脑积水。CT 扫描 28 例中多发性脑脓肿 17 例（61%），额叶 22 例（79%），其中单侧 12 例，双侧 10 例，大多为巨大型，有 2 例贴着脑室，伸向整个大脑半球。

处理：单纯用药物治疗 5 例，经前囟穿吸注药 25 例（83%）。经前囟穿吸注药 1 次治疗 56%（14/25），平均 2 次（1～6 次）。其中月内穿刺 15 例（60%），仅 20% 合并脑积水；月后穿刺 10 例，内 70% 合并脑积水。单纯用药 5 例（不穿刺），其中 4 例发展成脑积水。上述巴黎的 30 例中，17 例超过 2 年的随访，只有 4 例智力正常，不伴发抽风。CT 扫描显示其他患者遗留多种多样的脑出血、梗死和坏死，均属于非穿刺组。从功能上看，早穿刺注药者预后好，不穿刺则差。关于用药，新型头孢菌素＋氨基糖苷的治疗方案是重要改进，他们先用庆大霉素＋头孢氨噻，后来用丁胺卡那＋头孢三嗪，均有高效。新德里最近用泰能对 1 例多发性脑脓肿的新生儿治疗，多次穿刺及药物治疗，4 周改变了预后。

（四）诺卡茵脑脓肿

诺卡菌脑脓肿原来报道很少，但近 20 年来，此种机会性致病菌所致的脑脓肿的报道增加很快。诺卡菌可见于正常人的口腔，革兰氏阳性，在厌氧或微需氧条件下生长。属于放线菌的一种，有较长的菌丝，发展缓慢而容易形成顽固的厚壁脓肿，极似脑瘤，过去的病死率高达 75%，或 3 倍于其他细菌性脑脓肿。但由于抗生素的发展，病死率已迅速降低。

诺卡菌有百余种，引起人类疾病的主要有 6 种，但星形诺卡菌最为多见，常由呼吸道开始，半数经血播散至全身器官，但对脑和皮下有特别的偏爱。20 世纪 50 年代有人综合 68 例中肺占 64.7%，皮下 32.3%，脑 31.8%，互有并发，心、肾、肝则很少。威斯康星 1 例 13 岁女孩，诊为风湿热，脑血管造影定位，整块切除，脓液见许多枝片状菌丝，术后金、青霉素治愈。

时至今日，CT、MRI 的强化环可精确定位。墨西哥 1 例 DWI 的高信号，PMRS 检出乳酸峰、氨基酸峰，可定位与定性，用磺胺药（TMP/SMZ）可治愈。欧美有些报道从分子医学定性，通过 16 s rDNA PCR 扩增法，及 hsp 65 序列分析，属诺卡菌基因。

处理：TMP/SMZ 可透入 CSF，丁胺卡那、泰能、头孢曲松、头孢噻肟均有效。由于为慢性肉芽肿性脑脓肿，切除更为安全。

（五）曲霉菌脑脓肿

曲霉菌是一种广泛存在于蔬菜、水果、粮食中的真菌，其孢子可引起肺部感染，是一种条件致病菌，当机体抵抗力低下时，可经血循环播散至颅内，造成多发或多房脑脓肿。最多见的有烟曲霉菌和黄曲霉菌，可发生于脑的任何部位。广州于近 3 年报道了 2 例肺和脑的多发性烟曲霉菌脑脓肿。纽约报道 1 例眶尖和脑的多发性烟曲霉菌并诺卡菌脑脓肿。此两患者都先有其他疾病，说明抵抗力降低在先。广州的病例先有胆管炎、肺炎、伴胸腔积液，后来发现脑部有 11 个脑脓肿（2～3 cm 居多）。纽约的病例先有脊髓发育不良性综合征、贫血和血小板缺乏症，以后眶尖和脑部出现许多强化环（脑脓肿），先后活检，发现不同的致病菌。病程相当复杂，均出现偏瘫，前者曾意识不清，多处自发性出血；后者有失控性眼后痛，发展成海绵窦炎，表现出Ⅳ～Ⅵ颅神经麻痹，中途还因坏死性胆管炎手术 1 次。处理结果尚好，两者都用两性霉素，前者静脉和鞘内并用，脓肿和脑室引流，后者加用米诺环素（Minocycline）和泰能，分别于 4 个半月和半年病灶全消，但后者于 2 年后死于肺炎。

曲霉菌脑脓肿的 CT、MRI 与其他脑脓肿类似。麻省总医院曾研究 6 例，其 DWI 为高信号，但 ADC 均值较一般脑脓肿为低，（0.33±0.6）mm/s，此脓液反映为高蛋白液。

处理主张持积极态度。过去在免疫缺陷患者发生曲霉菌脑脓肿的死亡率近乎 100%。加州大学对 4 例白血病伴发本病患者，在无框架立体定向下切除多发脑脓肿及抗真菌治疗，逆转了病情，除 1 例死于白血病外，3 例有完全的神经病学恢复。最近，英国 1 例急性髓性白血病伴发本病，用两性霉素，伊曲康唑几乎无效，新的伏利康唑由于其 BBB 的穿透力好，易达到制真菌浓度而治疗成功。

（六）垂体脓肿

垂体脓肿自首例报道至 1995 年已经约有 100 例的记载。最近 10 年，仅北京两单位报道就有 12 例。

从发病机制来看，有两种意见，一类是真性脓肿，有人称为原发性垂体脓肿，通过邻近结构炎症播散，或远途血行感染，或头面部吻合血管逆行感染，使正常垂体感染形成脓肿，或垂体瘤伴发脓肿；另一类是类脓肿，即继发性垂体脓肿，是指垂体瘤、鞍内颅咽管瘤等情况下，局部血循环紊乱，瘤组织坏死、液化，也形成脓样物质，向上顶起鞍隔，压迫视路，似垂体脓肿，但不发热，培养也无细菌生长，实际有所不同。

垂体脓肿常先有感染症状，同时有鞍内脓肿膨胀的表现，剧烈头痛和视力骤降是两大特点。Jain 等指出视力、视野变化可占 75% ~ 100%。最近，印度 1 例 12 岁女孩，急性额部头痛，双视力严重丧失，强化 MRI 诊断，单用抗生素治疗。但垂体脓肿大多发展缓慢，一年以上的占多数，突出表现是垂体功能衰减，尤其是较早出现垂体后叶受损的尿崩症多见。协和医院 7 例垂体脓肿患者中 5 例有尿崩，天坛医院 2 例垂体脓肿患者在 3 个月以内就出现尿崩，其中 1 例脓液培养有大肠杆菌。日本有 1 例 56 岁男性，垂体脓肿，同时有无痛性甲状腺炎、垂体功能减退和尿崩症，Matsuno 等认为是漏斗神经垂体炎或淋巴细胞性腺垂体炎，但在术前和组织病理检查前鉴别诊断是困难的。这是慢性的真性垂体脓肿。由于垂体瘤的尿崩症只占 10%，故常以此区别两病。另外，垂体脓肿的垂体功能普遍减退是第 3 个特点，协和医院一组的性腺、甲状腺、肾上腺等多项内分泌功能检查低值，更为客观，并需用皮质醇来改善症状。

重庆今年报道 1 例月经紊乱、泌乳 3 个月，PRL457.44ng/mL，术中抽出黏稠脓液，镜检有大量脓细胞，病理见垂体瘤伴慢性炎症，最后诊断是继发于垂体瘤的垂体脓肿。

鉴别垂体瘤囊变或其他囊性肿瘤，MRI 的 DWI 和 ADC 能显示其优越性。处于早期阶段，甲硝唑和三代头孢菌素就可以对付链球菌，拟杆菌或变形杆菌，若已成大脓肿顶起视路，则经蝶手术向外放脓，电灼囊壁使其皱缩最为合理。

七、处理原则

（一）单纯药物治疗

理想的治疗是化脓性脑膜脑炎阶段消炎，防止脑脓肿的形成。最早是 1971 年有报道单纯药物治疗成功。1980 年加州大学（UCSF）的研究，找出成功的因素是用药早、脓肿小、药效好、CT 观察好。该组 8 例的病程平均 4.7 周。成功的 6 例直径平均 1.7 cm（0.8 ~ 2.5 cm），失败的则为 4.2 cm（2 ~ 6 cm）（P < 0.001），故主张单纯药物治疗要小于 3 cm。该组细菌以黄色葡萄球菌、链球菌和变形杆菌为主，大剂量（青、氯、新青）三联治疗 [青霉素 1 000 万 U，静脉注射，每日 1 次，小儿 30 万 U/（kg·d）；氯霉量 3 ~ 4 g，静脉注射，每日 1 次，小儿 50 ~ 100 mg/（kg·d）；半合成新青 I、新青 III 大于 12 g，静脉注射，每日 1 次，4 ~ 8 周，对耐青者]. 效果好。CT 观察 1 个月内缩小，异常强化 3 个半月内消退，25 个月未见复发。

他们归纳指征：①高危患者。②多发脑脓肿，特别是脓肿间距大者。③位于深部或重要功能区。④合并室管膜炎或脑膜炎者。⑤合并脑积水需要 CSF 分流者。方法和原则同上述成功的因素。

（二）穿刺吸脓治疗

鉴于上述单纯药物治疗的脑脓肿直径都小于 2.5 cm，导致推荐大于 3 cm 的脑脓肿就需要穿刺引流。理论是根据当时哈佛大学有学者研究，发现穿透 BBB 和脓壁的抗生素，尽管其最小抑菌浓度已经超过，但细菌仍能存活，此系抗生素在脓腔内酸性环境下失效。故主张用药的同时，所有脓液应予吸除，特别在当今立体定向技术下，既符合微创原则，又可直接减压。另外，还可以诊断（包括取材培养），且能治疗（包括吸脓、冲洗、注药或置管引流）。近年报道经 1 ~ 2 次穿吸，治愈率达 80% ~ 90%。也有人认为几乎所有脑脓肿均可穿刺引流和有效的抗生素治疗。钻颅的简化法——床旁锥颅，解除脑疝最快，更受欢迎。

（三）脑脓肿摘除术

开颅摘除脑脓肿是一种根治术，但代价较大，风险负担更重。指征是：①厚壁脓肿。②表浅脓肿。③小脑脓肿。④异物脓肿。⑤多房或多发性脓肿（靠近）。⑥诺卡菌或真菌脓肿。⑦穿刺失败的脑脓肿。⑧破溃脓肿。⑨暴发性脑脓肿。⑩脑疝形成的脓肿。开颅后可先于穿刺减压，摘除脓肿后可依情况内、外减压。创腔用双氧水及含抗生素溶液冲洗，应避免脓肿破裂，若有脓液污染更应反复冲洗。术后抗生素均应 4 ~ 6 周。定期 CT 复查。

（四）抗生素的联用

脓肿的微生物性质是脑脓肿治疗的基础，脓液外排和有效抗生素的应用是取得疗效的关键，由于近年来大量广谱抗生素的问世，对脑脓肿的治疗确实卓有成效，病死率大为降低。同时，因为脑脓肿的混合感染居多，目前采用的三联、四联用药，疗效尤其突出。

早年的抗生素（青霉素、氯霉素、新青霉素），对革兰氏阴性、革兰氏阳性、需氧、厌氧菌十分敏感，从心、肺来的转移性脑脓肿疗效肯定。对耳、鼻、牙源性脑脓肿同样有效。现在常用的抗生素（青霉素、甲硝唑、头孢），由于甲硝唑对拟杆菌是专性药，对细菌的穿透力强，不易耐药，价廉，毒副作用少，在强调厌氧菌脑脓肿的今天，此三联用药已成为首选，加上三代头孢对需氧菌混合感染也是高效。上两组中偶有耐甲氧西林的金葡（MRSA），可将青霉素换上万古霉素，这是抗革兰氏阳性球菌中最强者，对外伤术后的脑脓肿高效。用甲硝唑、头孢治疗儿童脑脓肿也有高效。伏利康唑治霉菌性脑脓肿，磺胺（TMP/SMZ）治诺卡菌脑脓肿，都是专性药。头孢三嗪及丁胺卡那治枸橼酸菌新生儿脑脓肿也具有特效，已见前述。亚胺培南（泰能）对老年人、幼儿、免疫力低下者，对绝大多数厌氧、需氧、革兰氏阴性、革兰氏阳性菌和多重耐药菌均具强力杀菌作用，是目前最广谱的抗生素，可用于危重患者。脑脓肿破裂或伴有明显脑膜炎时，鞘内注药也是一种方法，其剂量是丁胺卡那 10 mg/ 次，庆大霉素 2 万 U/ 次，头孢三嗪（罗氏芬）25 ~ 50 mg/ 次，万古霉素 20 mg/ 次，半合成青霉素苯唑西林 10 mg/ 次，氯唑西林 10 mg/ 次，小儿减半，生理盐水稀释。

第三节　脑真菌性肉芽肿

脑真菌性肉芽肿是一种深部真菌感染，虽不是新生物，但属于颅内占位性病变，所以也引起颅内压增高及局限性脑定位征。真菌感染比细菌感染少见得多，但随着广谱抗生素、肾上腺皮质激素和免疫抑制剂的广泛、长期应用，真菌感染的发生率已有所提高。

一、病因

脑真菌性肉芽肿由引起深部组织感染的真菌侵入脑内而形成。真菌侵入脑的方式，常先从呼吸道吸入，形成肺部病灶，再由肺经血行播散于全身器官和入颅。少数真菌（如曲霉菌、放线菌和芽生菌）可经口腔、鼻腔、副鼻窦、眼眶、脊椎骨等处的病灶直接侵入中枢神经系统，个别病例可经腰穿、手术植入而发生脑部真菌感染。患有单核吞噬细胞系统恶性肿瘤、糖尿病等患者较易发生本病。

引起脑真菌性肉芽肿的真菌较多，如放线菌、念珠菌、隐球菌、新型隐球菌、粗球孢子菌、星形诺卡菌、荚膜组织胞浆菌及曲霉菌等。以新型隐球菌及曲霉菌等较多见。其感染主要有 3 种形式：脑膜炎、脑膜脑炎和肉芽肿。脑膜炎主要影响脑基底部，炎症侵入血管周围间隙即构成脑膜脑炎。当真菌侵入脑内时即形成肉芽肿，常为多发，肉芽肿周围可有包膜。

二、临床表现

（一）年龄、性别

本病可发生于任何年龄，但 2/3 病例发生在 30 ~ 50 岁之间，男性多于女性。

（二）病程

本病多慢性或亚急性发展，病程数周至半年，偶有超过 1 年者，少数病例可有缓解和复发。未经治疗者多死亡。

（三）症状、体征

大多数患者在原发病变症状尚不明显时，即出现神经系统症状。临床表现酷似颅内肿瘤，有颅内压增高和局灶性神经体征。患者一般有低热，首发症状多为头痛，伴恶心、呕吐，有颈项强直等脑膜刺激征，严重者可出现意识障碍，常伴因颅底蛛网膜粘连引起的交通性脑积水。

三、辅助检查

（一）腰椎穿刺和脑脊液检查

大多数压力增高，脑脊液可呈无色透明或黄色混浊状，白细胞增多，以淋巴细胞为主，一般在 300×10^6/L 以下，蛋白增高，糖和氯化物皆降低。脑脊液涂片，墨汁染色可找到隐球菌。补体结合试验和乳胶凝集试验，可测定患者脑脊液或血清中抗原和抗体，如脑脊液中含抗原而无抗体，提示病变仍属活动期。

（二）CT 扫描

隐球菌脑膜炎可表现脑基底池模糊变形，不对称，强化明显。脑实质内肉芽肿呈等密度或高密度影。强化扫描显示大小不一、多发、边界清晰的中等强化结节，或呈不均匀性强化或环形强化，周围脑水肿不明显。有时伴有钙化。

（三）MRI 扫描

表现为脑基底池 T1 和 T2 弛豫时间略缩短，而脑池的信号增强，强化扫描表现为基底池明显强化，与低信号的脑组织形成明显对比，此为隐球菌性脑膜炎的特点。

四、诊断

本病的重要诊断依据是脑脊液涂片染色、培养和接种或脑组织和肉芽组织标本的病理检查发现了病原菌。真菌皮肤试验阳性反应，其他器官、组织发现真菌感染等有辅助诊断价值。根据临床表现，起病缓慢，病程较长，伴有脑膜刺激征、颅内压增高症等改变，结合其他辅助检查，可做出诊断，若脑脊液涂片找到真菌即可确诊。

五、鉴别诊断

本病的临床表现和脑脊液检查与结核性脑膜炎相似，故应反复作脑脊液检查和涂片，如查到真菌有助于鉴别诊断。

六、治疗

（一）手术治疗

真菌感染一旦形成肉芽肿，则药物治疗难以消除，手术切除为主要手段，但手术前后都需要抗真菌药物治疗，并对原发感染灶进行系统治疗。

（二）药物治疗

目前治疗真菌的药物有两性霉素 B、氟康唑、氟胞嘧啶等。

对不同的真菌需用不同的药物，可以合并用药，如两性霉素 B 对隐球菌、球孢子菌、念珠菌等效果较好，制霉菌素对隐球菌、念珠菌等效果较好，克霉唑对念珠菌、球孢子菌等有效，两性霉素 B 和氟康唑合用治疗隐球菌致病疗效更佳，大剂量青霉素、林可霉素、氯霉素对放线菌感染有效。

两性霉素 B 仍是目前治疗中枢神经系统隐球菌感染的首选药物·首次剂量 1 mg/d，静脉滴入，注意本药禁溶于生理盐水中。以后根据患者的耐受性每日增加 2 ~ 5 mg，直至 1 mg/（kg·d），但浓度不能超过 0.1 mg/mL，每次静脉滴入的时间至少 6 h，并避光。新型隐球菌合成荚膜时需要硫胺，故应用两性霉素 B 治疗过程中避免使用硫胺，并注意低硫胺饮食 3 个月以上。由于本药不易透过血脑屏障，故常同时鞘内给药。

咪康唑为广谱抗真菌药，毒性低，较安全，可鞘内注射，1 次用量为 20 mg，3 ~ 7 d 1 次。

5- 氟尿嘧啶由于能通过血脑屏障，可与两性霉素 B 合用。两性霉素 B 的剂量为 0.3 mg/（kg·d），不但可减少两性霉素 B 的毒性，还可减少耐药性。全疗程 6 周。此药的不良反应是抑制骨髓，一旦出现，则只能停用。

上述药物应用的期限要根据脑脊液常规、生化、涂片检查和培养结果决定是否停药。

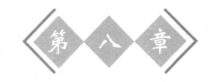

椎管内及颅内肿瘤

第一节 椎管内神经纤维瘤

椎管内神经纤维瘤（intraspinal neurofibroma）又称脊髓神经鞘瘤，是椎管内肿瘤中最常见的良性肿瘤，约占椎管内肿瘤的45%，占髓外硬膜内肿瘤的70%以上。多起源于脊神经后根，8.5%肿瘤经椎间孔发展到椎管外呈哑铃形。脊髓神经纤维瘤多见于青壮年，30～50岁为好发年龄，老年人发病率低，儿童较少见。男性略多于女性。

一、病理

椎管内神经纤维瘤起源于脊神经鞘膜和神经束纤维结缔组织，大多发生于脊髓神经后根。肿瘤包膜完整，呈圆形或椭圆形，粉红色，大小多在1～10 cm，胸段肿瘤一般较小，马尾部的肿瘤多数较大。一般为单发，多发者多为神经纤维瘤病。常为实质性肿瘤，部分（约1/3）病例可发生囊性变。

神经纤维瘤由致密的纤维束交织构成。大致有两种组织类型，一种细胞核呈栅状排列，另一种组织稀松呈网状结构。2.5%的神经纤维瘤可发生恶性变，至少有一半发生在多发性神经纤维瘤病患者中。神经纤维瘤呈膨胀性生长，压迫脊髓；大部分位于髓外硬膜内的蛛网膜下隙，少数可发生在硬脊膜外，有的通过椎间孔向椎管外生长，呈哑铃状，哑铃状神经纤维瘤多发生于颈段，其次是胸段，腰骶部较少见。腰骶部的神经纤维瘤大多与马尾神经明显粘连。

二、临床表现

椎管内神经纤维瘤的临床表现也分为脊髓刺激期、部分压迫期和麻痹期3个阶段。其特点为：①肿瘤生长较缓慢，病程较长，平均为1.5年；如果肿瘤发生囊性变或恶变，病情可突然加重。②早期80%的患者表现为肿瘤所在相应的部位神经根痛，晚间卧床时加重；约85%的患者有下肢发冷、发麻和病变区束带感或下肢紧束感等感觉异常。③脊髓半切综合征比较典型。④晚期出现截瘫。

三、辅助检查

（一）腰椎穿刺及脑脊液检查

表现为细胞－蛋白分离现象及不同程度的蛛网膜下隙梗阻。腰穿放液后症状往往加重。

（二）X线平片检查

表现为肿瘤相应部位椎弓根变窄，椎弓根间距增宽。若肿瘤位于脊髓腹侧，侧位片可见椎体后缘有弧形硬化现象；若肿瘤呈哑铃形，可见椎间孔扩大。

（三）CT检查

表现为边界清楚、均匀或环状强化的椭圆形肿块，哑铃形肿瘤可见肿瘤通过扩大的椎间孔向椎管外发展（图 8-1）。

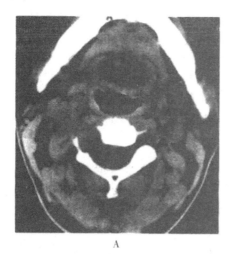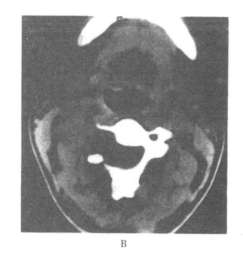

图 8-1 哑铃形神经鞘瘤的平扫 CT 表现

（四）MRI

MRI 是诊断椎管内神经纤维瘤的首选辅助检查。一般表现为边界清楚，T1 为等或稍低信号，T2 为高信号。增强扫描呈多样性强化，环状强化是椎管内神经纤维瘤的特征之一（图 8-2）。

根据 MRI 表现可将椎管内神经纤维瘤分为 3 型：①实体型。肿瘤是实质性肿块，无囊变、无坏死和液化，MRI 信号均匀。T1 为等或稍低信号，T2 为高信号；均匀强化。②囊肿型。肿瘤弥漫性或多灶性囊变，T1 极低信号，T2 极高信号；单囊或多囊状强化，囊壁规则或不规则。③混合型。肿瘤内有单发或多发小的坏死、液化区，形成局限性囊变。T1 为不均匀的等或低信号，T2 为不均匀高信号；不均匀强化。

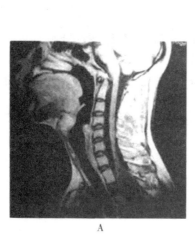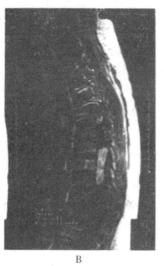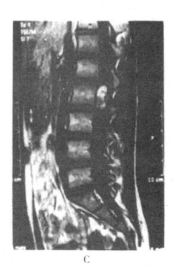

图 8-2 神经鞘瘤 MRI 表现

A：颈段；B：胸段；C：腰段

四、诊断

青壮年缓慢发病，出现明显的神经根性疼痛，卧床时加重，运动、感觉障碍，自下而上发展，伴脊髓半切症状，应考虑椎管内神经纤维瘤的可能，要及时选择相关辅助检查以明确诊断。

五、治疗

手术是治疗椎管内神经纤维瘤的首选方法，一旦确诊尽早手术。多数患者手术切除能达到根治。对于哑铃形肿瘤，若椎管外的肿瘤不大，1次手术可完全切除；若椎管外部瘤组织较大，应在2期另选入路切除。马尾部的神经纤维瘤全切除往往有一定困难，因为肿瘤包膜多与马尾神经粘连，勉强分离切除肿瘤包膜时，可能会损伤马尾神经，应注意避免。

硬脊膜外血肿、脊髓水肿及切口感染是手术的主要并发症，应注意防治。

六、预后

椎管内神经纤维瘤几乎都是良性肿瘤，多能完整切除，极少复发，预后良好。恶性神经纤维瘤，预后不良，生存期很少超过1年。

第二节　脊膜瘤

脊膜瘤发病率位居椎管内肿瘤的第二位，约占椎管内肿瘤10%～15%。多见于中年人，好发年龄为40～60岁，青年人发病率低，儿童极少见。男女之比为1:4。脊膜瘤多发生在胸段（81%），其次是颈段（17%），腰骶部较少（2%）。绝大多数脊膜瘤位于髓外硬膜内，约10%生长在硬脊膜内外或完全硬脊膜外。脊膜瘤多位于脊髓的背外侧，上颈段及枕骨大孔的腹侧或侧前方亦为常发部位，基底为硬脊膜。常为单发，个别多发。脊膜瘤绝大多数是良性肿瘤。

一、病理

脊膜瘤起源于蛛网膜内皮细胞或硬脊膜的纤维细胞，尤其是硬脊膜附近的神经根周围的蛛网膜帽状细胞。肿瘤包膜完整，以宽基与硬脊膜紧密附着。肿瘤血运来自硬脊膜，血运丰富。瘤体多呈扁圆形或椭圆形，肿瘤组织结构较致密硬实，切面呈灰红色。常见肿瘤亚型有以下几种。

（一）内皮型

由多边形的内皮细胞嵌镶排列而成，有时可见有旋涡状结构，多起源于蛛网内皮细胞。

（二）成纤维型

是由梭形细胞交错排列组成，富有网状纤维和胶原纤维，有时可见有玻璃样变，多起源于硬脊膜的纤维细胞。

（三）砂粒型

在内皮型或纤维型的基础上散在多个砂粒小体。

（四）血管瘤型

瘤组织由大量形态不规则的血管及梭形细胞构成，血管壁透明变性，内皮细胞无增生现象，丰富血管基质中见少量肿瘤性脑膜细胞巢。

二、临床表现

其特点为：生长缓慢，早期症状不明显；首发症状多为肢体麻木，其次是乏力，根痛居第3位；晚期临床表现与神经纤维瘤类似。

三、辅助检查

（一）腰椎穿刺及脑脊液检查

脑脊液蛋白含量中度增高。压颈试验出现蛛网膜下隙梗阻。

（二）X线平片

X线平片的表现与神经纤维瘤基本相似，但脊膜瘤的钙化率比神经纤维瘤高，因此，有的可发现砂粒状钙化。

（三）CT

CT平扫时肿瘤为实质性，密度稍高于正常脊髓，多呈圆形或类圆形，边界清楚，瘤内可有钙化点为其特点，肿瘤均匀强化。椎管造影CT扫描可见肿瘤处蛛网膜下隙增宽，脊髓受压向对侧移位，对侧蛛网膜下隙变窄或消失。

（四）MRI

MRI检查具有重要的定位、定性诊断价值。MRI平扫的矢状位或冠状位显示肿瘤呈长椭圆形，T1加权像多呈等信号或稍低信号，边缘清楚，与脊髓之间可有低信号环带存在。T1加权像信号均匀，稍高于脊髓，钙化显著时信号也可不均质。肿瘤均匀强化，多有"硬脊膜尾征"为其特征性表现（图8-3A、B）。

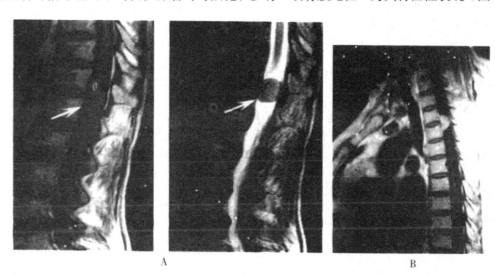

A：平扫MRI表现；B：强化MRI表现

图8-3 脊膜瘤

四、诊断

中年以上妇女缓慢出现肢体麻木无力，应及时行辅助检查，明确诊断，以防误诊。

五、治疗

手术切除为首选治疗。

手术时应注意：①肿瘤附着的硬脊膜应一并切除，可防止复发。②应先断其基底，以减少出血。③脊髓腹侧肿瘤，应先行包膜内分块切除，肿瘤体积缩小后再切除包膜。

手术后并发症与神经纤维瘤相同。

六、预后

脊膜瘤为良性肿瘤，完全切除后，预后良好。

第三节　脊髓室管膜瘤

脊髓室管膜瘤是一种常见的脊髓神经胶质瘤，占髓内肿瘤的50%～60%，多发生在青壮年，男女发病率大致相同。肢体乏力、麻木、感觉迟钝和过敏、疼痛、膀胱直肠功能障碍是其主要的临床表现。

一、病理

脊髓室管膜瘤起源于脊髓中央管的室管膜细胞或退变的终丝，沿中心管向脊髓两端长轴生长。肿瘤在脊髓内沿脊髓纵轴膨胀性生长，可累及多个脊髓节段，多呈梭形。颈胸髓脊室管膜瘤的发生率明显高于下部脊髓、圆锥和终丝室管膜瘤。肿瘤呈灰红色，质地较软，血运不丰富。肿瘤与脊髓组织常有明显分界。多数为实质性，少数可有囊性变。

肿瘤细胞密集呈梭形，可见有管腔样排列或乳头状排列，或呈菊花状结构。若肿瘤细胞出现核分裂和瘤巨细胞，血管丰富，内皮细胞和外膜细胞增生，有出血、坏死等表现，即为恶性室管膜瘤或室管膜母细胞瘤。

按组织学类型的不同，室管膜瘤分为5型：细胞型、乳头状型、上皮型、透明细胞型和混合型。位于脊髓内的室管膜瘤多为典型的细胞型及上皮型。脊髓下段室管膜瘤以乳头状为主，而脊髓上段室管膜瘤以上皮型及细胞型为主。

二、临床表现

病程一般较长，早期症状多不明显。首发症状多表现为肿瘤部位相应肢体麻木、乏力，根性疼痛少见。感觉障碍多为自上而下发展，感觉平面不明显。常有不同程度的感觉分离现象。自主神经功能障碍出现较早，早期为小便潴留，受累平面以下皮肤菲薄、汗少。晚期小便失禁，易发生褥疮。

三、辅助检查

（一）腰椎穿刺及脑脊液检查

压颈试验多表现为不完全梗阻。脑脊液检查淋巴细胞轻度增多，脑脊液蛋白定量轻度增高。

（二）CT

在没有 MRI 的条件下，CT 是诊断脊髓室管膜瘤的优先选择检查。主要表现为脊髓中央区边界清楚的稍低或等密度的占位性病变，呈轻、中度均匀强化。

（三）MRI

在平扫 MRI 的 T1 加权像上，大部分肿瘤呈等或低信号，T2 加权像上呈略高或高信号，一半以上呈明显均匀强化，有囊性变或出血者，呈不均匀强化（图 8-4A、B）。脊髓室管膜瘤的特征性 MRI 表现有以下表现。

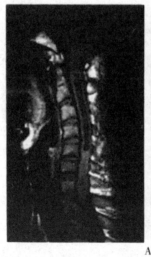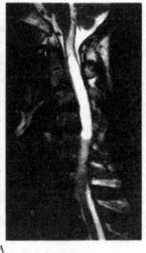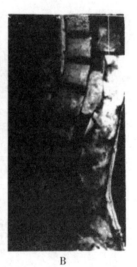

A   B

A：平扫 MRI 表现；B：强化 MRI 表现

图 8-4　脊髓室管膜瘤

（1）脊髓中央长香肠形占位性病变。

（2）强化后肿瘤边界及轮廓更加清楚。

（3）83%肿瘤一端或两端可见囊腔，与肿瘤相关的脊髓囊腔，特别是上颈段囊腔延伸至延髓（锥体交叉以上），造成第四脑室底部上抬，是上颈段脊髓室管膜瘤特征性表现。

（4）终丝室管膜瘤合并有椎间孔扩大，肿瘤边界清楚。

四、诊断

凡出现肢体感觉和运动障碍伴感觉分离现象，感觉障碍由上而下发展者，应考虑髓内肿瘤的可能，及时行 MRI 检查，以明确诊断。

五、治疗

（一）手术治疗

早期手术切除是治疗脊髓室管膜瘤最有效的方法。由于肿瘤与脊髓组织常有明显的界限，所以，借助显微神经外科技术可使大多数的脊髓室管膜瘤达到全切除而又不显著加重症状。由于手术效果与术前神经功能状态呈正相关关系，因此，一旦确诊，应尽早手术。

手术时应注意：①正中切开脊髓，尽量避免牵拉脊髓。②吸引器的吸力不能太大，双极电凝的功率不能太高，电凝的时间不能太久，并且尽量减少电凝止血。③囊性变者，先穿刺放液，然后分离切除，应力争完整切除肿瘤。④缝合软膜、硬脊膜、椎板，复位固定。⑤马尾部的巨大室管膜瘤，由于肿瘤与马尾神经粘连明显，应分块切除。⑥避免误伤脊髓前动脉。⑦恶性室管膜瘤可行大部切除减压。

（二）放射治疗

手术已经完全切除的良性室管膜瘤，手术后不再推荐放疗；对于未能全切除的良性室管膜瘤及恶性室管膜瘤术后要进行放射治疗。

六、预后

患者的预后与术前神经功能状态及肿瘤的部位、性质、长度、直径以及治疗方法和切除程度等因素有关。肿瘤能否全切与瘤体大小关系不大，主要取决于肿瘤与脊髓的粘连程度。良性室管膜瘤，若能完全切除，很少复发，一般不需要放疗，可获得良好效果；若不能全切除，复发不可避免，应辅以放疗。恶性室管膜瘤经大部切除减压加术后放疗或化疗，也可获得不错的效果。90% ~ 100%良性室管膜瘤手术后神经功能障碍能得到满意的恢复，但大部分患者留有不同程度的感觉障碍，运动障碍无明显加重。

第四节　脊髓内星形细胞瘤

一、概述

脊髓星形细胞瘤的发病率相当低，大约每年每 10 万人中有 0.8 ~ 2.5 例，是颅内星形细胞瘤的 1/10。

由于不少脊髓髓内星形细胞瘤患者选择非手术治疗（如放疗），因此准确发病率报告不一。某医院神经外科报告经术后病理证实椎管内肿瘤 877 例，其中髓内星形细胞瘤 70 例，占同期椎管内肿瘤的 7.98%，占同期髓内肿瘤的 18.9%。星形细胞瘤多见于儿童和青年，约占 10 岁以下儿童硬膜内髓内肿瘤 90%，在 30 岁以下青年人占 60%，60 岁以上非常罕见。虽然脊髓任何部位均可发生，但发生部位以颈胸段最多。和颅内星形细胞瘤不同，髓内星形细胞瘤大多属于低级别（WHO Ⅰ ~ Ⅱ级），成年人髓内高级别星形细胞瘤比例只占 10% ~ 30%，儿童中更低，只占 7% ~ 25%。随着 MR 和显微手术技术的发展，使脊髓髓内肿瘤的定位、定性诊断更准确，手术疗效进一步提高。

二、病理学

成年人颅内星形细胞瘤多数为高级别，而成年人脊髓星形细胞瘤却以低级别为主，儿童中更主要为低级别星形细胞瘤。其中纤维型星形细胞瘤、毛细胞型星形细胞瘤、肥胖细胞型星形细胞瘤较常见，而原浆型星形细胞瘤、多形性黄色星形细胞瘤、室管膜下巨细胞型星形细胞瘤罕见。

三、临床表现

脊髓髓内星形细胞瘤发病病程长短不一，从 1 个月至 22 年，平均病程约为 1.5 年。临床最常见的症状为运动异常如肌力减弱、肌萎缩和肌束震颤、精细动作笨拙等，其次为感觉障碍如感觉缺失、感觉过敏、疼痛，再次为括约肌功能障碍（包括排尿困难、尿潴留、尿失禁等）。

四、影像学

星形细胞瘤的诊断和术前评价主要依靠 MRI。在 MRI 影像上，星形细胞瘤的表现多样。一般表现为 T1 加权像上混杂低信号，T2 加权像上为混杂高信号，边界欠清。低级别胶质瘤如毛细胞星形细胞瘤几乎不增强，高级别胶质瘤增强明显。虽然少见，但毛细胞型星形细胞瘤有时可见出血。囊变可见于肿瘤本身或肿瘤邻近部位。因为以上表现缺乏特异性，因此不能依靠影像学诊断确定病理性质。

五、诊断和鉴别诊断

患者临床症状相对于其他髓内肿瘤缺乏特异性，但是患者发病年龄有一定意义，星形细胞瘤多见于儿童和青年，特别是儿童髓内肿瘤要高度怀疑星形细胞瘤。脊髓星形细胞瘤的诊断手段主要为 MRI。多数肿瘤 T1WI 像上为等或轻度低信号，由于周围有水肿，肿瘤大小难以确定。T2WI 像上为高信号，周围水肿也为高信号，边界不清。肿瘤可因出血和囊变表现为信号不均。增强检查可为少许或中度强化，少数间变或胶质变的肿瘤可有明显强化。

六、治疗

（一）手术

约 30% 脊髓髓内肿瘤的星形细胞瘤因边界和正常组织难以辨清，很少能做到完全切除，但积极的手术治疗仍然是髓内星形细胞瘤的首选。脊髓星形细胞瘤手术目的在于明确诊断，实现脊髓减压，为进一步放疗提供基础。

星形细胞瘤多以浸润性生长为主，仅分化较好的毛细胞型星形细胞瘤（WHO 分级 I 级）和低分级的星形细胞瘤（WHO 分级 II 级）与周围正常组织的界限清楚，此界限在儿童患者比成年人更容易辨认，手术应该严格按照此界限进行切除。

恶性度高的星形细胞瘤界限欠清楚。与切除边界较清楚的室管膜瘤不同，一旦肿瘤的背侧暴露出来，应该先从肿瘤中部开始，尽可能行瘤内切除减压，而不应试图从肿瘤两极开始切除，因为恶性星形细胞瘤与周围组织缺乏明显边界。术中利用超声定位，并使用超声吸引器可以减少对脊髓的损伤。术中体感诱发电位（SSEP）和运动诱发电位（MEPs）检测大大提高了对脊髓神经传导通路的辨认，两者配合使用可以降低致残率。

肿瘤导致的空洞、血肿和囊变也应尽量切除，并且硬脊膜需做人工硬膜修补、减张缝合，这样既能达到内减压又能达外减压的目的。仔细缝合硬脊膜防止脑脊液漏，亦可放置硬膜外引流数日。术后使用激素和甘露醇以减轻脊髓水肿。术后 72 h 内行 MRI 检查确定手术切除程度和下一步治疗方案。

（二）放疗

当肿瘤不能全切时，应考虑术后放疗。因为脊髓星形细胞瘤的发病率低，目前少量的随机化治疗结果还不足以提供足够的证据来确立治疗指南，甚至没有明确的证据确定星形细胞瘤的术后放疗是否确实有效果。然而考虑到肿瘤往往难以达到全切和肿瘤的组织病理性质，一般认为术后的放疗还是可取的。

（三）化疗

化疗方面的报道非常少，其效果还不理想。但在高级别胶质瘤已行手术和放疗以后，可以作为一种挽救性治疗手段。目前还没有疗效确切的方案可供选择，可参考脑星形细胞瘤化疗方案。

总之，脊髓髓内星形细胞瘤的治疗依然为挑战性难题之一，有明显边界的肿瘤，无论级别如何，应该追求多切除；如无明显边界，应以活检或减压为主要目的。放疗的效果有争议，但依然为临床接受。化疗仅有少量报道，效果不佳，但近年来，化疗联合放疗有所探索，结果依然需要大宗随访。

七、预后

星形细胞瘤患者的预后主要取决于肿瘤分级（细胞形态和分化状况）和症状持续时间。低级别（WHO Ⅱ级）的 5 年生存率为 70%；而高级别（WHO 分级 Ⅲ~Ⅳ）的 5 年生存率最好为 30%；也有报道称平均生存率在儿童是 13 个月，在成年人是 6 个月。特别要说的是，高级别的肿瘤易复发，并且近一半会向颅内发展。术前已有的神经损伤多难以因手术而显著改善。

微信扫码
◆临床科研
◆医学前沿
◆临床资讯
◆临床笔记

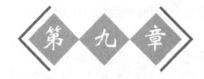

神经系统肿瘤的放射治疗

第一节　颅内肿瘤的放射治疗

颅内肿瘤的放射治疗，目前包括有常规外照射、立体定向外照射和近距离组织间照射。

一、放射治疗原则

（1）对有头痛加剧、进行性意识障碍、躁动不安或枕项区疼痛及颈项强直等脑疝前驱症状和早期症状的患者不宜放疗。在放疗进程中有此症的患者亦应立即终止放疗，并进行急症减压治疗。

（2）对因梗死性脑积水而致颅内高压症者，须行减压术后再放疗。

（3）为了减少正常脑组织的损伤，应尽量缩小照射的靶容积，故有条件者应尽可能取用常规照射与立体定向外照射或组织间近距离照射相结合的综合放疗。特别是对放射敏感性差，生长迅速，或常规放疗复发的肿瘤。

（4）小儿脑细胞发育尚不成熟，头颅骨在生长发育中，放射损伤后果严重，故小儿脑瘤放疗应注意区别对待。

二、照射范围

颅内肿瘤的照射范围，一般是根据肿瘤的大小形态，生长的部位，病理类型及其生物学特性等因素来考虑。

（1）对垂体瘤、脑膜瘤等有包膜的良性肿瘤，一般CT图像显示肿瘤的边界较清楚，则照射范围可设在肿瘤可见边缘外 1 ~ 1.5 cm。

（2）对Ⅰ、Ⅱ级星形细胞瘤等低度恶性的肿瘤虽无包膜，呈浸润性生长，但CT图像示瘤周水肿不严重，增强后边界可见轻度强化，则照射范围可设在肿瘤可见边缘外 1.5 ~ 2.5 cm。

（3）对Ⅲ、Ⅳ级的星形细胞瘤等恶性度较高的肿瘤，瘤周水肿较严重者则照射范围可包括整个水肿区或肿瘤可见边界外 3 ~ 4 cm。

（4）对侵犯广、生长迅速、恶性度高的胶质母细胞瘤和脑转移瘤等一般应作全脑照射后再缩野照射。

（5）对易沿脑脊液循环系统扩散的肿瘤，如髓母细胞瘤、生殖细胞瘤、恶性室管膜瘤、脉络丛乳头状癌等，则应先行全脑、全脊髓照射后再缩野至局部照射。目前也有试用化疗来控制脑脊液循环系统的播散，以达到全脑全脊髓减量照射。或只作局部足量照射。

三、射野的设计

应根据肿瘤的具体位置设计，若肿瘤位置较表浅并偏于圆的某一象限边缘，则可行两楔形野交叉照射（图 9-1），若肿瘤位置较深并偏近中心一端或一侧，则在能避免照射眼球等重要器官的前提下，尽量采用多野照射。一般情况下，可作三野照射（图 9-2，图 9-3），若病变不靠近颅底并靠中心，可作四野照射（图9-4，图9-5）。若肿瘤体积较小并近中心，立体定向活检术时，又于肿瘤中心放一银夹标记，则术后可行多野等中心照射（图9-6）。

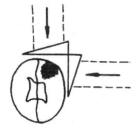

图 9-1 两楔形野交叉照射

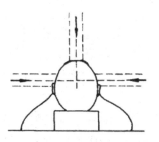

图 9-2 三野照射

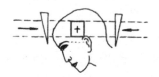

图 9-3 三野照射

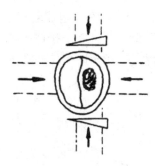

图 9-4 四野照射

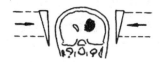

图 9-5 四野照射

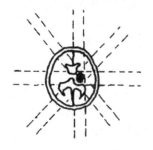

图 9-6 多野等中心照射

四、定位技术

（一）左右对穿野定位

患者必须取水平标准侧卧位，以模拟机透视下左右耳孔相互重叠为准。根据肿瘤在 CT 或 MRI 片上的具体位置预定射野的大小范围、并根据其与头颅骨性标志的坐标关系，在透视下找回射野的坐标位置。再按预定的射野范围设野。

（二）头颅前野定位

患者仰卧位，垫倾斜头枕、倾角以使眉弓与外耳孔连线垂直床面为止。然后再根据影像检查所示肿瘤与头颅骨性标志的坐标关系定位。

（三）后前位水平对穿野定位

患者亦取水平标准侧卧位，下颌内收至颅底线垂直于机架等中心轴线，机头垂直对正侧位射野，机架转到水平位，再升床对正前额射野，然后再回转 180° 至颅后水平方向，行等中心照射。但必须使颅底线平行水平方向的入射线与出射线，以达到使射线不会损伤眼球为止。

（四）多野等中心定位

凡肿瘤中心已作过立体定向银夹标记者（立体定向活检术或置管后装治疗术后的患者），均可根据 CT 图像显示肿瘤边界与银夹的各轴向距离和 MRI 图像所示肿瘤的各轴向大小形态，确定各轴向射野的大小尺寸，再采取上述后前位水平对穿野定位或头颅前野定位的方法，把银夹标记对正等中心位置，即可行各方向没野，并可行"准适形"多野等中心照射。

（五）全脑全脊髓照射野定位

患者俯卧位，颈向后屈曲，颏垫俯卧头枕并做面罩（没条件者可颏贴床，不同胖瘦的患者此时颈枕部皮肤皱褶一般在第 4 ~ 6 颈椎），所以 4 ~ 6 以上的颈椎部分由头颅野照射，两个侧位水平野用颌面铅模遮挡后水平方向左右对穿照射。（没条件者可用左右侧卧位垂照，但必须保持颈后仰伸体位），全脊髓可分为 C_6 或 C_2 ~ T_8、T_9 ~ L_4 或 L_5 ~ S_5 三段脊髓。由于全脊髓照射剂量不超过 30 Gy，故均可用单后垂直野照射。对每脊段必须在透视下间距约 1/2 个椎体（两野皮肤间隔约 2 ~ 2.5 cm），照射时此间隔要定期上下交替移动，以防相邻两野重叠在相同部位而造成脊髓过量照射（图9-7）。

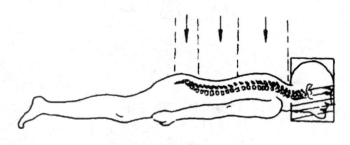

图 9-7　全脑全脊髓照射

（六）颞叶的肿瘤定位时

不可把鞍背影误认为中颅窝底，也就是说，不能以眉弓或目外眦与外耳孔的连线为准。应以眶下缘与外耳孔的连线为准，这才是真正的中颅窝底，因在蝶窦发育不良的患者一般透视定位时此线看不清。

五、时间剂量与分割次数

一般说来应根据不同性质、不同部位肿瘤和不同年龄、不同病情的患者给予不同的时间剂量和分割次数。例如对脑干肿瘤照射 50 ~ 60 Gy 剂量时，则速度要慢，应宜 7 ~ 8 周完成；对年龄小或病情较重的患者，可从每次 1 gy 开始照射，视情况变化逐渐增量；垂体瘤目前认为以 48 gy/5 周为宜，此剂量既可达到治疗效果，又能最大限度地预防并发症；生殖细胞瘤，髓母细胞瘤等放射敏感性较高的恶性肿瘤，一般先全脑全脊髓照射 30 gy/3 ~ 4 周后．再缩野至病变局部追加照射 20 ~ 25 gy/2 ~ 3 周，总量为 50 gy/5 周 ~ 55 gy/6 周，对放射敏感性较差的脑膜瘤和恶性度较高的胶质瘤，照射剂量为 55 gy/6 周 ~ 60 gy/7 周；而对放射敏感性很差的脊索瘤，即使照射 70 gy/7 周 ~ 80 gy/8 周亦常常难以控制，过高的照射剂量，反而增加放射损伤的发生，特别是斜坡脊索瘤毗邻脑干，放射损伤的后果更严重。所以，对敏感性较差、体积较小的肿瘤，有人先行 40 ~ 60 gy 的常规照射后，休息 1 ~ 2 周后，再行立体定向分次照射或近距离组织间分次照射 10 ~ 24 gy，可提高局部肿瘤的控制率，延长生存期。近年也有用超分次照射者。

六、照射实施

一般应按射野定位的要求进行摆位。例如：侧位野垂直投照时，头颅标准侧卧位应摆至双瞳孔连线垂直床面，头颅矢状面必须平行床面。后前野水平投照时，除头颅标准侧卧位以外，还必须使眉弓与外耳孔的连线平行入射线．以避免出射线损伤晶体。颅前野仰卧位时，必须头垫高并下颌内收至颅底线垂直床面。

第二节 脊髓及椎管内肿瘤的放射治疗

一、射野设计和照射剂量

射野设计和照射剂量的选择，一般应根据病变的部位、肿瘤的性质、患者的病情等因素来考虑。

（1）对颈段脊髓可设计左右对穿野。对腰骶部的病变可垂直设野，对其他各段脊髓可设计左右各 45° 的楔形野照射（图 9-8）。但双肾区段应加垂直野。

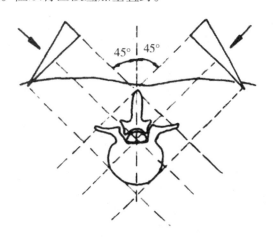

图 9-8 脊髓两楔形野照射

（2）射野的长度应根据 MRI 图像所示肿瘤的长度、两端再扩长半个至一个椎体，位置愈近颈段高位，愈不宜扩大长度，病变下方可适当放长。

（3）照射剂量：首先要根据病情考虑，如果患者无下肢瘫痪，只有部分神经压迫症状，或已经进行过手术，则应尽量保护神经功能为主，以使患者有更长的自理生活时间。所以照射剂量不宜超过 50 gy/6 周，如若为放化疗均敏感的恶性肿瘤，应以化疗为主，辅以放疗 45 gy/5 周，若为神经胶质瘤，最高亦不宜超过 55 gy/7 周。因为受压的脊髓，对放射的耐受性更差，更容易发生放射性脊髓损伤。行全脊髓照射，剂量要根据患者不同年龄而定，最大不超过 30 gy/3 周。

如果放疗前患者已有截瘫，则放疗目的以控制肿瘤的生长和发展为主。可根据不同性质的肿瘤，给合适的较高的剂量，条件合适者还可给予立体照射。

二、定位与投照技术

左右后楔形野定位：患者取俯卧位（若腰部曲度太大者，腹部可适当垫填充物），先垂直对正椎管病变部位，确定射野长度后，再将机架转至水平位，升床至椎管纵轴与射野中心轴一致（成直角正交），再回转左右各 45°，修正光栅角后勾画射野，观察测距灯源皮距，以求肿瘤深度，最后机架转回垂直 0 位，观测升床距离并勾画射野。

投射时，患者取定位时的体位，先升床并对正后垂直野、机架转 45°、对正光栅角放 45° 楔形板后，行等中心照射。

微信扫码
◆临床科研
◆医学前沿
◆临床资讯
◆临床笔记

神经外科新技术和新进展

第一节　精准神经外科

一、精准医学概念的提出

21 世纪，医学进入了精准医学时代。对于某一患者个体而言，无论其疾病还是机体都有其独特性，循证医学结果对于个体而言可能是有效，也可能无效，这种博弈式诊疗的弊端在新技术革新（如人类基因组计划、分子影像技术等）的浪潮中显得越发突出。在这样一个时代的大背景下，以治疗对象为目标的"精准医学"理念应运而生。

2015 年初奥巴马提出了"精准医学计划"（precision medicine initiative），Francis Collins 在《新英格兰医学杂志》上发表了相关述评，介绍了应用测序技术对癌症患者展开个体化治疗的纲领。精准医学中蕴含的哲学思想谙合我国传统医学中"因人而治、辨证施治"之道，国内已经有许多医生、学者在临床或研究中开始了"精准"治疗，例如神经外科疾病的分子分型、导航技术的应用以及精确的功能定位等。目前国内的精准医学同样开始了一个崭新的时代，借助于先进的测序技术、完善的数据库、强大的大数据处理和分析能力，各类恶性肿瘤，包括胶质瘤都开展了基于生物标志物特征图谱为基础的精准诊疗，形成一个多学科融合、高效、系统的临床应用解决方案。

二、精准神经外科发展

早在 20 世纪初期，神经外科泰斗 Cushing 教授就曾提出"神经外科手术操作必须精细、准确，手法细腻，尽力保护脑组织"，随着一代又一代神经外科理念的更迭，手术诊疗器械和手术操作方法也得到了不断的完善和进步。

微创神经外科学的理念不仅加速了显微镜和内镜技术的应用，推动了导航、机器人辅助等新技术的研发和应用，同时也促进了手术技巧的改良及手术方法的改进，如 Yasargil 建立并发展完善了显微神经外科技术，由经典翼点入路演变为改良翼点入路，再进展到锁孔入路等。这些演进使得手术操作更加微创和精确，同时也带来了神经外科诊治理念的更新。此后借助于影像导航、术中磁共振、术中超声以及多模态影像等技术，术者识别、处理病变和预警不良事件的能力也有了极大的提升。借助术中磁共振，胶质瘤的全切除率提升 70% 左右，颅底肿瘤的全切除率可以提升 30% 左右，海绵状血管瘤全切除率亦提高了 11.5%；借助于术中荧光造影，可直观地观察脑血管畸形的供血动脉，早期阻断供血，易化后续操作流程；通过术中电生理检测，即使出现病变导致的脑功能区偏移或术中脑漂移，术者仍然可以从容应对；通过术中光学分子影像（如 5-ALA），对瘤 - 脑交界面的识别更加灵敏和特异。这些技术的出现使得神经外科医生在术中如虎添翼，在微创的帮助下更加精准。如今的精准神经外科，不仅包括了宏观层面的精准，还涵盖了以基因组学研究为基础的微观精准，宏观和微观相互映衬，实现真正的精准诊治。

1. 精准脑肿瘤诊治

长期以来，临床医生们多聚焦于宏观的肿瘤本身，专注于精准神经外科手术技术的提高，以完美切除肿瘤作为好医生的金标准，而往往容易忽略手术室以外的新技术和肿瘤宏观背后深层次的微观变化，最终导致肿瘤全切但预后仍不佳的窘境。许多神经系统恶性肿瘤一直以来疗效进展不大，急需拓宽诊治新思路，正因为如此，恶性脑肿瘤成为精准医学最初的切入点之一。

（1）胶质瘤：胶质母细胞瘤（glioblastoma multi-forme，GBM）以异质性著称，GBM 是首批入选美国 TCGA 项目的三大恶性肿瘤之一。TCGA 项目依据大样本的基因表达谱将 GBM 分为 4 个亚型：前神经元型、神经元型、间质型和经典型。前神经元型好发于继发性 GBM，常伴高甲基化特征（G-CIMP 阳性）；间质型恶性程度高，富含血管；经典型以 7 号染色体扩增和 10 号染色体缺失（约 93％），EGFR 扩增（约 95％）和 EGFR v Ⅲ变异（约 23％）为主要特点，同时，在这一亚型中 MGMT 甲基化在预测替膜唑胺化疗敏感性的作用方面较其他亚型更明显。但是该分型也面临着一些挑战，其他研究有提出不同的分型方法，有些与 TCGA 分型吻合，有些则不能重叠。除了肿瘤之间的异质性，瘤内异质性也是精准医学要面对的另一个挑战。Sottoriva Simon 教授等对 GBM 不同位点进行采样并测序，结果发现同一肿瘤内不同部位存在不同的 TCGA 分子亚型。这些研究成果提示未来对于 CBM 的基因解码任重而道远。

较低级别胶质瘤的生物遗传学特征较为单一，分子分型更为清晰，可能成为最早被攻克的胶质瘤类型。2015 年 TCGA 协作组、德国胶质瘤协作组、日本胶质瘤协作组先后发表了各自关于较低级别胶质瘤基因组学的研究成果，结果基本一致，均强调了 IDH1 突变、TERT 启动子区突变和 1p19q 共缺失这三个基因事件在较低级别胶质瘤基因分型中的地位。较低级别胶质瘤依据上述三项指标分为："三阳性"（IDH1 突变 /TERT 突变 /1p19q 共缺失）、"三阴性"（与上述结果完全相反）、IDH1 单突变型、TERT 单突变型、和 IDH1/TERT 双突变型五类。"三阳性"多见于少突胶质细胞瘤，预后好；"三阴性"和 TERT 突变型常伴有 7、19 号染色体扩增、CDNK2 A/B 缺失和 PTEN 缺失，多见于低级别胶质瘤向胶质母细胞瘤方向转变，预后最差；IDHI 突变型多伴有 ATRX、TP53 基因突变，多见于星形细胞胶质瘤。这些分型不仅仅使我们更精细地了解肿瘤本身，更为临床治疗决策提供了重要参考。而更为重要的是，这些突变将成为未来诊断和治疗的靶点。

（2）胚胎源性肿瘤：髓母细胞瘤基于组织病理分型在临床上仍有很大的困惑，髓母研究合作网络的大样本、高通量基因测序和转录表达谱研究发现，髓母细胞瘤在分子水平上可分为 WNT、SHH、Group3 和 Group4 四种亚型，每一种分子亚型都有独特的基因、人口学和临床特征，为未来更为精确的危险分层和分子靶向治疗提供了确切依据。其他如原始神经外胚层肿瘤（PNET）在新版 WHO 分类中，依据分子分型被分为完全不同的类型。

（3）其他神经系统肿瘤：室管膜瘤患者对于治疗反应差异较大。2012 年成立了"室管膜瘤研究合作网络（CERN）"，起初通过对 56 例幕下室管膜瘤进行了转录组检测，结果发现了 10 个差异表达基因，并利用这 10 个基因可以将幕下室管膜瘤分为两个分子亚型，Ⅰ型患者病理多为 WHO Ⅲ级，年龄更轻，Ⅱ型患者男性多见。至 2015 年 CERN 共汇总了 500 例室管膜瘤标本，通过甲基化和转录组检测，将不同部位（脊髓、幕上和幕下）的室管膜瘤细化为三种分子亚型，每一种分子亚型都有独特的分子学特征和临床特点。其中特别需要关注的是幕下 EPN-A 型和幕上的 EPN-RELA 型，这两种类型临床预后较差，可能需要加强型治疗，如手术联合放化疗等。

分子分型弥补了以往对预后和临床特点判断不佳的缺陷，且对临床具有更强的指导意义。但是，更为重要的是，如何利用这些结果为患者提供更加精准的治疗。与目前如火如荼的精准诊断相比，精准治疗略显单薄无力，但相信在不久的将来靶向治疗将会很快突破。以现代分子生物学技术为基础的多维"组学"（如转录组学、表观组学、蛋白组学、免疫组学、代谢组学等）与解剖、功能定位的完美结合构成了真正的精准神经外科。

2. 精准医学在其他神经系统疾病中的应用

（1）基因组学在神经系统疾病中的应用：在脑血管病、脑外伤、脑功能性疾病等其他神经系统疾病中，虽然不及神经肿瘤起步那么早，应用那么广泛，但精准医学理念仍然渗透进了各个领域。

Bendjilali 等通过对 371 例脑血管畸形测序发现，NBPF1 与血管结构的异常发生相关，国内有学者基于临床试验开展了高通量转录组测序在颅内动脉瘤早期防治中的应用研究。这些临床、基础研究开创了精准医学在脑血管病中的应用先河，通过筛查可能的致病基因，可以做到未病先治，未治先防，强化脑血管病的三级预防体系。癫痫的基因组学测序发现 KCNA2、KCNH1、KCNC1、HCNI、DEPDC5 等突变导致基因功能增强或缺失，从而影响癫痫的发生发展，这些基因突变可能是癫痫潜在的分子学因素，同时这些基因组学研究为个体化药物治疗和开发提供了方向。其他神经系统疾病的基因组学研究也处于发轫阶段，在此不赘述，但同样都有可能为未来的临床带来革命性改变。

（2）脑功能定位：无论是哪种神经系统疾病，全面了解脑功能必不可少，在手术中精确功能定位显得尤为重要。随着组学概念的推进和延伸以及更精准磁共振序列的开发和应用，脑功能区的定义和范围也发生着翻天覆地的变化，如 Duffau 等人利用皮层和皮层下电刺激发现语言功能分布大大不同于以往的认知，这一发现极大地挑战了经典的 Broca-Wemicke 语言模型。2009 年美国 NIH 提出了人类脑连接组项目，将神经影像数据从功能连接组学和结构连接组学两方面进行分析，期望通过脑网络的形式来解读脑疾病的发生、发展机制，为疾病的早期诊断和功能评价提供新方法。2013 年奥巴马公布了脑计划，针对脑功能的解析。而最近的脑分子组学和影像组学又可以将分子生物学包括基因组学等和脑功能等融合，利用大数据平台和技术，制订出个体化的诊治方案。华山医院神经外科研究团队通过对颅脑外伤患者的静息态功能磁共振数据进行脑功能连接分析发现，后扣带回皮质，楔前叶等区域的功能连接增强与患者外伤后意识清醒程度及意识恢复密切相关，这些数据为影像组学的临床转化提供了重要参考。

随着精准医学的不断发展，精准神经外科已经从手术室内拓展至手术室外，从技术层面拓展至理念层面，从单一角度外延至多角度。Francis Collins 在他的述评中提到，精准医学分两步走，首先从恶性肿瘤开始，进而扩展至其他疾病，他的预言在精准神经外科中正一步步实现，这一过程中，我们将面临着诸多挑战，除了自身发展的科技创新外，还有标准化数据采集、患者招募、准入和监管模式的创新等困难，这使得神经疾病的诊疗进入了多亚专科协作时代。

第二节　神经内镜技术

一、神经内镜技术的历史沿革

经过一个世纪的发展，目前神经内镜技术已经被广泛运用于神经外科的诸多领域，成为神经外科的最重要微创技术之一。1910 年美国芝加哥泌尿外科医师 Lespinasse 首先应用膀胱镜进行脉络丛烧灼术治疗儿童先天性脑积水，一例术后死亡，一例治愈并存活 5 年，从此开创了内镜在神经外科领域运用的先河；1923 年 Mixter 运用小尿道镜插入侧脑室，通过室间孔直视下运用可曲性探针穿通第三脑室底部，成功将第三脑室与基底池打通，首次采用内镜下三脑室造瘘治疗脑积水。20 世纪 60 年代光导纤维和 Hopkins 柱状内镜的发明，优良的光学效果，使得内镜可以很好运用于外科手术。1992 年 Jankowski 首先报道内镜垂体腺瘤手术，通过中鼻甲切除入路进行了 3 例垂体腺瘤切除。1996 年 Jho 和 Carrau 报道了完全内镜下经鼻蝶窦前壁切除入路垂体腺瘤切除术，是不使用鼻窥器或鼻撑开器的全新手术方法，真正开始了神经外科领域的内镜颅底外科新纪元。

近年来，随着神经影像技术、高清晰内镜摄录像设备、内镜相关器械、术中导航和多普勒运用、解剖研究和颅底重建技术等的快速发展，内镜在神经外科领域的运用越来越广泛。目前内镜神经外科手术运用较为成熟的方面包括：脑积水和各型囊肿造瘘术、经鼻颅底肿瘤切除术和脑脊液漏修补术、颅内血肿清除术、脑神经疾病微血管减压术和椎间盘突出减压术等。一些学者已经开始尝试使用内镜进行脑实质肿瘤、松果体区肿瘤和脑室内肿瘤的切除，以及颅内动脉瘤夹闭等手术，但是比较传统显微镜下手术，尚未取得明显的优势，仍需要积极探索技术和积累经验。

二、神经内镜的应用范围

（一）内镜颅底外科

颅底病变因其位置深在，解剖重要和复杂，涉及多学科领域，是神经外科手术中最富有挑战性的领域之一。内镜颅底外科目前最为主要的领域是经鼻内镜入路，近十年发展最为迅猛。内镜经鼻颅底外科运用鼻腔这一天然手术通道、在不牵拉脑组织的情况下，以其视野广阔、成像清晰为特点，具有微创和病变处理彻底等优点，已经广泛应用于起源或侵及颅底的各种病变的治疗。目前以经鼻入路和经颅锁孔入路内镜颅底外科处理的疾病较多，列表介绍如下（表 10-1）。

表 10-1 颅底内镜技术处理的常见病变

病变种类	病变名称
颅底肿瘤	垂体腺瘤、脑膜瘤、颅咽管瘤、Rathke 囊肿、脊索瘤、表皮样囊肿、小型听神经瘤等
脑神经疾病	三叉神经痛、面肌痉挛、舌咽神经痛
颅脑外伤	眼眶和视神经管骨折、外伤性脑脊液漏
血管病变	动脉瘤等
先天异常及其他	颅颈交界区畸形、脑膜脑膨出、骨纤维结构不良、自发性脑脊液漏、垂体瘤脓肿等

（二）内镜脑室外科

1. 脑积水内镜下第三脑室底造瘘术（endoscopic third ventriculostomy，ETV） 是梗阻性脑积水的首选治疗手段，具有快速治愈、并发症少和费用低的明显优势；对于肿瘤导致的梗阻性脑积水，如松果体区肿瘤合并梗阻性脑积水，可以采用 ETV 治疗脑积水，快速安全缓解颅内高压，改善病情；同时还可行经内镜下行肿瘤活检术，为进一步治疗提供病理依据和赢得时间。某些中脑导水管狭窄的患者，可在内镜下植入支架行导水管成形术。对于非对称性脑积水，可在内镜下行透明隔造瘘术。对于 Chiari 畸形存在脊髓空洞同时合并脑积水的患者，采用 ETV 不仅可缓解脑积水，有时甚至还可治疗脊髓空洞症，避免后颅减压手术。此外，在内镜下还可调整脑室－腹腔分流管的脑室端位置。而对于传统意义上的交通性脑积水是否适合造瘘术仍存在争议，国内外均有开展临床研究的报道，并在很多病例取得了良好的效果，尚需要进一步临床对照研究。

2. 脑室肿瘤 传统的脑室镜手术因为手术通道狭窄、出血影响手术视野，主要用于第三脑室胶样囊肿切除术，不利于大块切除实体肿瘤。采用透明导管鞘，在观察镜下进行切除实体肿瘤的尝试已经取得成功，但仅仅运用于较小肿瘤，仍需要进一步探索。

（三）内镜脊柱外科

内镜脊柱外科是目前脊柱微创手术的最重要方面，其中显微内镜下腰椎间盘摘除术（microendoscopic discectomy，MED）、经皮内镜下腰椎间盘摘除术（per-cutaneous endoscopic lumber discectomy, PELD）等技术日益完善，能够治疗腰椎间盘突出、腰椎管狭窄等疾病。MED 及 PELD 改变了传统的脊柱手术模式，避免了术后需要固定融合的缺点，具有微创和经济的优势。

（四）内镜经颅手术

内镜经颅手术早期局限于一些简单的手术，如高血压脑出血，内镜手术比传统开颅手术创伤更小；对于脑室出血，内镜下吸除更加有效；对于慢性硬膜下血肿，内镜直视下可打通血肿内分隔，更能达到充分引流、保护脑组织免受伤害的目的。近年来，由于内镜系统及器械、导航等技术的革新，少数学者已经开始尝试纯内镜下各种需复杂操作的经颅手术，如内镜下眶上外侧入路动脉瘤夹闭术、鞍结节和嗅沟脑膜瘤切除术、幕下小脑上入路松果体区肿瘤、大脑镰旁脑膜瘤切除术等，取得了很好的效果。对于像松果体区这样位置深在、暴露困难、手术径路长的区域，内镜较显微镜下手术具有广视角近距离观察优势，可以利于正常结构的保护和避免肿瘤和血块的残留，同时因为观察视频的方式，使得术者术中不易疲劳。

（五）内镜联合显微镜手术

内镜的近距离广视角优势，可以观察到显微镜下手术中的盲区。如颅内动脉瘤夹闭术中，利用内镜可以观察到颈内动脉腹侧的动脉瘤，也可以观察瘤颈与周围重要结构关系、有无重要穿支被误夹闭、瘤颈夹闭是否完全等（图10-1）；在微血管减压手术中，在不牵拉小脑和脑神经的情况下，确认责任血管和脑神经的关系。根据手术不同阶段的需要，联合使用显微镜及内镜，将两种照明工具的优势结合起来，能够取得最佳暴露和手术效果。

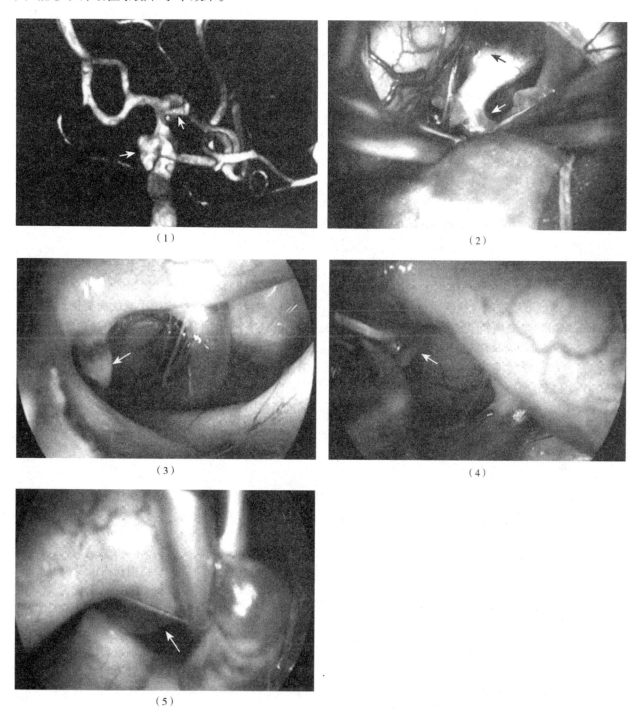

图10-1 左侧眶上外侧入路显微镜联合内镜夹闭左侧颈内动脉后交通动脉瘤和颈内动脉远端下壁动脉瘤

患者女性，57岁，头痛。（1）3 d-DSA 显示后交通动脉瘤（白色箭头）和下壁动脉瘤（红色箭头）；（2）显微镜下观察到后交通动脉瘤瘤颈（蓝色箭头），仅观察到颈内动脉远端下壁动脉瘤顶部（红色箭头）；（3）内镜可以明确观察到下壁动脉瘤全貌（红色箭头）；（4）内镜下夹闭下壁动脉瘤（红色箭头）；（5）内镜下夹闭后交通动脉瘤，明确完全夹闭动脉瘤，后交通动脉保留（红色箭头）和下方的后床突

三、内镜技术手术设备和器械

（一）基本设备

1. 神经内镜系统

目前内镜手术常规使用高清晰摄像系统和硬质镜头。直径 4 mm、长度 18 cm 的 0°、30° 和 45° 观察镜是最常用的颅底内镜。脑室镜常用是 0° 或 6° 镜，镜鞘外径为 6.5 mm，镜鞘长度 13 cm，镜体具有工作、冲洗和吸引通道。3D 内镜正在研发和试验中。

2. 内镜器械

颅底内镜和脑室镜手术都配备了专用的器械，如：各型咬切钳、取瘤钳、造瘘钳、剥离仔、微型剪刀、吸引管、刮瘤圈、微型磨钻、单双极电凝镊和微型扩张球囊等。这类工具与传统的显微器械不同，设计更加精巧，适合在更加狭窄的手术通道中使用。

（二）辅助设备

1. 神经导航系统

内镜手术的病变位于深部，操作空间狭窄。为了保障手术的安全实施，常需要神经导航系统引导手术精确定位。以往神经导航系统被国外产品垄断，价格高昂；复旦大学研发和生产的神经导航系统，具有价格合理和使用可靠的特点，有力促进了我国神经导航系统的普及运用。

2. 动力系统

内镜下使用微型磨钻目前种类较多，其中带自动冲水功能的磨钻不仅能降温，而且高速的持续冲水可以清晰视野，避免损伤重要结构。刨削刀可以快速清理薄骨片、黏膜等软组织。具备磨钻和刨削功能的一体机更加适合内镜经鼻颅底手术。在使用磨钻的过程中需要选择适合的切割或金刚钻头，以安全高效磨除不同部位的骨质。同时，避免磨钻损伤内镜镜头也是非常关键的基本操作原则。

3. 内镜支撑臂

在经鼻入路手术中可以由术者或助手握持内镜，具有灵活变换的优点，有利于观察复杂多变的视野。在经颅手术中为了避免手术通道周围重要结构的损伤和稳定的手术操作，通常需要支撑臂固定内镜。常用的支撑臂有机械臂和气动臂。气动臂既灵活、又稳定可靠，但价格昂贵。机械臂灵活性、稳定性较差，但价格相对便宜。

4. mini 多普勒血流探测仪

内镜经鼻颅底手术中，颈内动脉是重要结构，为了避免损伤颈内动脉，术中使用 mini 多普勒血流探测仪定位颈内动脉，可以避免损伤这一重要结构，保障手术的安全实施。

5. 超声吸引器

内镜经鼻入路颅底外科专用的细长的超声吸引器对于脑膜瘤等实质性肿瘤具有一定作用。

6. 神经电生理监测设备

神经电生理监测可实时评估神经功能，监测与评价神经结构和功能的完整性，指导手术医师操作。监测手段包括诱发电位、肌电图及脑电图等。

四、内镜常用手术方式

（一）内镜经鼻颅底手术

1. 手术入路

内镜经鼻入路可分为标准内镜经鼻入路（standard endoscopic endonasal approach，SEEA）和扩大内镜经鼻入路（expanded endoscopic endonasal approach，EEEA）。

（1）标准内镜经鼻入路（SEEA）：SEEA 采用双鼻孔入路、外移两侧的中鼻甲、广泛切除蝶窦前壁和覆盖于蝶窦前上方的部分后组筛窦、适度切除鼻中隔后部、以达到毫无遮挡地充分暴露鞍底；鞍底骨质切除范围达到暴露两侧海绵窦边缘和上下海绵间窦，即所谓的四个蓝色静脉窦暴露，简称 4B（four blue）暴露。

处理的病变主要包括垂体腺瘤、Rathke 囊肿、鞍内型颅咽管瘤等。SEEA 较之前的显微经鼻入路创伤更小、暴露范围更广、肿瘤切除更彻底。

（2）扩大内镜经鼻入路（EEEA）：随着对内镜下解剖结构的进一步了解、止血技术的成熟、内镜器械的改进、颅底重建材料和技术的发展，又出现了各种类型的 EEEA。根据暴露区域的不同 EEEA 可分为：目前主要有经筛、经鞍结节蝶骨平台、经海绵窦、经斜坡、经眼眶、经颅颈交界区、经上颌窦翼突和经上颌窦颞下窝入路等。处理病变的区域可以包括：前颅底、鞍上区、斜坡、海绵窦、眼眶内侧、颅颈交界区、颈静脉孔区、Meckel 囊、翼腭窝和颞下窝等颅底广泛区域的病变。熟悉内镜下上述区域的解剖重要基础。由于扩大入路造成较大的颅底缺损和高流量脑脊液漏，可靠的颅底重建和脑脊液漏修补技术是关键的保障（图 10-2）。

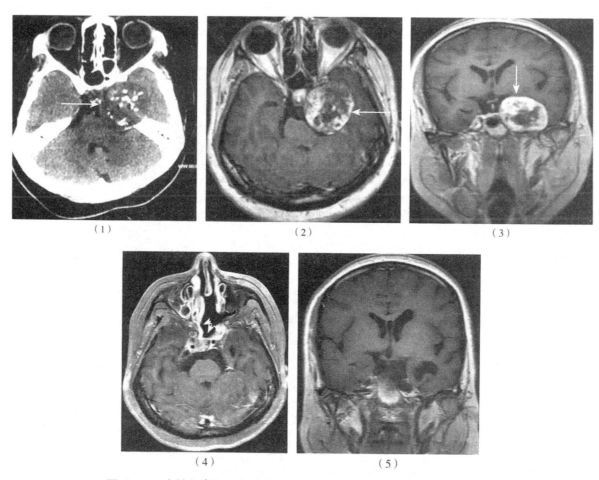

（1）　　　　　　　　（2）　　　　　　　　（3）

（4）　　　　　　　　（5）

图 10-2　内镜经鼻经上颌窦翼突入路切除左侧 Meckel 囊三叉神经鞘瘤

患者，女性，43 岁，术前左侧面部麻木。（1）～（3）分别是术前 CT 平扫、MRI T1W1 轴位和冠状位增强片，显示为左侧 Meckel 囊区具有钙化和不均匀增强的肿瘤（白色箭头），（4）（5）为术后 20 个月随访 MRI 片，显示肿瘤完全消失，重建的带蒂鼻中隔黏膜瓣生长良好（小箭头）

2. **止血技术**

根据经鼻入路过程中出血来源，分为黏膜出血、骨质出血、海绵间窦和海绵窦出血、蝶腭动脉及其分支出血、颈内动脉出血；不同类型的出血采用的止血方法不同。耐心和细致的鼻腔黏膜收缩和操作，是减少黏膜出血的重要保障，通常黏膜的出血不需要止血，温盐水冲洗即可自行停止。来自骨质的出血用骨蜡或金刚头磨钻止血。海绵间窦的出血使用双极电凝、胶原粉剂或流体止血剂止血，海绵窦出血使用吸收性明胶海绵止血效果良好。蝶腭动脉及其分支出血，使用普通的双极电凝止血。颈内动脉出血是最危险的出血，通常根据解剖标志定位、术前影像预判、神经导航和术中多普勒血流探测仪探查可以明确颈内动脉位置，避免误操作引起损伤。

3. 颅底重建和脑脊液漏修补技术

内镜经鼻入路手术造成颅底缺损和脑脊液漏是常见的并发症。可靠的颅底缺损重建和脑脊液漏修补是内镜经鼻入路手术成功的重要保障。颅底缺损的大小目前尚无标准分类。脑脊液漏根据严重程度分为：潜在或隐性的脑脊液漏、低流量和高流量的脑脊液漏，高流量脑脊液漏是指广泛蛛网膜下腔或第三脑室开放的脑脊液漏。通常的经蝶手术颅底缺损不大，若无脑脊液漏，仅需要脂肪、筋膜和可吸收人工脑膜等软组织材料的简单修补。对于低流量脑脊液漏，采用脂肪、阔筋膜、可吸收人工脑膜等进行多层修补。高流量脑脊液漏采用上述多层重建结合带血管蒂鼻中隔黏膜瓣修补技术已经成为共识。为了巩固脑脊液漏治疗，需要卧床休息和避免颅内压增高的因素。上述措施实施后，仍然有脑脊液漏，可以腰大池引流脑脊液，引流期间使用抗生素预防颅内感染。术后一周脑脊液漏仍未停止，需要及时手术探查修补，以免出现颅内感染，危及生命。

（二）第三脑室底造瘘术

内镜第三脑室底造瘘术（endoscopic third ventricu-lostomy，ETV）治疗脑积水，特别是梗阻性脑积水已经被作为首选的治疗方式。对于传统意义上的交通性脑积水是否适合造瘘术仍存在争议。近年来，关于脑脊液循环的理论有了新的发展，如 Dan Creitz 等提出的脑脊液循环血流动力学模式和动脉搏动限制性脑积水的新理论，修正了既往关于脑积水分类和理论认识上的缺陷，为脑积水的内镜治疗，特别是传统意义上认为不能行 ETV 的交通性脑积水的内镜治疗提供了理论依据。根据脑脊液血流动力模式理论，Dan Greitz 认为交通性脑积水是血管性疾病，限制性动脉搏动阻碍了脑脊液吸收是交通性脑积水的主要原因。而 ETV 打开了第三脑室与鞍上池的交通，开放了蛛网膜下腔，减低了脑室内压，最终恢复了颅内脑组织和血管的顺应性，从而改善了脑血流，最终达到了治疗脑积水的目的。虽然用 ETV 治疗交通性脑积水国内外均有开展临床研究的报道，并在很多病例取得了良好的效果，但仍无定论，有必要进行进一步的临床对照研究。

ETV 手术虽然技术并不复杂，但是仍然需要细致和规范的操作，以免造成手术失败和不必要的危险。手术的注意事项如下。

1. ETV 手术　在脑室镜下的水环境中进行，术中必须避免出血，保持术野的清晰；术前应调试好各项设备器械和准备好手术用材料，手术操作过程应该一气呵成，避免因手术流程受到干扰而造成出血和内镜滑脱或不正常移位等，进而影响手术的顺利进行。

2. 钻孔　位置为冠状缝前 1 cm 和中线旁 3 cm，穿刺方向对准两侧外耳道连线和眉间水平。术前清晰标出中线、切口和穿刺标志线。术中使用硅胶软管预穿刺，便于释放和收集脑脊液。穿刺深度一般不超过 5 cm，穿刺时常有突破感。内镜导入后应保持术野清晰，术中温盐水或林格液持续灌注，保持术野清晰。

小血管出血，使用温盐水或林格液冲洗会自行停止，可以封闭灌注盐水的引流出口，适当增加颅内压，加速止血；耐心等待，直到出血停止才能进一步操作。

一旦出现不可控制的大出血，因立即扩大开颅显微镜下止血。

五、展望

神经内镜正在神经外科的各亚领域、特别在经鼻颅底外科上显示出较传统显微手术的独特优势，可谓"洞虽小，乾坤乃大"。但是在充分了解和认识到它的优势之外，也必须清醒地认识到它存在的不足之处，扬长避短，结合医院设备和医生的经验，循序渐进开展这一技术。相信未来随着更多更新适合神经内镜手术特点的器械不断研制和开发，神经内镜与神经导航、超声、神经监测、激光、人工智能融合技术的不断成熟，会有越来越多的神经外科医师投身于内镜事业中去，内镜神经外科技术和运用范围将会得到不断发展，造福更多的患者。

第三节 神经导航技术

人脑遍布重要的神经功能结构，如何在手术中对脑内的病灶和重要神经功能结构进行定位，从而实现精确切除病灶的同时保护神经功能，一直是神经外科医生面临的最大挑战之一。到20世纪80年代，神经外科虽已拥有先进的 MRI 和 CT 诊断手段、手术显微镜和微创外科技术，但手术方案的设计（如手术入路、皮肤切口）和手术结果的判断主要依靠外科医生主观经验、缺少实时、客观的检测指标和依据。20世纪80年代后，由于神经导航外科（neurosurgical navigation）又称神经影像导向外科（image-guided surgery，IGS）的出现把现代神经影像技术、计算机三维图像处理技术、脑立体定向技术与显微神经外科技术有机地结合起来，为病灶的定位、手术方案的选择和手术进程的引导提供了客观依据，大大提高了神经外科手术的精确性和安全性，成为现代神经外科发展史上的一个重要的里程碑。

1. 神经导航技术的起源和发展历程

（1）有框架导航外科：有框架导航外科又称立体定向外科，它是用一个能固定在头颅上的金属支架，附有刻度，通过 X 线摄片、CT 或 MRI 扫描可定出颅内靶点的位置，并用坐标数表达。1906年英国 Horsley 和 Clarke 研制出立体定向仪，用于动物实验研究。1947年美国 Spiegel 和 Wycis 发明了人类的立体定向仪，并利用脑室造影术定位，毁损脑深部结构以治疗精神病。以后，相继出现了 Leksell、Reichert 等定向仪。在国内，蒋大介于1960年研制出中国自己的定向仪，并成功应用于患者（图10-3）。

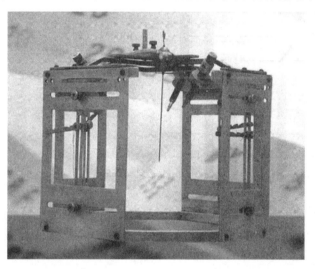

图 10-3　蒋氏立体定向仪

由于早期有框架导航外科应用脑室或气脑造影和 X 线摄片技术，不仅定位欠准确，而且具有相当的创伤性，20世纪60～70年代后，由于 CT 和 MRI 技术的广泛应用，大大提高了有框架导航外科的准确性和安全性，使有框架导航外科重新焕发青春。但是，有框架导航外科装置具有以下难以克服的缺点，限制它的应用：①定位和导向装置笨重，缺少灵活性；②框架装置引起患者不舒服；③定位和导向非实时、非直观且计算方法繁琐复杂；④不适用于儿童或颅骨较薄者；⑤由于定位架影响气管插管，对需全麻者须先行气管插管，再戴定位架，这样将增加麻醉和手术时间，而且不能做功能 MRI 检查。基于本身的局限，目前有框架导航外科主要用于脑深部病灶的活检、核团的损毁，深部电极的植入等。

（2）无框架导航外科：由于有框架立体定向技术具有上述缺点，许多有识之士致力于寻找新的解决方法。1985年 Kwoh 等应用工业用机器人 PUMA 在 CT 定位下进行脑病手术，但因机器人太笨重，使用有限。

1986年美国 Roberts 发明了首台安装在手术显微镜上，运用超声定位的无框架立体定位系统；几乎在同时，德国的 Schlondorff 和日本的 Watanabe 发明了关节臂定位系统，并由后者首次将其命名为"神经导航系统"（neuroNavigator）。经历20余年的发展，导航系统由关节臂定位系统发展为主动或被动红外线定位装置；手术显微镜导航由单纯定位发展到动态定位和导航。我国上海、北京、广州和天津先后在 1997 年引进神经导航设备，开展临床应用和研究。近几年，拥有自主知识产权的国产神经导航设备已在深圳和上海问世（图 10-4）。通过改进扫描和注册技术，无框架导航系统的定位误差已经可与有框架系统媲美（≤ 2 mm）。在神经导航系统引入国内后的十多年时间里，神经导航的技术和理念在国内得到广泛地推广，目前国内多数大的神经外科中心都配备有导航系统，导航手术在神经外科手术中的比例逐渐升高。以复旦大学附属华山医院神经外科为例，从 1997—2015 年累计导航手术已逾万例（图 10-5）。

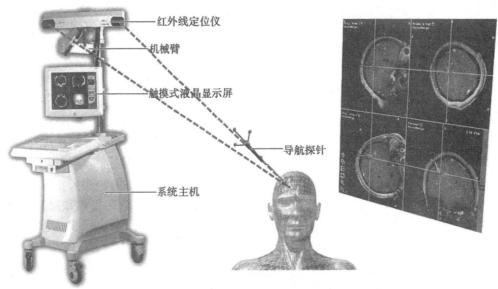

图 10-4　复旦 Excelim 系列导航仪

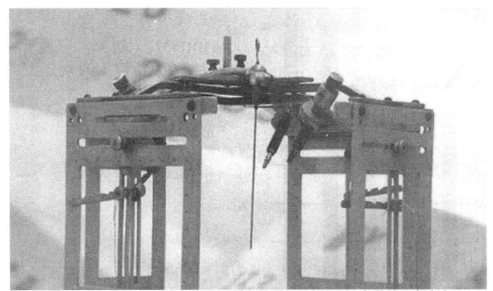

图 10-5　复旦大学附属华山医院神经外科 1997 - 2015 年导航手术统计

神经导航系统把患者术前的影像资料与术中患者手术部位的实际位置通过高性能计算机紧密地联系起来，能准确地显示神经系统解剖结构及病灶的三维空间位置与毗邻。因此，相比有框架的立体定向神经外科，神经导航系统不但可应用于包括活检在内的所有手术，而且还具有以下优点：①术前设计手术方案；②确定手术实时所到达的位置及术野的周围结构；③显示目前手术位置与靶灶的空间关系并实时调整手术方向；④提示手术入路可能遇到的结构，特别是需要保护的结构；⑤显示病灶已切除的范围。

2. 神经导航技术在各类神经外科手术中的应用

无框架导航技术的出现克服了前述的有框架导航技术的缺点，从而大大扩大了手术适用的范围，现在它已被应用于各类神经外科疾患的手术治疗中，如脑肿瘤、囊肿和脓肿、颅内血肿、血管畸形、硬脑膜动静脉瘘、颅底肿瘤、癫痫、先天或后天畸形、鼻窦和鼻窦、脊柱和脊髓病变等。

（1）脑胶质瘤：外科手术切除是脑胶质瘤个体化、综合治疗策略中最为关键的第一步。近十年以来，越来越多的循证医学研究结果证实：虽然影响脑胶质瘤患者生存期是多因素，但肿瘤切除程度是主要原因之一。争取达到脑胶质瘤病灶的影像学全切除，不仅可利于其他综合治疗，如放疗、化疗或免疫治疗，而且可有效延长肿瘤复发时间和患者的生存期，并有助于改善患者术后生存质量。2015 年美国中枢神经系统肿瘤治疗指南推荐，无论是对于低级别胶质瘤还是高级别胶质瘤，治疗的首要步骤是采取手术实现基于影像学的最大范围安全切除肿瘤（maximal safe resection）。由于脑胶质瘤位于脑实质内，且呈弥漫浸润性生长，缺乏肉眼可分辨的组织学边界，因此神经外科医师在手术过程中对于脑胶质瘤切除程度的判断仅依靠经验和视觉观察（肉眼全切除）往往是不准确的，一般不超过肿瘤的影像学边界。所以，尽管显微手术技术在不断进步，但术后早期（<72 hr）MRI 复查证实仅 60% 左右的脑胶质瘤可以达到影像学全切除。

这一现状随着神经导航外科的出现发生根本的改变。由于导航外科把现代神经影像诊断技术、立体定向外科和显微外科技术，通过高性能计算机结合起来，能准确、动态和近实时地显示神经系统解剖结构和病灶的 3D 空间位置及其毗邻关系。因此不仅能用于术前切除计划的制订，更有助于术中手术野周围重要结构，并判断病灶切除程度，从而指导手术进程。

目前除了常规的结构相导航外，脑胶质瘤外科的影像导向技术的发展热点包括：功能影像神经导航（functional neuronavigation）、术中影像（intraoperative imaging）神经导航、神经导航联合术中神经电生理监测技术以及基于脑组织代谢影像（如磁共振波普分析、PETCT）等的多模态神经导航技术。

（2）经蝶垂体瘤手术：手术治疗是目前治疗垂体腺瘤的主要方法。随着神经外科微侵袭显微技术（minimally invasive neurosurgery，MINS）的发展和普及，绝大部分肿瘤都能通过经蝶入路手术获得有效治疗。

但是由于手术视野局限，肿瘤切除范围只能由术者主观判断决定，特别是巨大侵袭性垂体瘤侵犯后组筛窦、两侧海绵窦和斜坡的者，因此肿瘤切除率因术者的操作经验而异。此外，蝶窦气化不良、肿瘤体积微小、二次（或多次）手术时原有正常解剖结构或解剖标志已遭前次手术破坏的病例，它们共同的特点是手术入路过程中用以参考的解剖标志不明显甚至缺如，难以确定肿瘤方位。通常手术者会较大范围地切开蝶窦前壁和鞍底的骨质、硬膜来寻找肿瘤，而此举最大的危险性在于盲目切开硬膜后就有可能误入前颅底、斜坡，甚至误伤海绵窦、正常垂体或颈内动脉等正常结构，造成脑脊液漏、大出血等严重并发症。有时因存在方向性错误，即使大范围切除骨质切开硬膜后仍有可能找不到肿瘤，造成手术失败。因此，手术路径、鞍底硬膜和肿瘤方位的术中实时引导显得尤其重要。

随着神经导航技术的问世，国内外学者开始应用神经导航辅助施行经蝶垂体瘤（特别是甲介型垂体腺瘤、复发型垂体腺瘤和垂体微腺瘤）切除手术，使得更多的垂体瘤患者得以采用微创、安全的经蝶入路手术治疗，取得良好疗效。神经导航有助于手术进程的实时引导，能使术者随时了解手术方向、深度、肿瘤方位、肿瘤范围、与邻近的重要神经血管结构的关系等信息。对于蝶窦气化不良的病例，神经导航的主要目的是引导手术者精确磨除蝶窦骨质，显露鞍底硬膜；对于垂体微腺瘤而言，由于肿瘤大都位于鞍内且体积微小，神经导航有助于缩小鞍底硬膜切开范围，精确定位肿瘤，保存正常垂体组织。对于复发或侵袭性垂体瘤，导航有助于实时判断肿瘤的切除程度，并对颈内动脉等重要结构进行定位和保护，从而提高手术的安全性。

（3）颅底外科手术：颅底外科手术需要颅底解剖知识，术中如何避免损伤重要神经和血管等是手术成功的关键。因此各种颅底入路都以足够的颅底的解剖结构作为手术入路和切除病变的重要标志。术者常常为寻找这些解剖标志（特别是初学者），要花费较多的时间和精力。而神经导航技术的加入不但有助于术者找到关键的解剖标志，还可以清楚地显示病灶及其与周边重要解剖、功能结构的关系，避免损伤这些重要结构，从而使得手术更加安全准确。目前神经导航技术已被广泛地应用于垂体瘤（如前述）、脑膜瘤、神经鞘瘤、脊索瘤等各种颅底肿瘤的手术中。

（4）颅内病灶穿刺活检手术：立体定向脑活检技术为临床医生诊断脑部病变（特备是位于深部的

病灶）提供了一种有效手段。多年以来，基于立体定向头架的定向活检术已成为诊断脑内病变的一种常用方法，为临床医生所认可并得到了广泛的应用。近年来，无框架神经导航技术的发展，为定向活检提供了新的定位手段。最初导航被用于脑部病变活检时，依靠术者徒手穿刺，操作的稳定性曾一度成为影响其应用的瓶颈。可调节式固定臂和其他固定穿刺针方法的出现，对导航活检的发展起到很大地推动作用，使手术的稳定性得以保障。此外，近年来，术中影像技术被用于神经导航下的活检穿刺手术，使得术中可以对穿刺靶点准确性及有无穿刺引起的出血进行及时客观地评估，从而指导手术的进程。

（5）脑血管病手术：神经导航技术在脑血管病中的运用，开始于 20 世纪 90 年代末，目前在脑海绵状血管瘤的手术中已成为首选的技术，神经导航应用深部及邻近功能区的海绵状血管瘤的手术，可大大提高手术的精确性，减少手术的创伤，改善患者的术后生活质量。

对于脑动静脉畸形的手术，神经导航系统可通过 DSA、MRA 或者 CTA 扫描采集脑血管影像，并与 CT 和 MRI 影像融合，三维重建后获得脑畸形血管的位置、形态、结构以及与周围组织的毗邻关系。运用术中实时导航定位，合理设计手术入路，确保首先定位供应动脉位置，可增加手术切除的安全性。

在脑动脉瘤手术中，目前神经导航技术应用有限。但对于伴发于脑血管畸形的末梢动脉瘤或烟雾病的动脉瘤或单纯动脉远端的动脉瘤，如来自大脑前动脉或大脑中动脉远端的孤立动脉瘤，因位置深在，形体较小，寻找常有困难。借助神经导航系统，术前融合血管造影、CTA 或 MRA 影像，确定动脉瘤位置，使手术过程变得简单方便。

（6）功能神经外科手术：有框架立体定向技术很早就被应用于癫痫、帕金森病、扭转痉挛、三叉神经痛等功能神经外科手术。近年来，随着无框架神经导航技术的兴起和发展，该技术越来越多地被应用于癫痫病灶的定位与切除、脑深部核团的刺激与损毁手术中。

（7）脊柱外科手术：脊柱脊髓疾病如椎间盘突出（颈椎、胸椎或腰椎）、脊柱肿瘤、脊柱骨折脱位、椎管狭窄、腰椎弓根崩裂滑脱、退变性脊柱不稳、脊柱结核、脊柱畸形和椎管内肿瘤等，可造成脊柱及其附件破坏，或因手术切除病变组织、解除神经和脊髓受压、矫正脊柱畸形，引起脊柱的稳定性受到影响，此时常常需做脊柱的稳定手术，以防止脊柱不稳定导致神经血管结构等的损害。20 世纪 80 年代以来，以椎弓根螺钉技术为代表的脊柱内固定手术已成为最常用的方法。但是传统的螺钉内固定术，主要依靠经验和术中 X 线片或 C 形臂机 X 线机透视来判断螺钉的位置、方向及深度等，由于脊柱解剖的复杂性和 X 线透视或摄片的二维图像的局限性，准确植入螺钉有时困难，导致螺钉穿透骨皮质误伤血管、内脏及神经。据文献报道，应用这种传统的技术约有 10% ~ 40% 的椎弓根螺钉的植入轨迹不正，而椎弓根螺钉的植入位置准确与否又往往决定手术的成败。因此，脊柱外科医生希望寻找一种既准确又安全的脊柱内固定技术。神经导航技术的引入为内固定手术的术前计划、术中植入物的位置判断等提供了客观的依据和指导，已被越来越多的大夫应用于脊柱外科手术中。

3. 神经导航技术与其他新技术的结合

（1）多模态技术（multimodality）：在功能导航技术出现之前脑功能区或邻近功能区病变（如肿瘤、脑动静脉畸形、海绵状血管瘤等）常因损伤功能皮层，和（或）皮层下传导束，术后发生肢体瘫痪、失语、失读、视野缺损等并发症。因此，如何最大限度地切除病灶，最大限度地保留正常脑结构和功能，一直是神经外科医生面临的难题。鉴于对生存质量的日益重视，当前国际上对于脑部手术的理念正由"最大限度切除（maximal resection）"优先，转变为"最大限度安全（maximal safe）"优先。为实现这一目标，就需要依赖多模态（multi-modal）技术对脑的功能结构（包括功能皮层及皮层下传导束）进行术中实时精确定位。狭义的多模态导航技术主要是基于脑结构影像（T1W、T2W 或 Flair）和脑功能影像技术（BOLD 及 DTI）对病灶及周围功能结构进行定位并引导手术。广义的多模态定位技术还整合了脑代谢影像（MRS、PET/CT），术中电生理监测技术（intraoperative neurophysiological moto-ring，IONM）及与脑地形图结合的功能磁共振成像技术（EEG-fMRI）等。这些技术的融合，大大提高了手术的精度和病灶的全切率，同时又最大限度地保护功能结构，降低了手术的致残率。2006 年，华山医院在国际上率先完成功能导航手术治疗运动区脑胶质瘤的大规模前瞻性随机对照临床试验研究（n=238）。结果以 I 级循证医学证据证实：①运用多模态功能影像导航技术可以使功能区脑胶质瘤的手术全切率由 51.7% 提高至 72.0%（接近非功能区导航手术全切率）；②术后近期致残率由 32.8％ 降低至 15.3％；③患者远期神经功能评分由 74 升至 86；④该临床研究还证实功能神经导航新技术具有明显的独立生存优势。即相对于常规导航手术而言，新技术可以使功能区恶性脑胶质瘤（WHO Ⅲ～Ⅳ级）患者的术后死亡风险降低 43.0％。

（2）术中实时影像神经导航手术：神经导航技术是应用术前采集的影像数据来指导手术，其有一个固有的缺点是不能实时发现和纠正术中脑移位。据实验和临床研究报道，在开颅手术中脑皮质可发生 4.4～20.0 mm 的移位。脑移位的发生可严重影响神经导航的精度，导致肿瘤的残留并增加神经功能障碍的发生。

目前为止，解决神经导航术中脑移位的方法主要有以下几种：①微导管技术：硬脑膜剪开前，在神经导航指引下，把微硅胶管（直径 1～2 mm）放置在病灶周边。当硬脑膜剪开后，在脑脊液流失或病灶切除过程中，脑移位虽然发生，但微导管也随之移动，外科医生可在微导管的指引下，进一步完成手术操作。②模型校正技术：有物理和数学两种模型，其通过软件技术弥补和纠正脑移位。③术中成像技术：是目前最成熟的解决术中脑移位的方案，包括超声、CT 和 MRI 等成像技术。最早应用于术中成像的技术是 CT 和超声，它们分别由 Shalit（1979）和 Rubin（1980）首先报告。术中超声操作简易、快速有效，近来发展很快，可 2D 和 3D 成像，但其分辨能力仍不如 CT 或 MRI，而且超声的穿透能力与分辨力成反比，即分辨力提高，穿透力则下降。CT 具有较好的分辨能力，特别对骨质，但是其对软组织的分辨仍不如 MRI。由于 CT 具有放射线，长期在此环境下工作，对人体有一定伤害。因此，术中 CT 和术中超声的应用受到限制，得不到广泛的推广应用，目前应用较多的是术中磁共振成像技术（intraoperative magnetic resonance imaging, iMRI）。

最早报道应用 iMRI 的是美国哈佛大学 Black 课题组（1996）。经十余年的发展，iMRI 导航的设备和技术有了很大的改进和提高。目前 iMRI 按场强可分为低场强系统（≤0.5 T）、中场强系统（0.5～1.0 T）、高场强系统（1.0～2.0 T）。高场强 iMRI 以其高效实时，时空分辨力以及脑功能与代谢成像等技术优势，为神经导航外科的发展开辟了一片崭新天地（图 10-6）。华山医院在国际上率先注册 3T iMRI 在胶质瘤手术治疗中的临床有效性 RCT（NCT01479686），中期结果证实高场强 iMRI 的应用可以有效提高脑胶质瘤切除率，并改善功能区高级别胶质瘤的预后（iMRI 组肿瘤的全切率为 86％ 明显高于对照组的 45％，P<0.0001；功能区高级别胶质瘤的无进展生存期（PFS）及总生存期（OS），iMRI 组均明显长于对照组，P 值分别为 0.012 和 0.003。

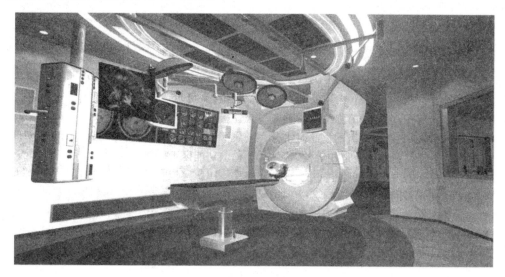

图 10-6 3.0T iMRI 数字一体化手术中心

（3）神经导航辅助内镜手术：神经内镜手术的主要并发症是手术出血和神经损伤，手术风险主要源自于术中定位和手术轨迹的偏差。即便是经验丰富的术者，面对这些问题同样感到棘手。近年来，神经内镜与神经导航技术结合出现了神经导航辅助神经内镜技术（neuronavigation assisted neuroendoscopy）通过术中实时、人机交互式操作模式，为术者提供精确而且丰富的 3 d 影像学解剖定位信息，不但获得理想的手术效果，缩短了手术时间，而且使更多、更复杂的脑室等深部内镜手术的开展成为可能。近年来神经内镜技术在垂体瘤、颅咽管瘤、颅底脑膜瘤等手术中的应用日趋广泛。神经导航与神经内镜的配合使用在这类颅底手术中是一种良好的组合方案，可综合利用两者的优势，为术者同时提供实时的手术方向指引和自由的器械操作范围，有助于术中精确定位、提高手术切除率、减少严重并发症。

第四节　脑功能成像和定位

在累及功能区的神经外科手术中，最大程度安全切除病灶是当前外科治疗的首要原则。如何在术前、术中对重要脑功能结构进行精确的定位和监测是实现安全切除，进而提高病灶切除率，降低致残率的保证。目前在临床上常用的脑功能定位（brain mapping）方法主要包括神经电生理技术和功能影像技术。随着影像学技术尤其是功能磁共振的发展，越来越多的成像技术应用于脑功能的定位和保护。相比神经电生理方法，影像学方法具有简单、无创的优势，因此在临床上应用比较广泛。一般神经外科临床实践中所指的脑功能定位包括皮质和皮质下通路的定位。大脑功能皮质包括运动、感觉、语言、视觉、听觉皮质等。皮质下传导通路包括运动传导通路（皮质脊髓束）、语言传导通路（弓状束、上纵束、下纵束、钩束等）、视觉传导通路等。

一、功能磁共振成像

脑组织血氧水平依赖法（blood-oxygen-level-dependent，BOLD）是功能磁共振成像（functional MRI，fMRI）的理论基础，最早是由贝尔实验室的小川诚二等于1990年提出。利用各种指令性行为活动或感官刺激，如肢体运动、语言活动、声音、闪光甚至疼痛等，激发相应的脑皮质功能区，此时功能区的局部动脉血液供应就会相应增加。随着组织微循环内血流量增加的程度超过耗氧量，组织内含氧血红蛋白增加，脱氧血红蛋白的相对浓度降低。在最终输出的BOLD影像中，受激发的脑皮质功能区域表现为局部高信号的激活区。把有无功能活动的脑组织信号与之进行比较，就可以得到脑功能图像。为了显示激活区的解剖学定位，还需要在BOLD扫描的同时，选择适当的MRI序列扫描进行解剖学结构成像。将BOLD影像覆盖在解剖影像上，就可以显示激活区的解剖学定位。

脑皮质运动区肿瘤可以造成邻近皮质沟回的形态结构出现变形、移位或者功能重塑，依靠传统的体表解剖学标志难以精确的判定运动区的实际位置。应用BOLD技术可以准确定位运动中枢。在明确结构与功能的毗邻关系后，就可以在最大限度的切除肿瘤的同时，确保特定的运动功能得到有效保护。目前，fMRI应用于运动中枢的定位已被证实其可靠性，在临床上已经得到了广泛的应用。

语言是人类区别于其他动物所特有的高级神经功能。语言的处理过程极其复杂，但其基本中枢定位还是位于优势半球大脑皮质，经典语言皮质中枢包括：运动性语言中枢（Broca区）和感觉性语言中枢（Wernicke区）。Wernicke区被Ceschwind区（角回和缘上回）包围。目前在神经外科的临床应用中，语言功能的定位还停留在基本的语言功能上，即目前传统意义上的运动性语言区和感觉性语言区的定位。任务态的BOLD即通过执行不同的语言任务寻找脑皮质的功能激活区，其作为无创的术前定位手段目前已在临床上得到了广泛应用，常用的语言任务包括：默读、朗读、动词产生、图片命名、文字阅读等（Broca区的定位）和语义判断、词汇理解、段落理解等（Wernicke区的定位），不同的语言任务会产生不同的激活区，任务刺激的方式可分为视觉性输入和听觉性输入，采用组块设计的任务模式。

二、弥散张量成像技术

弥散张量成像（diffusion tensor imaging，DTI）观察的是微观环境中的水分子弥散现象。在均质的水中如不限定水分子活动的范围，水分子的弥散是一种完全随机的布朗运动，运动幅度是微米级的。此时水分子向各个方向的弥散运动幅度总体上是相等的，称为弥散的各向同性。但在人体内组织细胞中，由于存在各种各样的屏障物，水分子的自由弥散就会受到影响。水分子的这种强烈依赖于弥散方向活动的特性称为各向异性。在脑白质纤维束中的水分子的弥散运动存在典型的各向异性。

纤维束示踪成像是在 DTI 成像基础上，依据神经解剖学描述，用种子法标记初始感兴趣区域，然后由种子区域始发，循各体素的有效弥散张量方向连续追踪的一种成像方法。以皮质脊髓束为例，在 DTI 的彩色编码 FA 图上，选择内囊后肢所在区域为种子区。从选定的种子区域内各体素开始，计算出各体素的弥散张量，沿该弥散张量方向连续追踪至毗邻的上下两个体素。重复此过程，双向追踪，即可形成连贯的示踪轨迹。直至各条示踪轨迹中最后一个体素的弥散张量小于阈值为止。此时生成的一系列成束状排列的示踪轨迹图，即为皮质脊髓束。纤维示踪成像可以逼真地显示皮质脊髓束的三维形态、空间结构和投射方向。

纤维束示踪成像除了构建运动通路以外，也可用于语言通路的重建。语言通路主要由背侧与腹侧两个不同的白质通路构成。背侧通路的联络纤维为上纵束 / 弓状束（superior longitudinal fasciculus/ arcuate fasciculus，SLF/AF），主要参与语言的重复与表达过程。腹侧通路的联络纤维包括钩束（uncinate fasciculus，UF），下纵束（inferior longitudinal fasciculus，ILF），下额枕束（inferiorfronto occipital fasci- culus，IFOF），主要参与语言的语义及语法处理过程。在现有方法下，SLF 和 AF 水平部分难以区分，常命名为 SLF/AF。SLF/AF 分为三部分，除了经典的直接通路"颞 – 额"段外，还包括另外一条间接通路。间接通路分为前后两段，前段连接 Broca 区与顶下小叶 Geschwind 区，后段连接 Geschwind 区与 Wernicke 区。UF 位于大脑侧裂的底部，路径较短，连接额下回前部和颞叶前部。前端位于额叶眶部和外侧部，后端位于颞上回前部和颞极。UF 的存在和走行相对没有争议，主要与语义处理和听觉记忆 / 声音识别有关。ILF 和 IFOF 是脑内最长的两条长联合纤维通路，分别连接枕叶和颞叶前部、额叶前部。IFOF 走行在 ILF 的内侧。2 条纤维通路与物体识别，加工和视觉语义记忆有关。

二、直接皮质电刺激和皮质下电刺激

运用术中直接电刺激技术，既可行术中皮质功能定位，又可行皮质下神经传导束的功能监护与追踪。直接皮质电刺激（direct cortical stimulation，DCS）和皮质下电刺激（direct subcortical stimulation，DsCS）是目前脑功能区定位的金标准。

DCS 定位大脑运动皮质主要适应证是位于功能区内或附近（如中央区、辅助运动区、放射冠和内囊）的半球胶质瘤。DsCS 定位运动传导通路常用于术中确定病变切除后的边缘、白质区域、内囊及皮质放射，明确肿瘤与运动传导通路——皮质脊髓束的关系和切除范围，定位皮质脊髓束的边界，用于脑深部肿瘤如胶质瘤等手术的监测。

1989 年 Ojemann 等首次报道大宗病例（n=117）运用术中直接皮质电刺激定位语言区，采用命名任务发现语言的中心主要集中在几个 $1 \sim 2\ cm^2$ 的马赛克区内，这些区域要明显小于传统的 Broca 和 Wernicke 区，并且个体差异非常明显，这种差异与性别和言语智商有关。此后 Duffau 等通过回顾性研究对比两组大样本（一组采用直接皮质电刺激，另一组无任何功能定位）语言区低级别胶质瘤的切除率和致残率，认为直接皮质电刺激可显著提高全切除率（25.4% vs. 6.0%，P<0.001），降低致残率（6.5% vs. 17.0%，P<0.019）。2008 年 Sanai 等对 250 例胶质瘤患者监测 3281 个刺激位点（阳性位点 187 个），将所有位点进行归类汇总，构建语言皮质分布图，通过该分布图发现优势半球的语言定位差异极大，因此已有语言模型并不足以阐述实际语言功能和网络构成。Duffau 等于 2002 年首先报道了 DsCS 定位语言的白质纤维通路，他们在皮质 / 皮质下监测下对 30 例语言区低级别胶质瘤进行手术，并随访术后 MRI，得到以下结论：①皮质下电刺激在语言传导束的定位方面精确、可靠；②经 DsCS 反复确定的语言通路一般认为都是语言形成所必需的，应予以保护避免术后言语障碍。2008 年该团队再次报道大宗病例（n=115）的 DsCS 定位皮质下语言通路的结果，他们成功采用该技术鉴定了弓状束、下额枕束、胼胝体下束、额顶语音环路和来源于腹侧运动前区的纤维，这为进一步研究语言网络提供了可靠的功能解剖依据。此外，Bello 等也提出 DsCS 可能会影响到低级别胶质瘤的全切率，增加了术后一过性言语障碍的发病率（69.3%），但是永久性言语障碍的发生率却较低（2.3%）。

参考文献

［1］周良辅. 现代神经外科学. 第 2 版. 上海：复旦大学出版社，2015.

［2］李晓兵. 神经外科疾病诊疗新进展. 西安：西安交通大学出版社，2014.

［3］董为伟. 神经系统与全身性疾病. 北京：科学出版社，2015.

［4］龚会军. 简明神经外科手册. 昆明：云南科技出版社，2016.

［5］王拥军. 血管神经病学. 北京：科学出版社，2017.

［6］赵德伟，陈德松. 周围神经外科手术图解. 沈阳：辽宁科学技术出版社，2015.

［7］孙涛，王峰. 神经外科与癫痫. 北京：人民军医出版社，2015.

［8］卜博，章文斌. 神经外科手术核心技术. 北京：人民卫生出版社，2014.

［9］刘佰运. 实用颅脑创伤学. 北京：人民卫生出版社，2016.

［10］耿凤阳，赵海康，张玉定. 临床神经外科诊疗技术. 上海：上海交通大学出版社，2015.

［11］薛洪利. 神经外科锁孔手术. 北京：人民卫生出版社，2015.

［12］雷振海. 临床神经外科疾病的微创治疗. 长春：吉林科学技术出版社，2014.

［13］杨玺. 脑出血患者用药宜与忌. 北京：金盾出版社，2016.

［14］周俊林，白亮彩. 神经系统肿瘤影像与病理. 北京：科学出版社，2017.

［15］邢英琦. 颅脑与颈动脉超声诊断模板与图谱. 北京：人民卫生出版社，2016.

［16］贾建平. 神经疾病诊断学. 北京：人民卫生出版社，2017.

［17］王其瑞. 临床神经外科诊疗精粹. 西安：西安交通大学出版社，2015.

［18］唐强. 微创治疗的临床应用. 昆明：云南科技出版社，2016.

［19］王拥军. 基层脑血管病规范诊疗手册. 北京：中国协和医科大学出版社，2016.

［20］杨关林. 中西医结合防治心脑血管疾病. 沈阳：辽宁科学技术出版社，2016.

［21］周良辅，赵继宗. 颅脑创伤. 武汉：湖北科学技术出版社，2016.

［22］周俊林，白亮彩. 神经系统肿瘤影像与病理. 北京：科学出版社，2017.